躁うつでもなんとか生きてます。

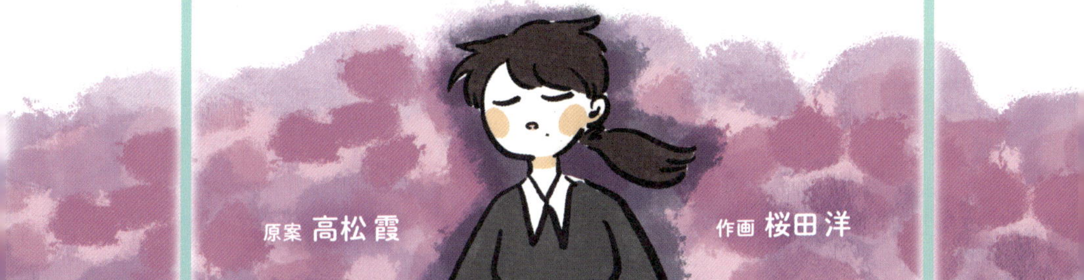

KADOKAWA

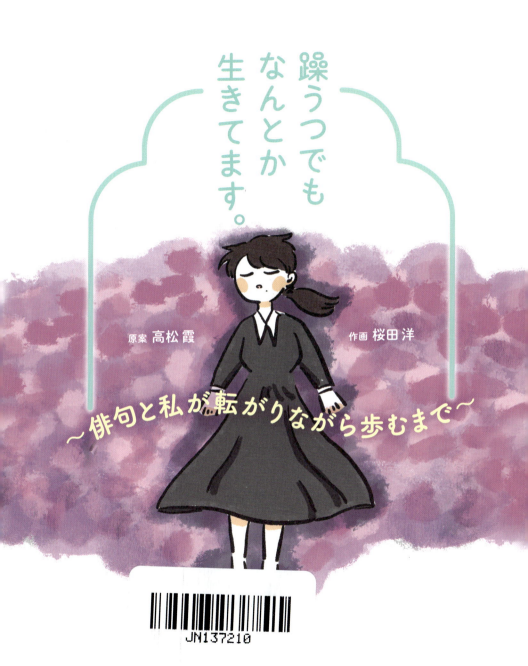

はじめに

はじめまして。
ライターで連句人の高松霞です。
私は双極性障害（躁うつ病）という精神疾患を患っています。
元気過剰な「躁」と落ち込みが深すぎる「うつ」を繰り返す、脳の障害です。
本書は「双極性障害」を、文学の目から見たらどうなるのか？という
実験的な作品になっています。

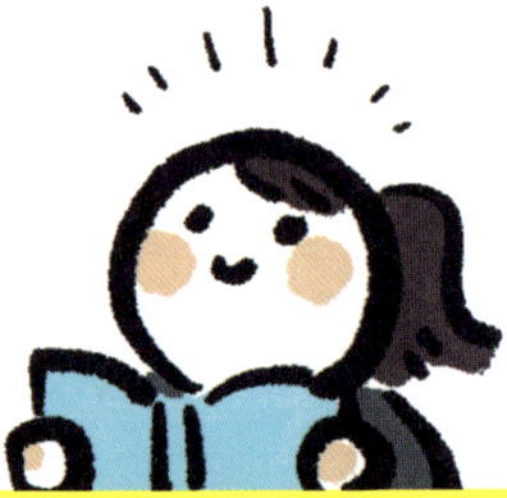

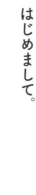

この病気についてのエッセイを以前から書き溜めていて、
それを編集〇氏に見せたところ、
「ここに俳句入れませんか？　高松さん詳しいですよね」
と言われ、四苦八苦しながら（本当に四苦八苦しながら！）書きました。

俳句は、本文と「適度な距離感で寄り添っている」ものを採りました。
解読しなくていいし、深読みもしなくて大丈夫。
そこに出現する俳句を、なんとなくでも味わっていただければ幸いです。

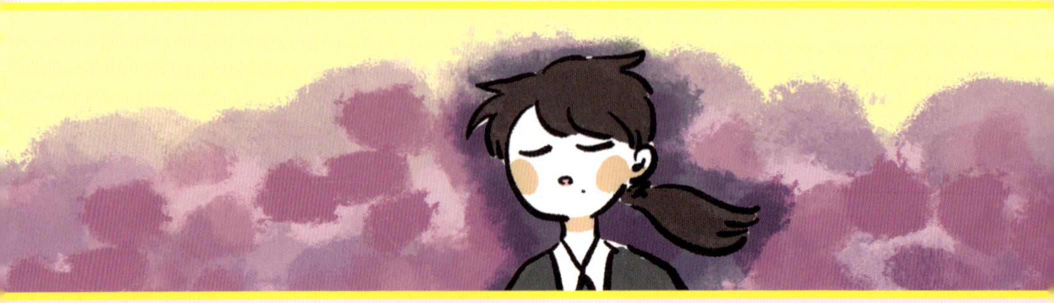

contents

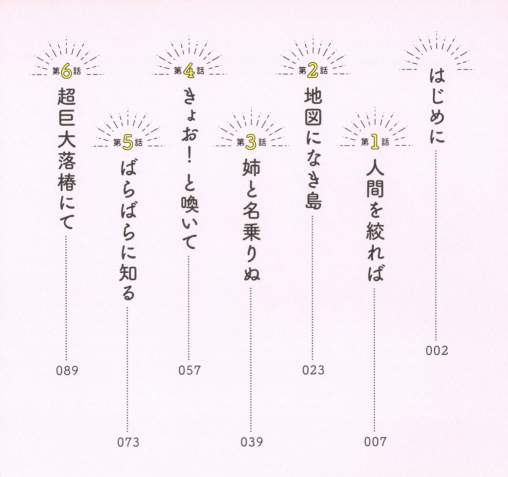

第9話 ぽぽのあたりが火事ですよ … 137

第10話 日の窓の … 153

第11話 ひとつを吹いて … 169

対談 高松さん×「双極はたらくラボ」編集長（株式会社リヴァ）松浦さん
躁うつ病と仕事のこと … 186

おわりに … 190

監修＝早稲田メンタルクリニック院長 益田裕介　俳句選定＝松本てふこ、西川火尖（かせん）
対談＝「双極はたらくラボ」編集長（株式会社リヴァ）松浦秀俊　装丁・本文デザイン＝松田 剛、大矢佳喜子（東京100ミリバールスタジオ）
DTP＝新野 亨　校正＝齋木恵津子

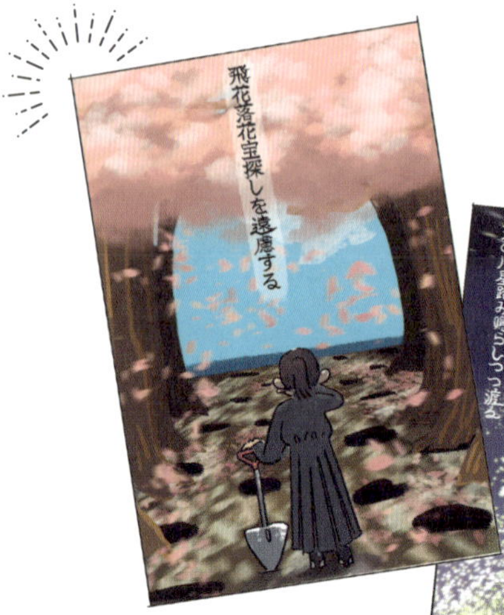
飛花落花宝探しを遠慮する

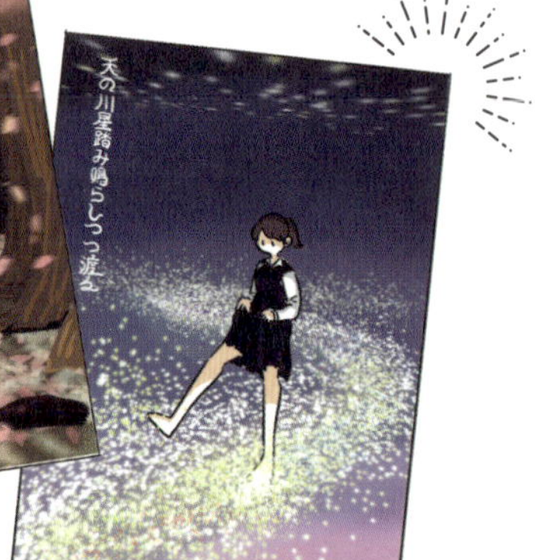
天の川星踏み鳴らしつつ渡る

第1話

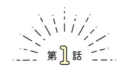

人間を絞れば

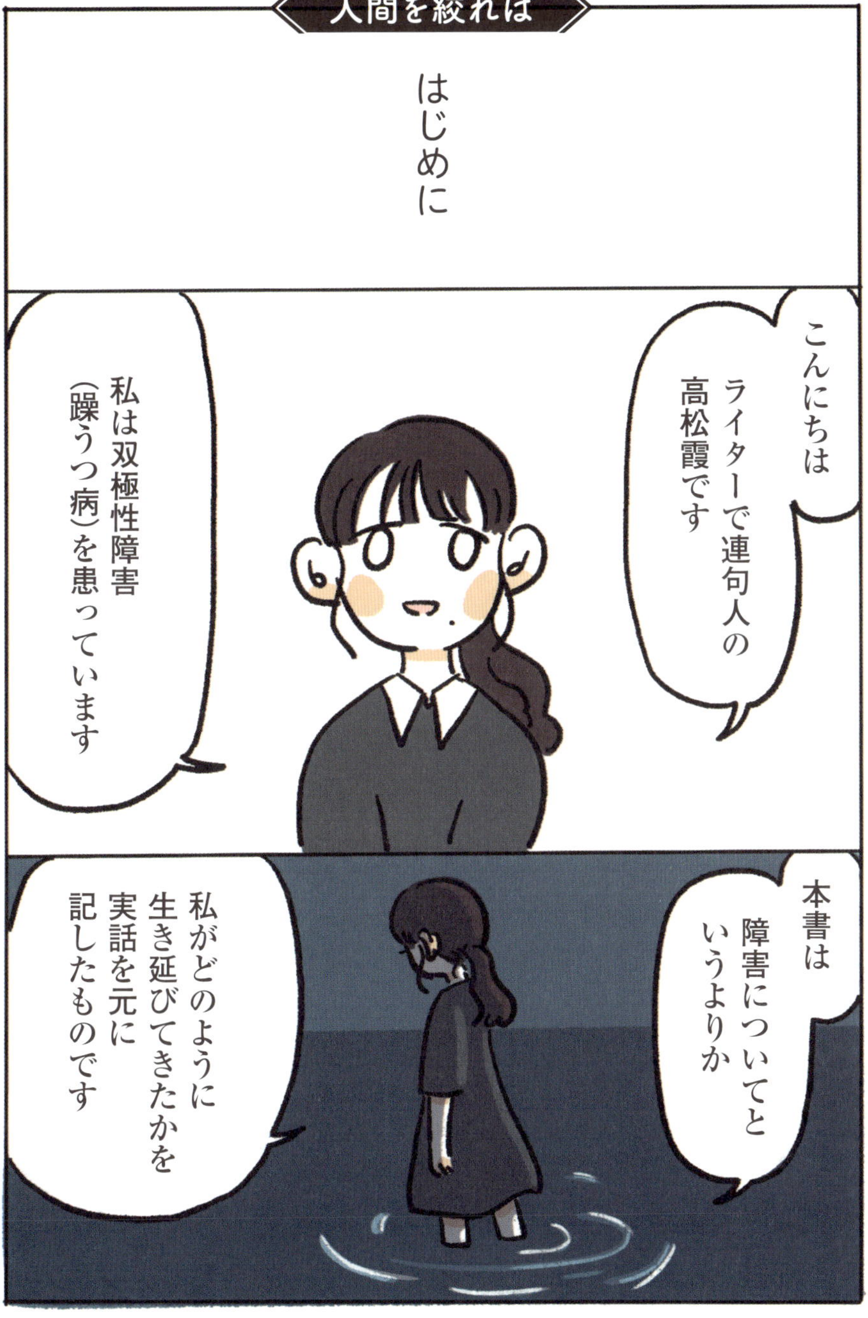
はじめに
こんにちは ライターで連句人の 高松霞です
私は双極性障害（躁うつ病）を患っています
本書は 障害についてと いうよりか
私がどのように生き延びてきたかを 実話を元に 記したものです

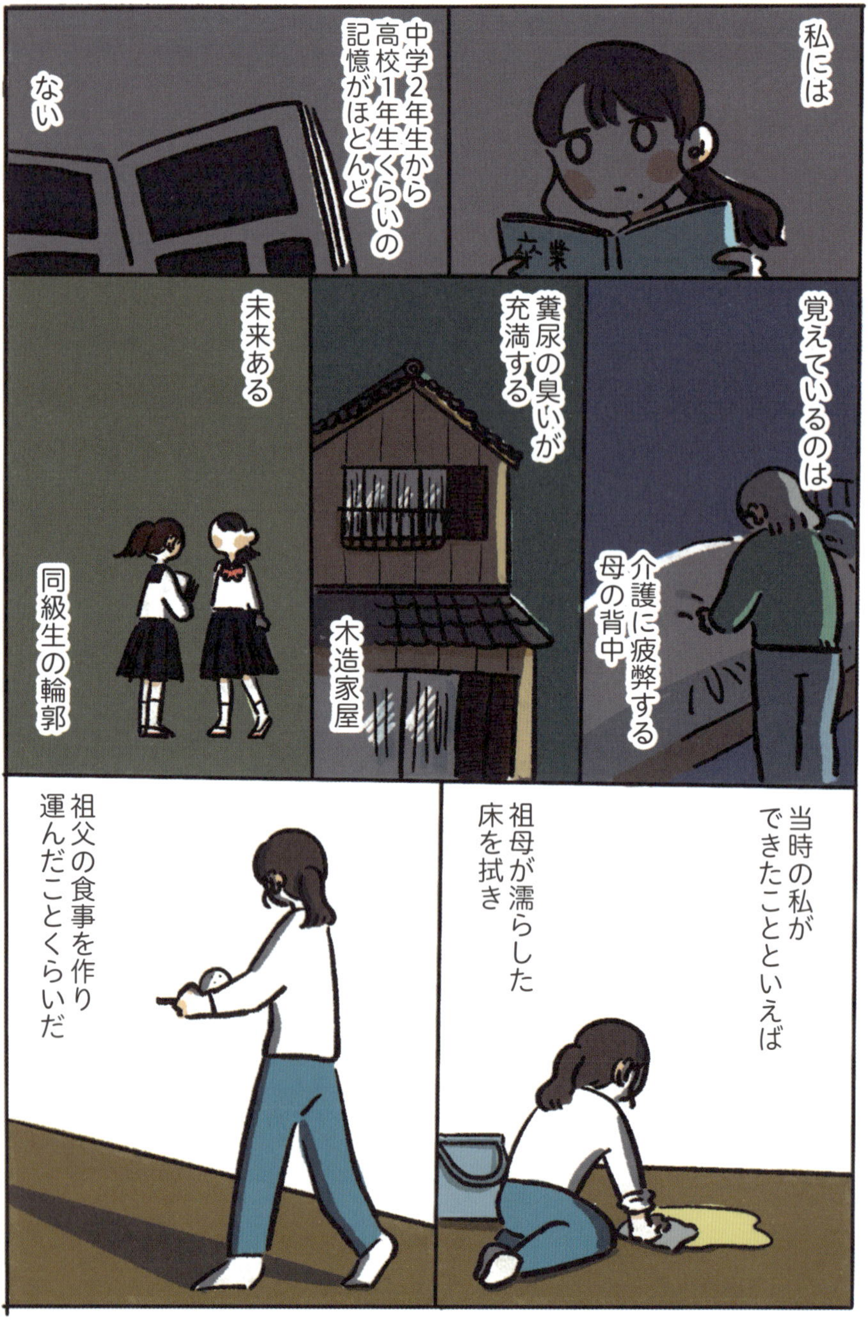
私には
中学2年生から
高校1年生くらいの
記憶がほとんど
ない
覚えているのは
介護に疲弊する
母の背中
糞尿の臭いが
充満する
木造家屋
未来ある
同級生の輪郭
当時の私が
できたことといえば
祖母が濡らした
床を拭き
祖父の食事を作り
運んだことくらいだ

ほとんど腐った
祖父母が
2カ月違いで
亡くなったとき
医者が母に言った
あのままひと月でも
長く生きていたら
過労死していました
それから
入れ替わるように
弟の暴力が
始まった
「俺の番だ」と思ったのだろう

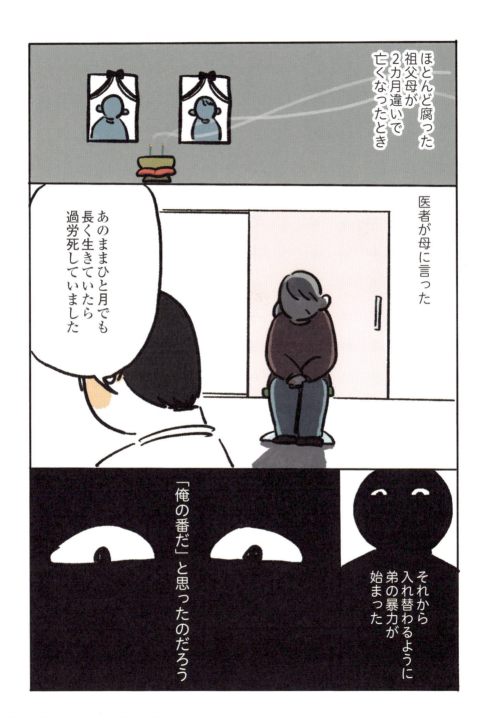

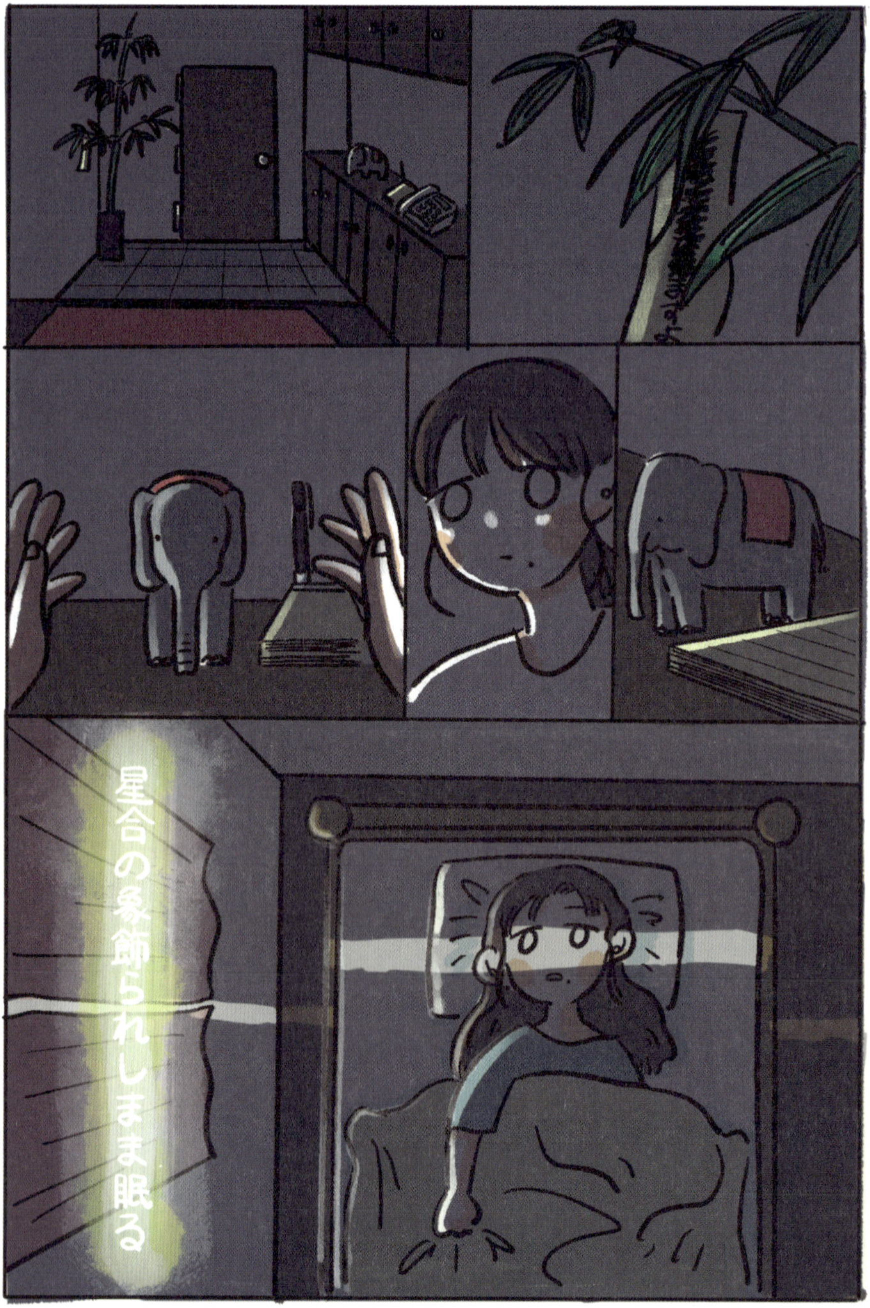
星合の象飾られしまま眠る

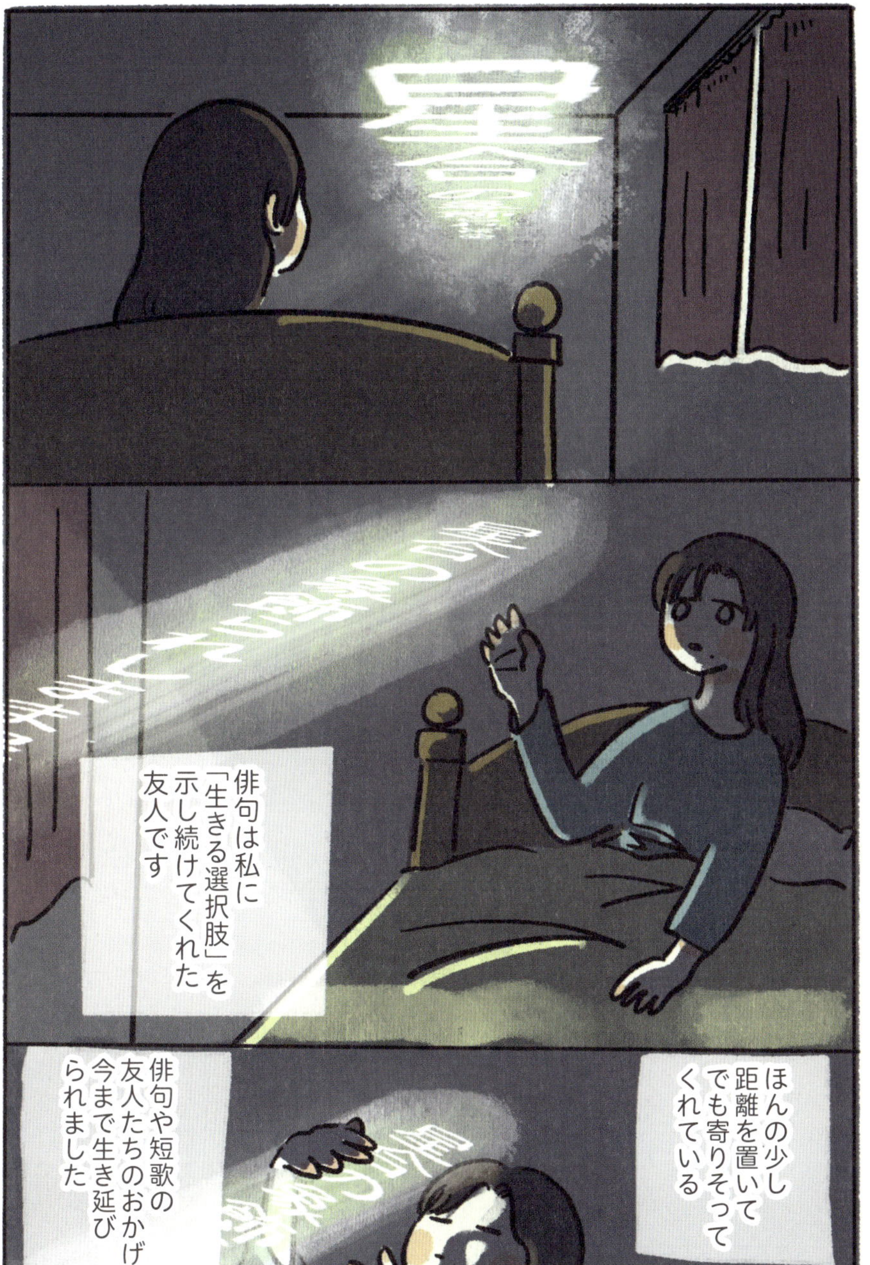
俳句は私に「生きる選択肢」を示し続けてくれた友人です
ほんの少し距離を置いてでも寄りそってくれている
俳句や短歌の友人たちのおかげで今まで生き延びられました

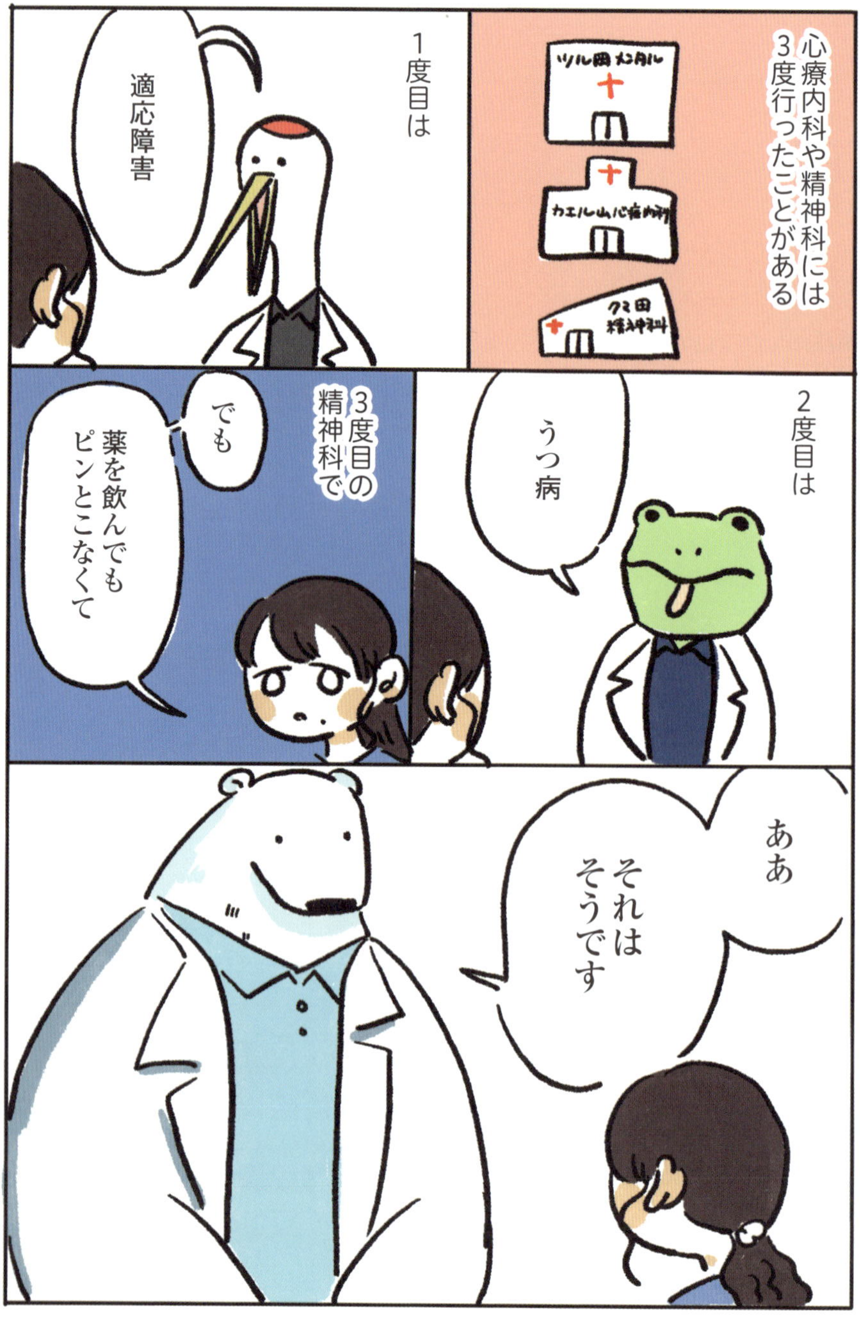
心療内科や精神科には3度行ったことがある
ツル田メンタル
カエル山心療内科
クマ田精神科
1度目は
適応障害
2度目は
うつ病
3度目の精神科で
でも
薬を飲んでもピンとこなくて
ああ
それはそうです

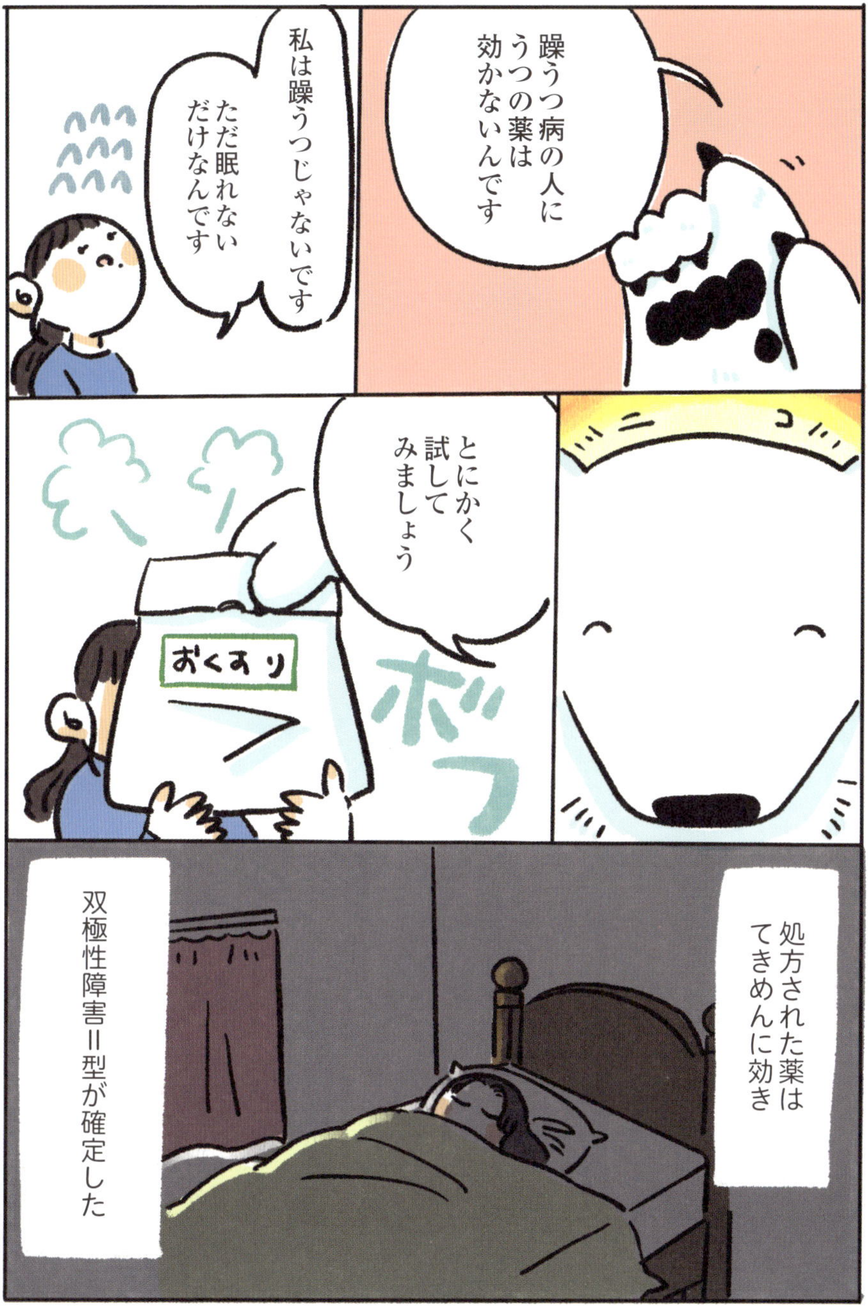
躁うつ病の人に
うつの薬は
効かないんです
私は躁うつじゃないです
ただ眠れない
だけなんです
とにかく
試して
みましょう
おくすり
ボワ
処方された薬は
てきめんに効き
双極性障害II型が確定した

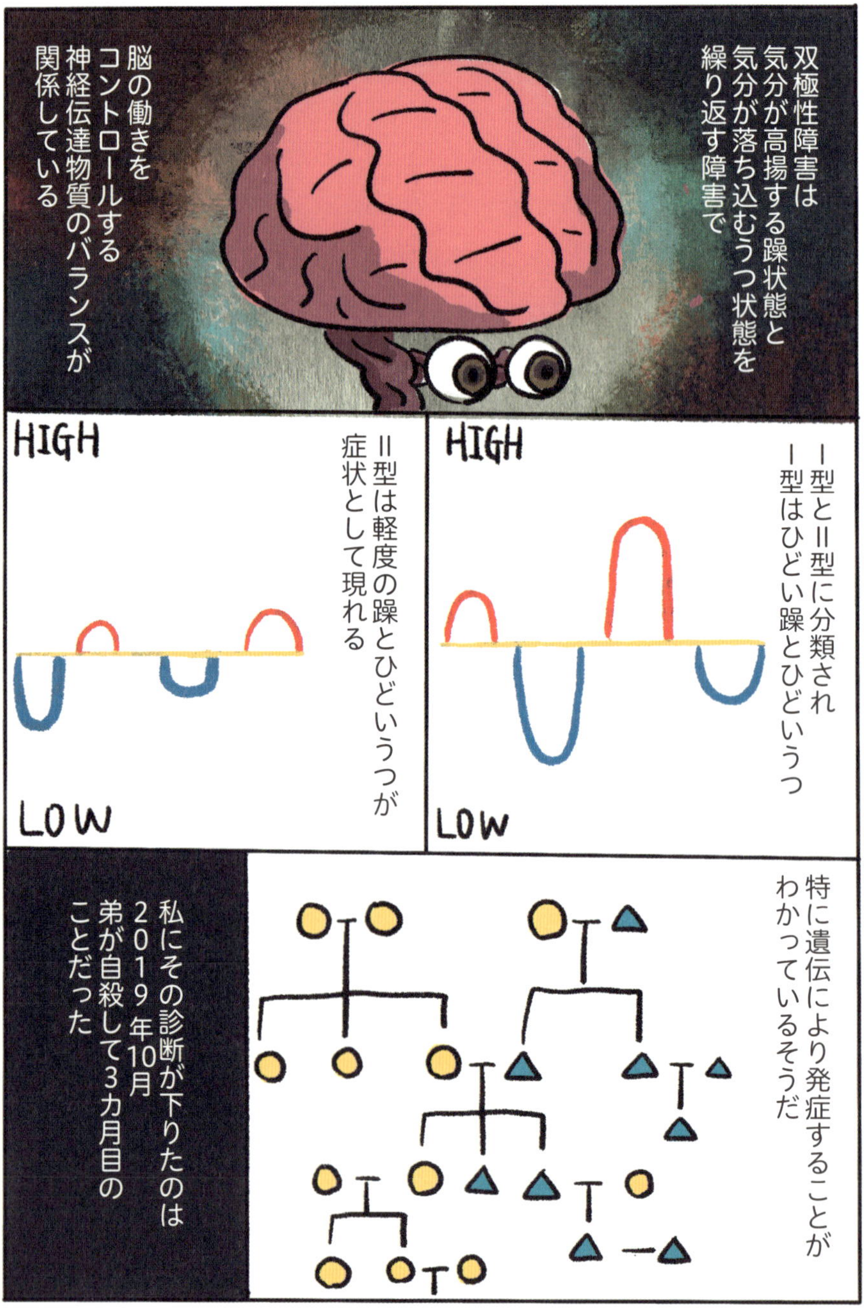
双極性障害は
気分が高揚する躁状態と
気分が落ち込むうつ状態を
繰り返す障害で
脳の働きを
コントロールする
神経伝達物質のバランスが
関係している
I型とII型に分類され
I型はひどい躁とひどいうつ
HIGH
LOW
II型は軽度の躁とひどいうつが
症状として現れる
HIGH
LOW
特に遺伝により発症することが
わかっているそうだ
私にその診断が下りたのは
2019年10月
弟が自殺して3カ月目の
ことだった

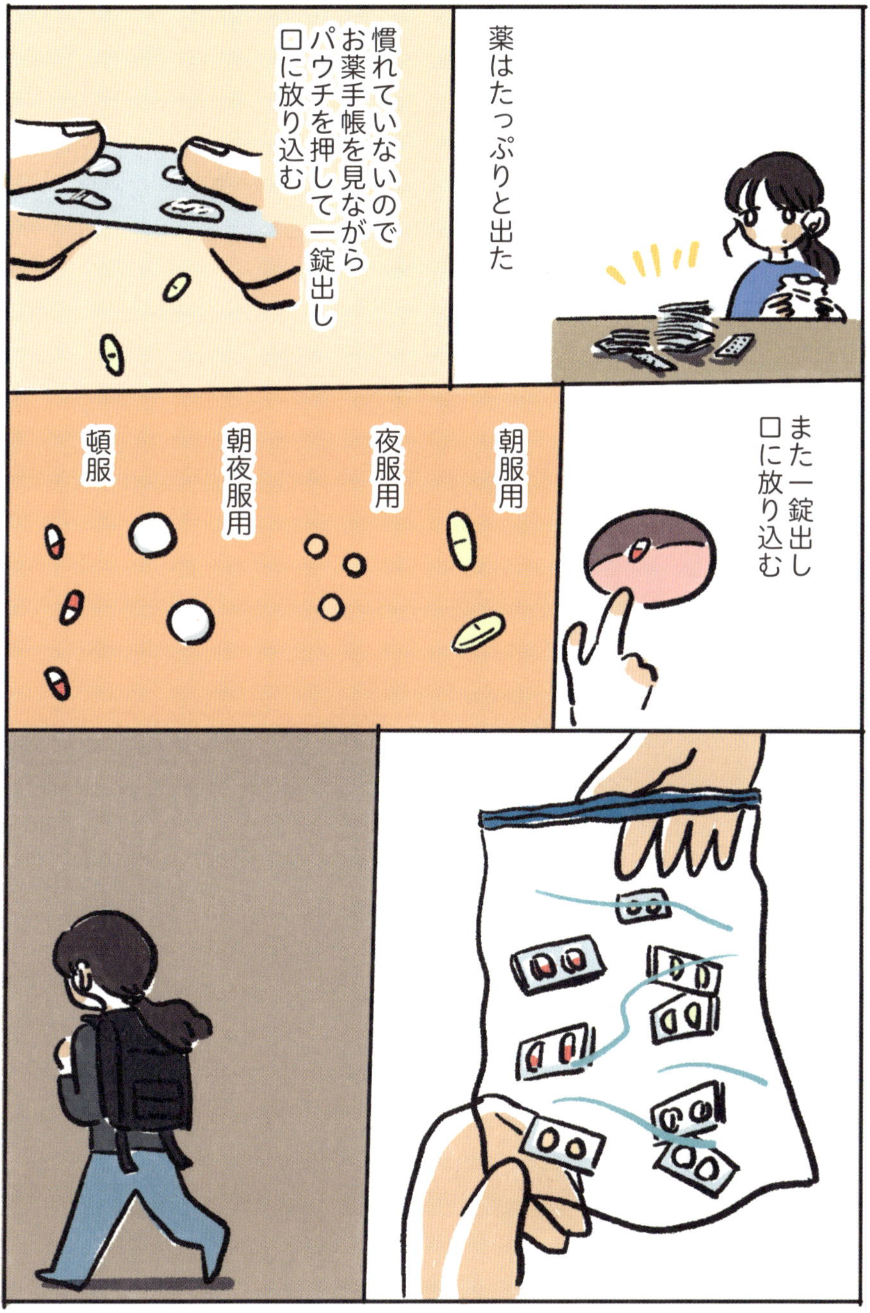
薬はたっぷりと出た
慣れていないので
お薬手帳を見ながら
パウチを押して一錠出し
口に放り込む
また一錠出し
口に放り込む
朝服用
夜服用
朝夜服用
頓服

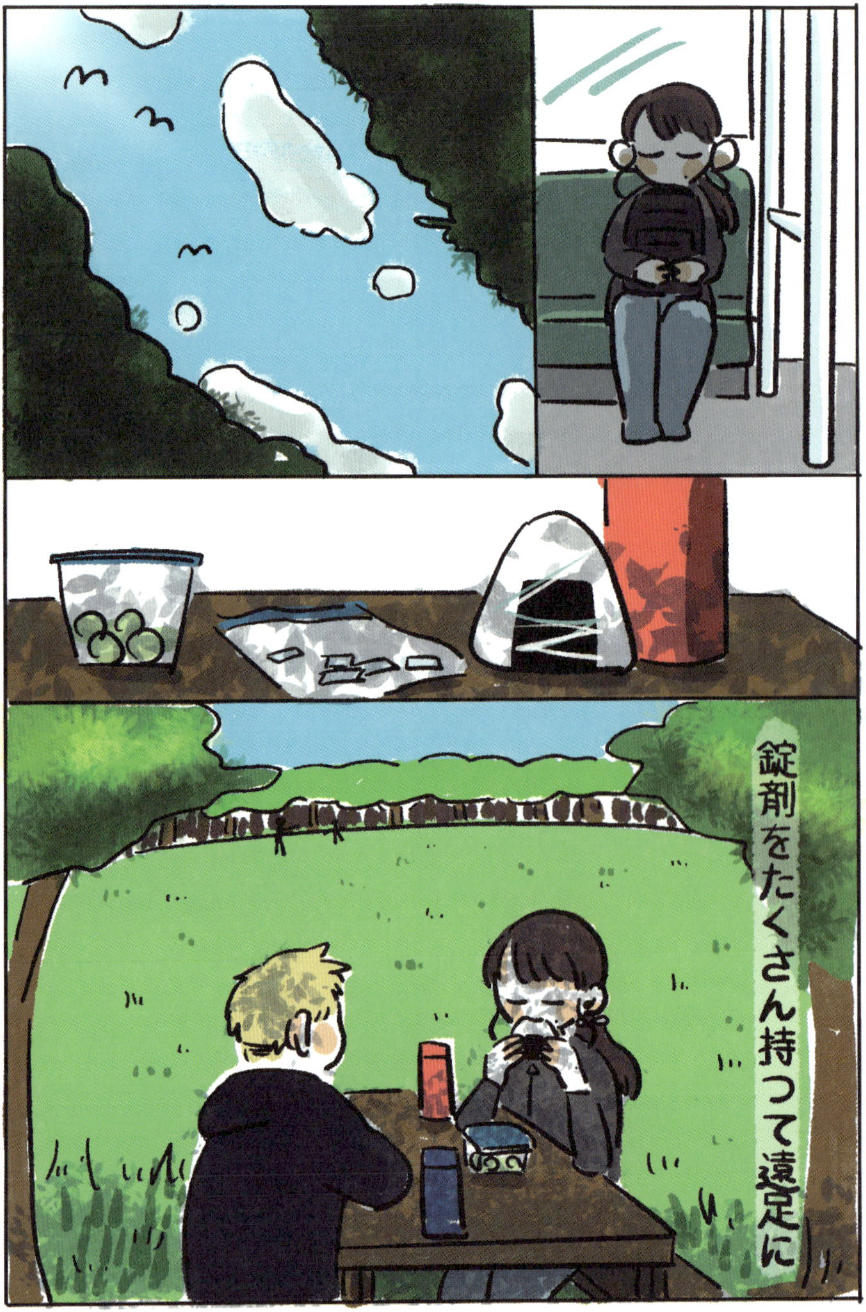
錠剤をたくさん持って遠足に

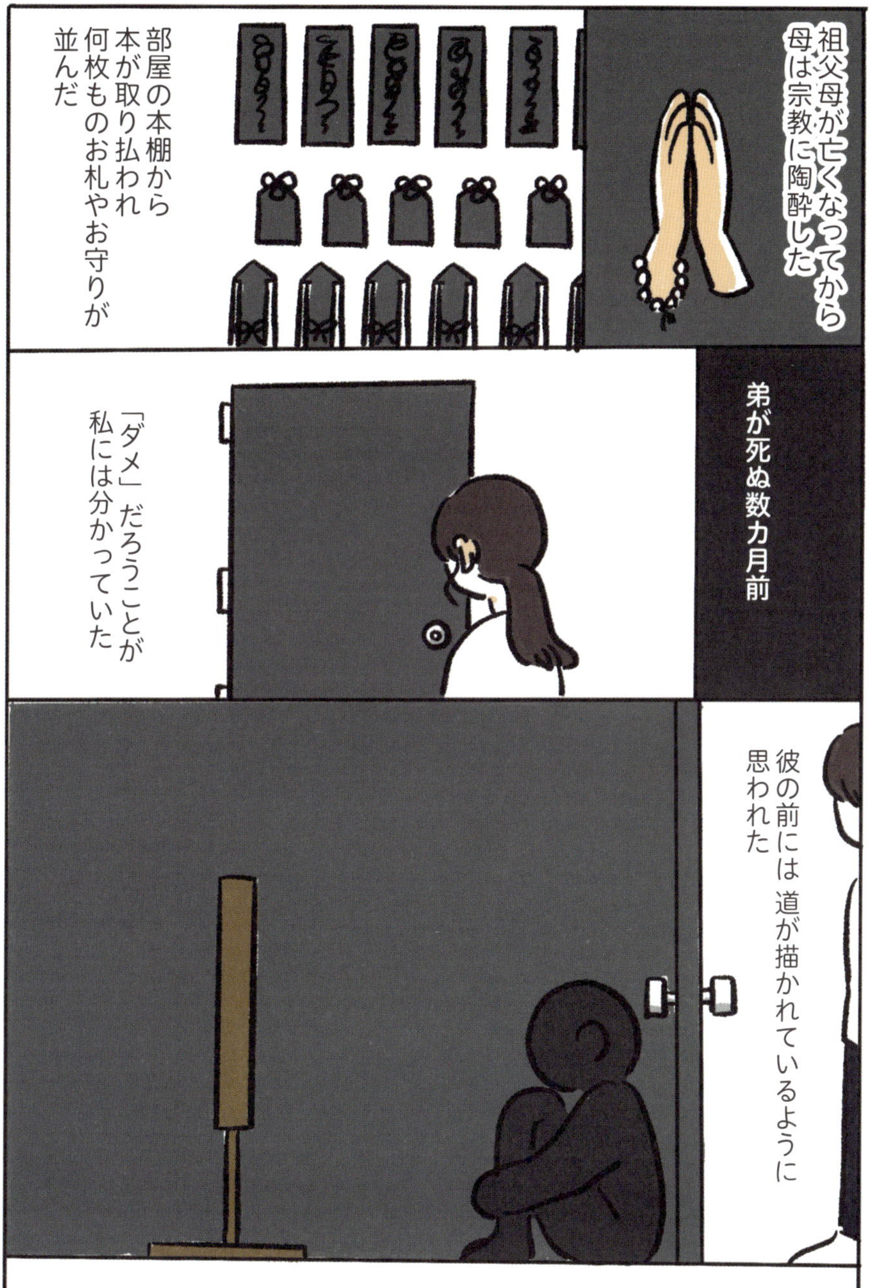
祖父母が亡くなってから
母は宗教に陶酔した
部屋の本棚から
本が取り払われ
何枚ものお札やお守りが
並んだ
弟が死ぬ数カ月前
「ダメ」だろうことが
私には分かっていた
彼の前には道が描かれているように
思われた

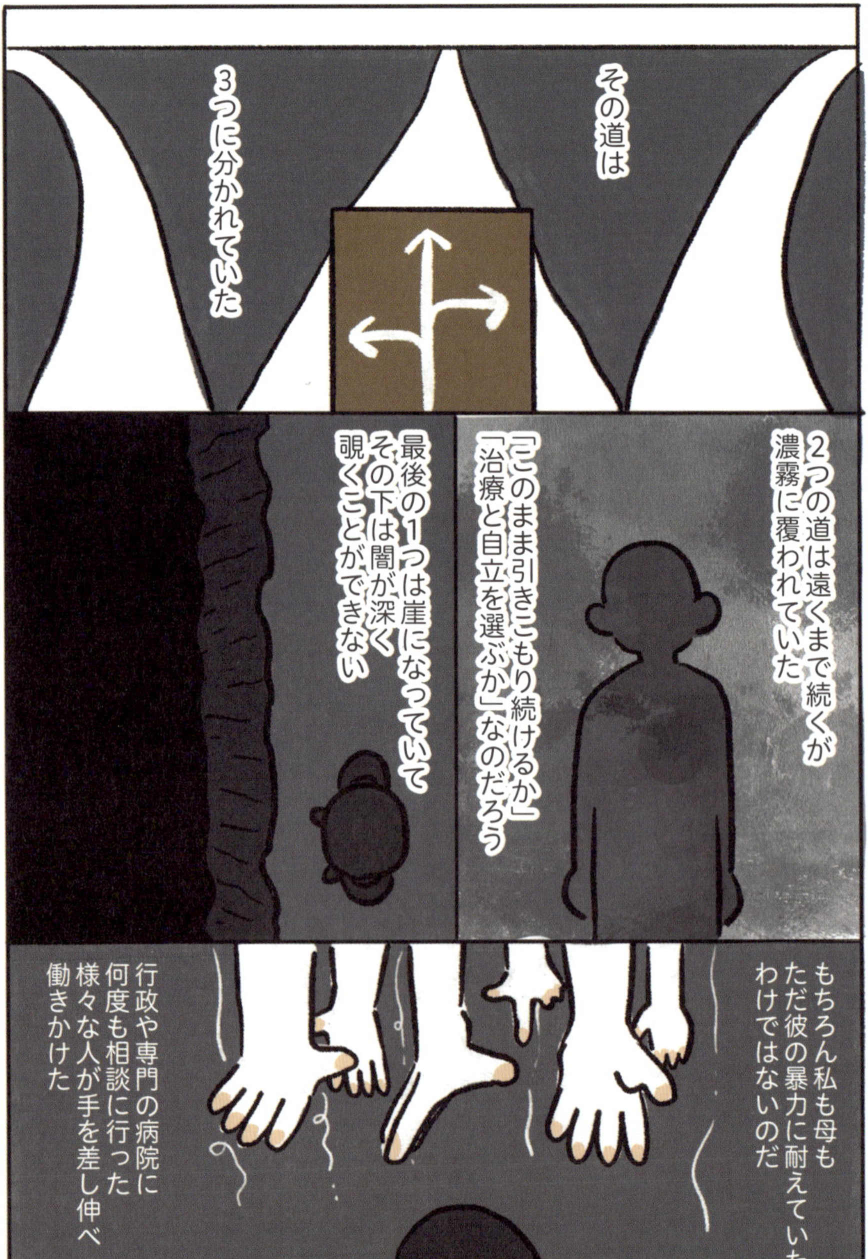
その道は
3つに分かれていた
2つの道は遠くまで続くが
濃霧に覆われていた
「このまま引きこもり続けるか」
「治療と自立を選ぶか」なのだろう
最後の1つは崖になっていて
その下は闇が深く
覗くことができない
もちろん私も母も
ただ彼の暴力に耐えていた
わけではないのだ
行政や専門の病院に
何度も相談に行った
様々な人が手を差し伸べ
働きかけた

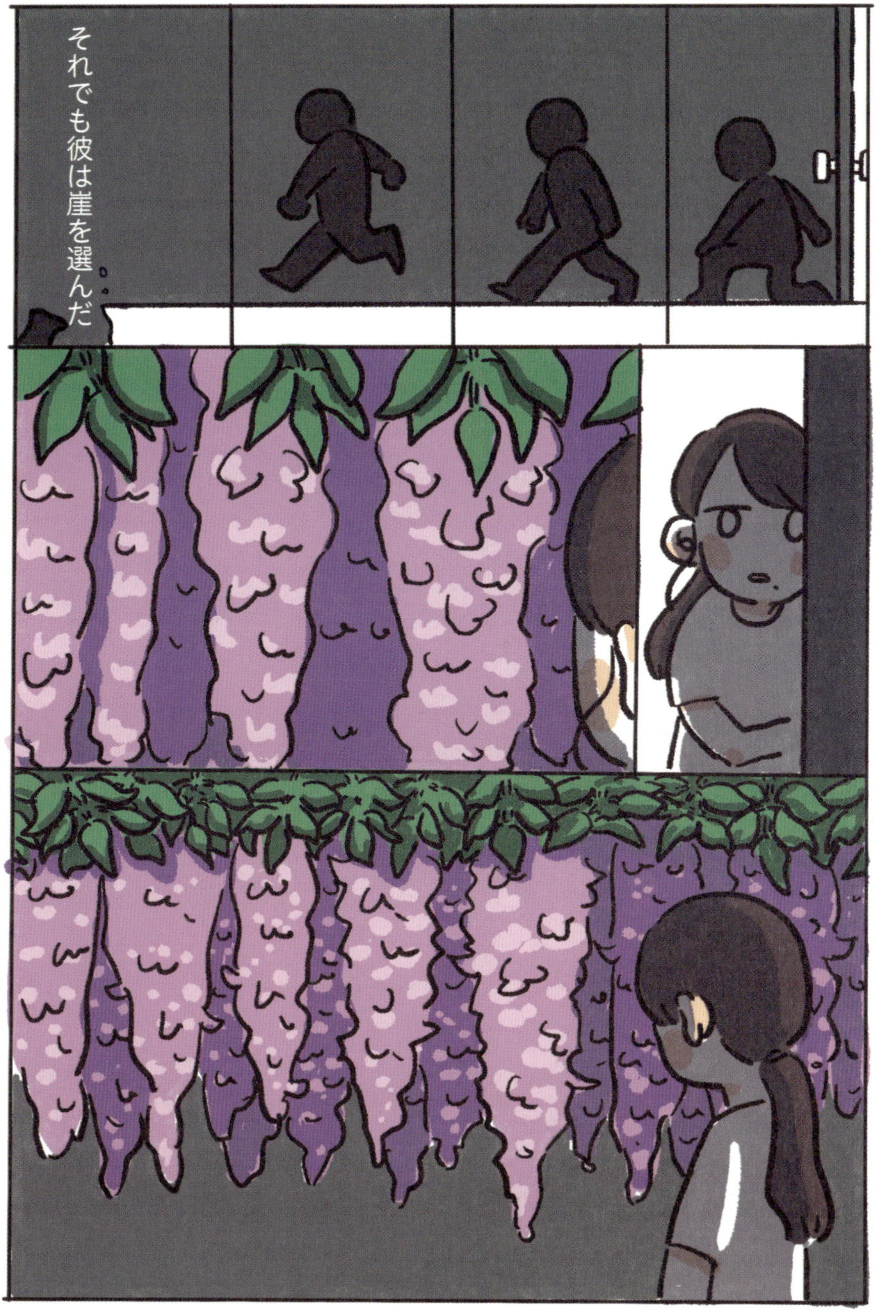
それでも彼は崖を選んだ

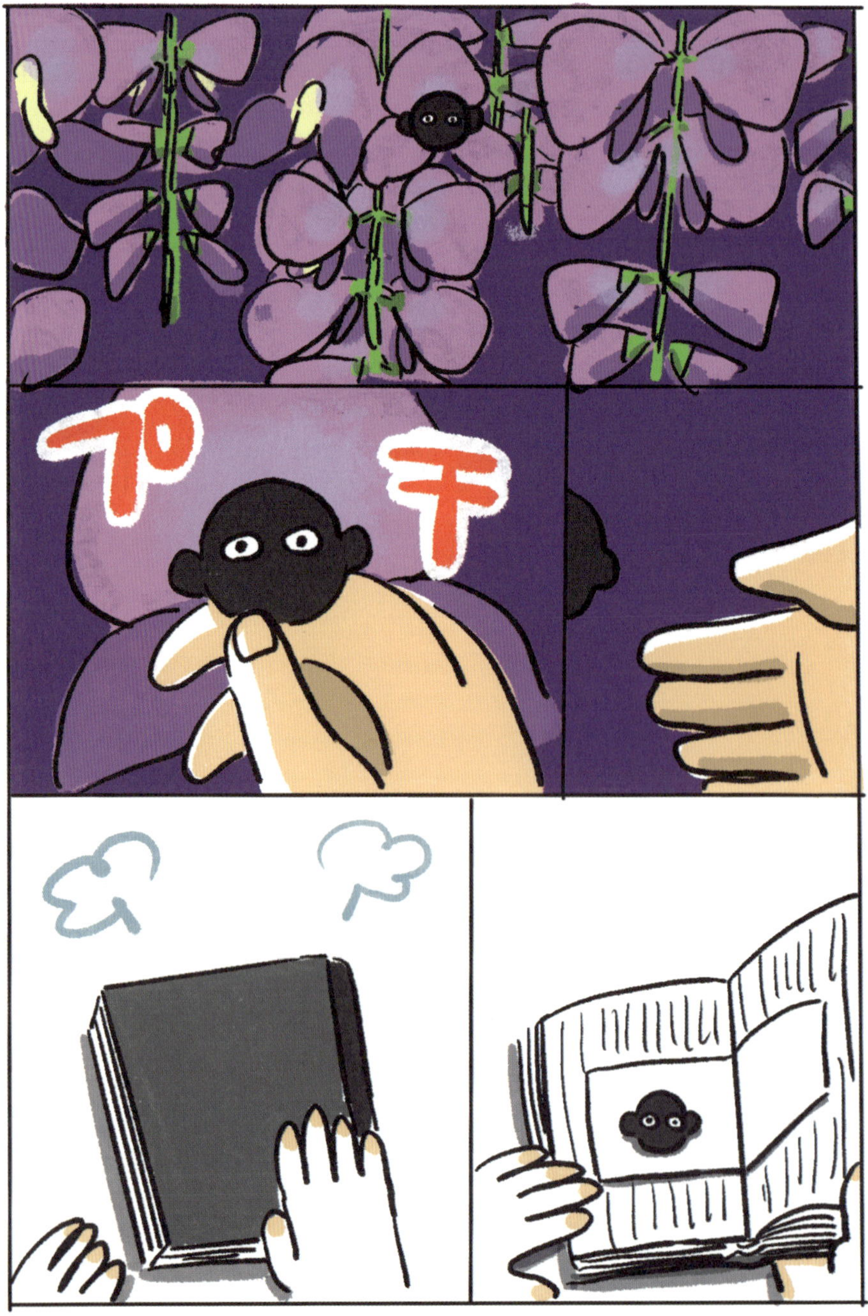
プチ

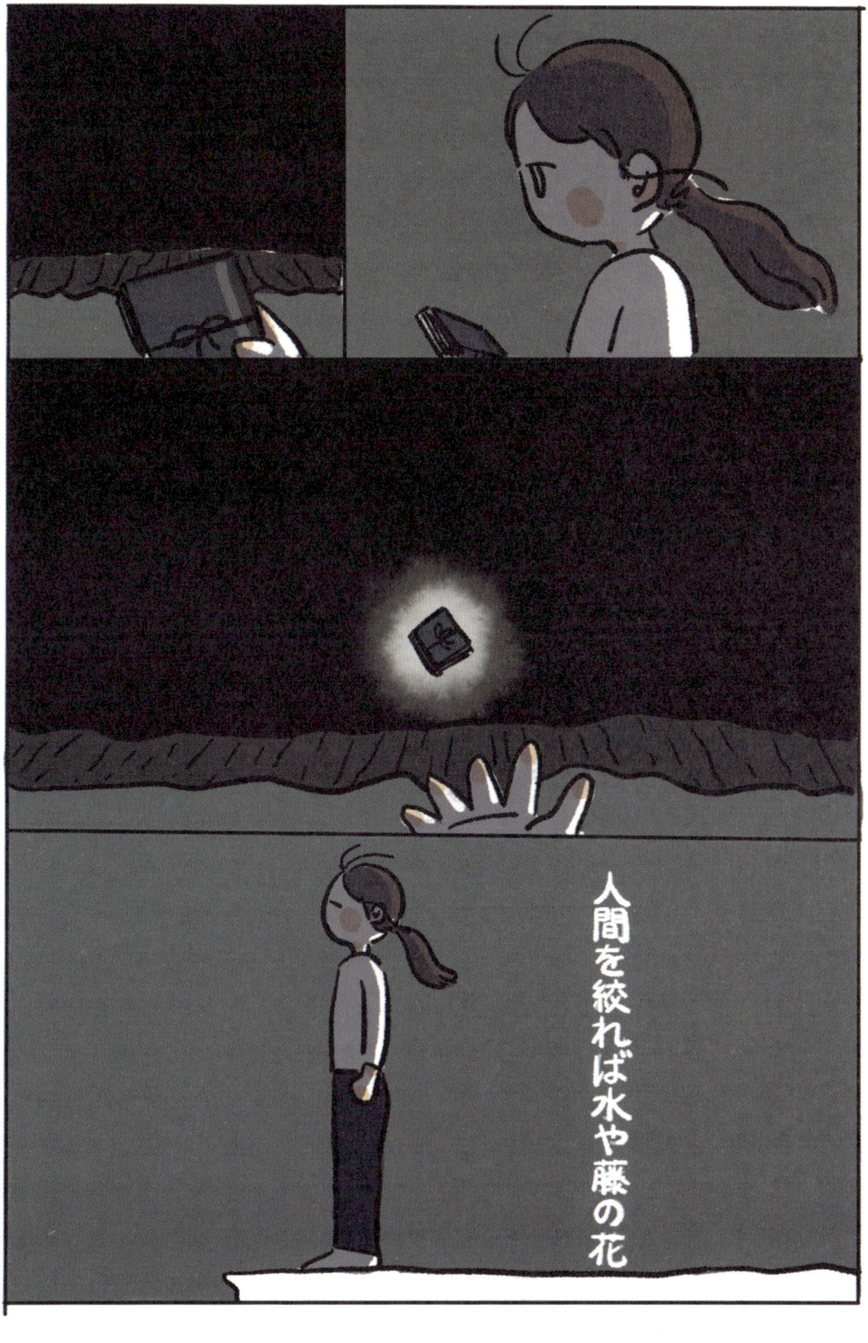
人間を絞れば水や藤の花

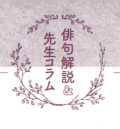

俳句解説&先生コラム

P.010

星合の象飾られしまま眠る

西川火尖（1984〜）「星合」で秋。七夕のこと。象はどこで眠っているのだろう。動物園なのか、それとも置物のことなのか。象が飾られている夜に星がほの明るい。静かな風景である。西川は日常と自分の接地面を句に落とす作家である。〈花を買ふ我が賞与でも買へる花を〉〈黒い電気黒い夜業のオルゴール〉などがある。

P.016

錠剤をたくさん持つて遠足に

松本てふこ（1981〜）遠足で春。「錠剤」と「遠足」の気分の落差が特徴的な句である。「たくさん」とあるから、何かの病気が悪化するのを過度に恐れている。しかし遠足には行きたいのだ。松本は日常の不可思議さをきちんと書き残す。たとえば次に引く句にびっくりしたところで、「だって、そうでしょう?」と首を傾げていそうだ。〈おつぱいを三百並べ卒業式〉〈会社やめたしやめたしやめたし落花飛花〉

P.021

人間を絞れば水や藤の花

鳥居真里子（1948〜）藤の花で春。人間を絞って出てくるのは体液である。美しい景色を「藤の花」で表し、「人間」の無常を引き立たせている句だ。鳥居が紡ぐ俳句は、難解ではないが、えっ?と退いてしまう雰囲気がある。そしてどこか（女性的という意味ではなく）妖艶なのだ。〈陽炎や母といふ字に水平線〉〈逢へぬ日は青嵐にでもなるか〉

Dr.Masuda's column

精神科の患者さんの多くは病気の症状に苦しむだけではなく、家族の問題に悩んでいます。サポーターになってくれる家族もいますが、ほとんどは無関心だったり、高松さんのように悩みの種であることも多いです。
「俳句や短歌の友人たちのおかげで今まで生き延びられました」とは大袈裟な表現では決してなく、真実だろうと思います。もしそれがなければ、本当に生き延びられなかったのだろうと思います。
そういう苦しみと奇跡を、本書で感じ取ってもらえれば良いと思います。

益田先生

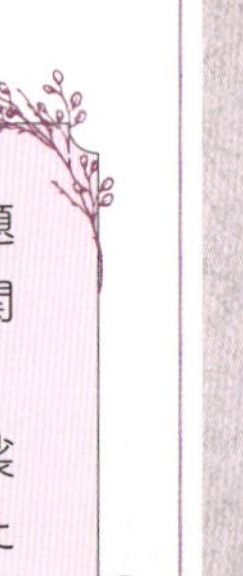

第2話

地図になき島

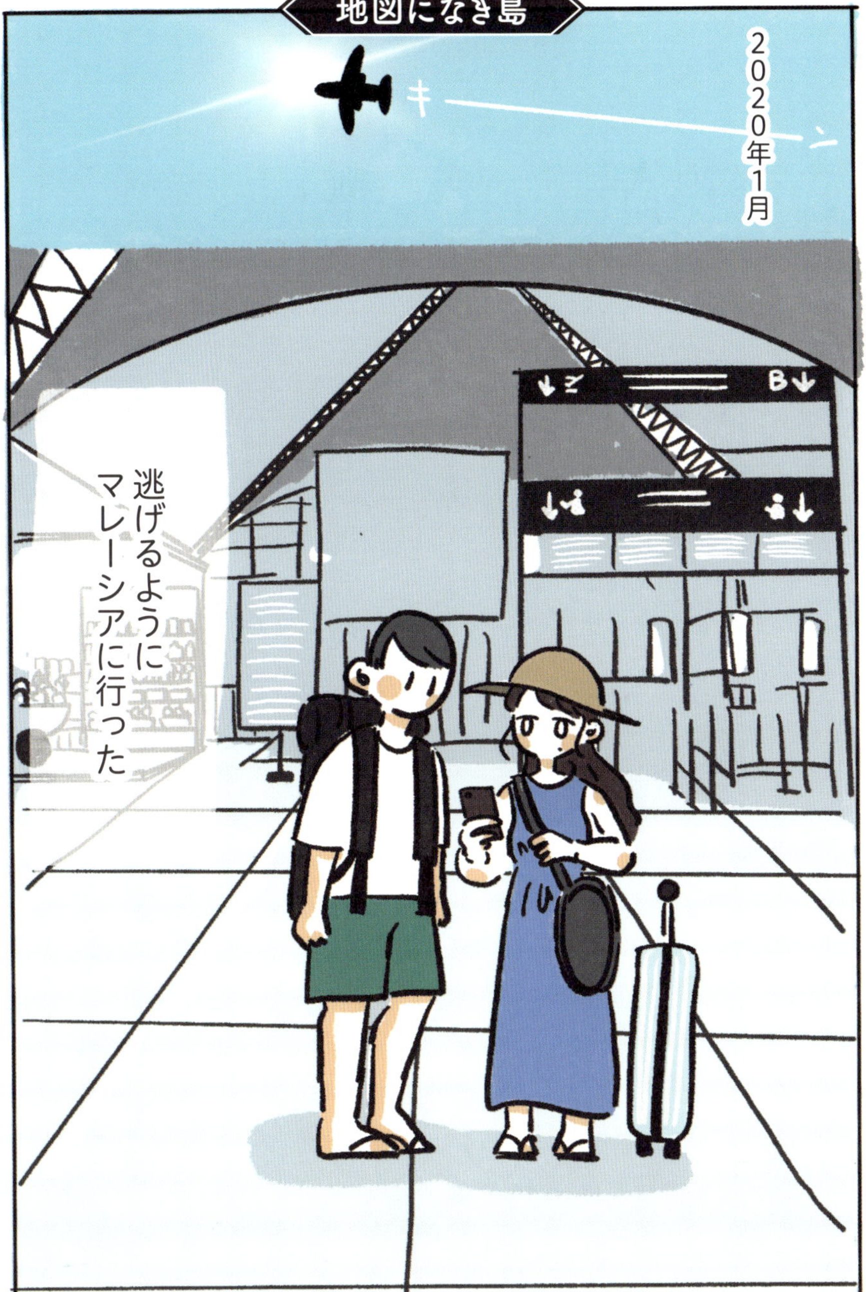
2020年1月
逃げるように
マレーシアに行った

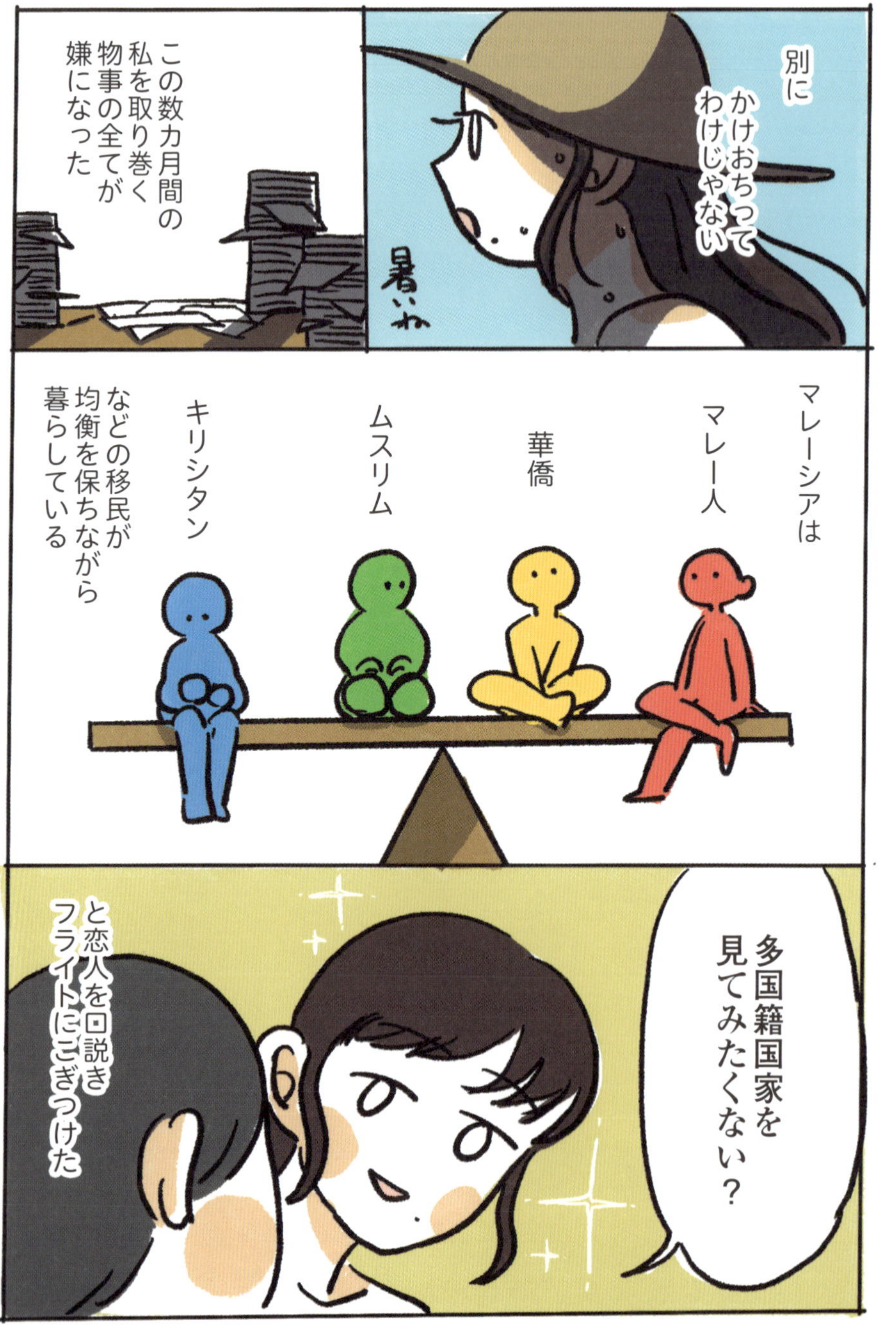
別に
かけおちってわけじゃない
暑いね
この数カ月間の私を取り巻く物事の全てが嫌になった
マレーシアは
マレー人
華僑
ムスリム
キリシタン
などの移民が均衡を保ちながら暮らしている
多国籍国家を見てみたくない？
と恋人を口説きフライトにこぎつけた

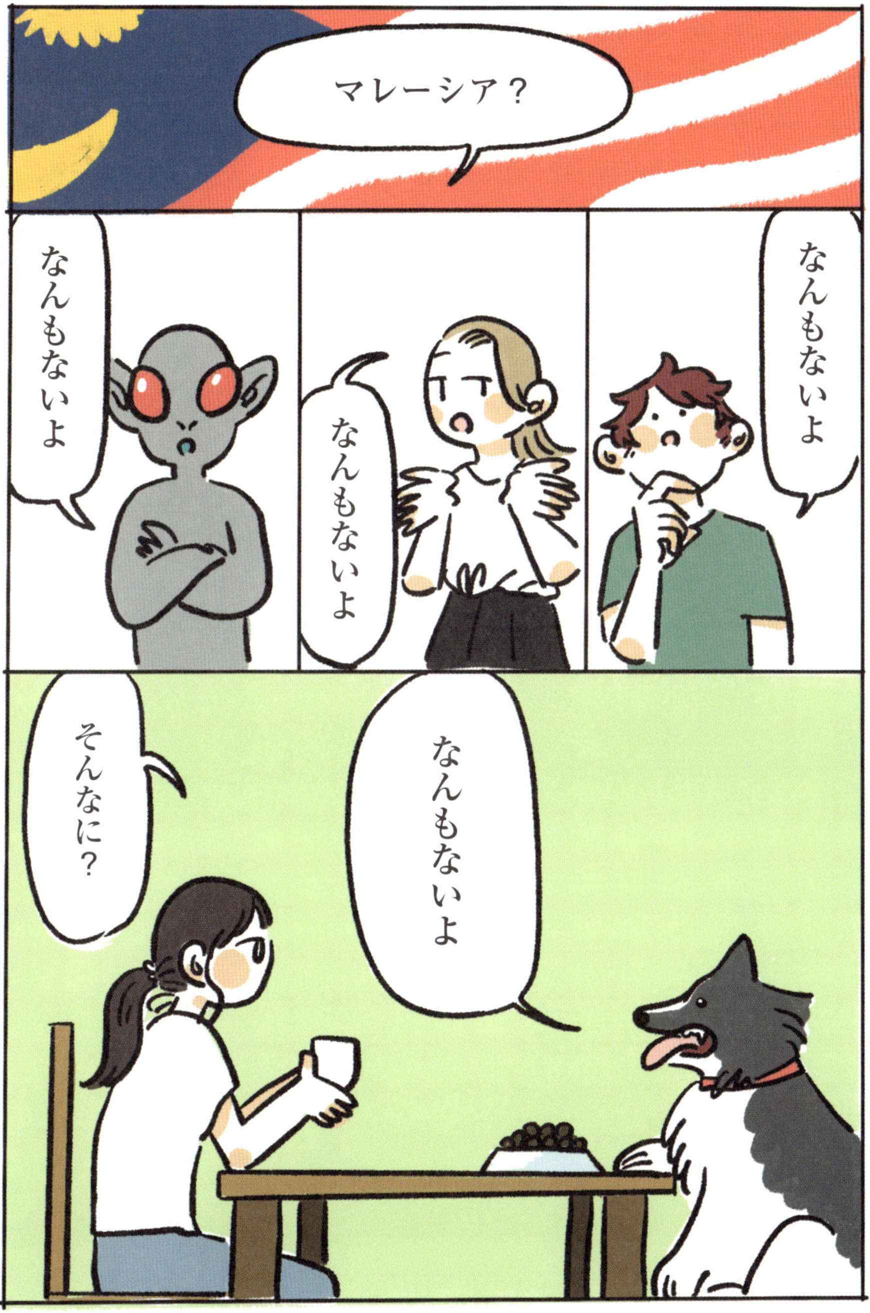
マレーシア？
なんもないよ
なんもないよ
なんもないよ
なんもないよ
そんなに？

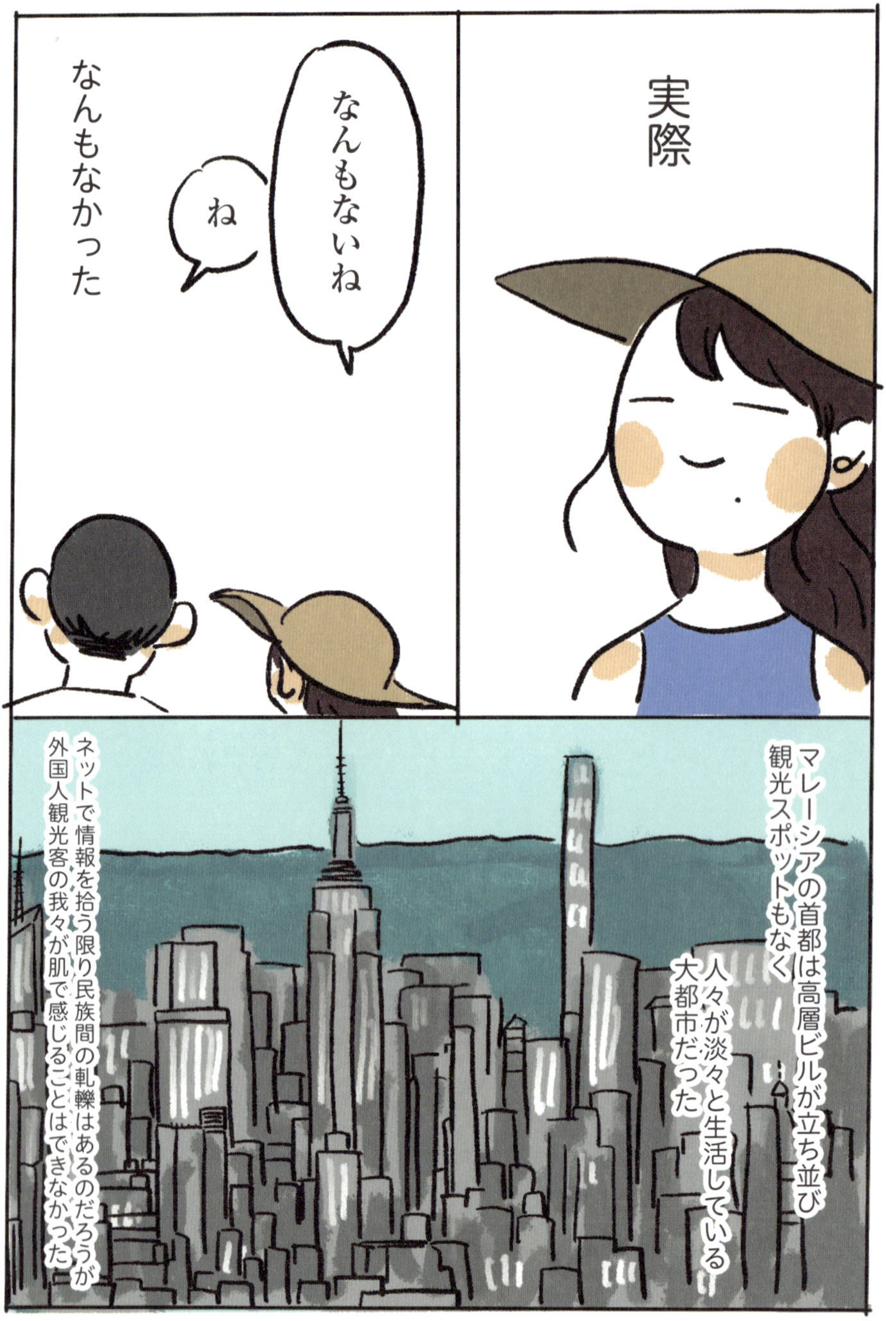
実際
なんもないね
ね
なんもなかった
マレーシアの首都は高層ビルが立ち並び
観光スポットもなく
人々が淡々と生活している
大都市だった
ネットで情報を拾う限り民族間の軋轢はあるのだろうが
外国人観光客の我々が肌で感じることはできなかった

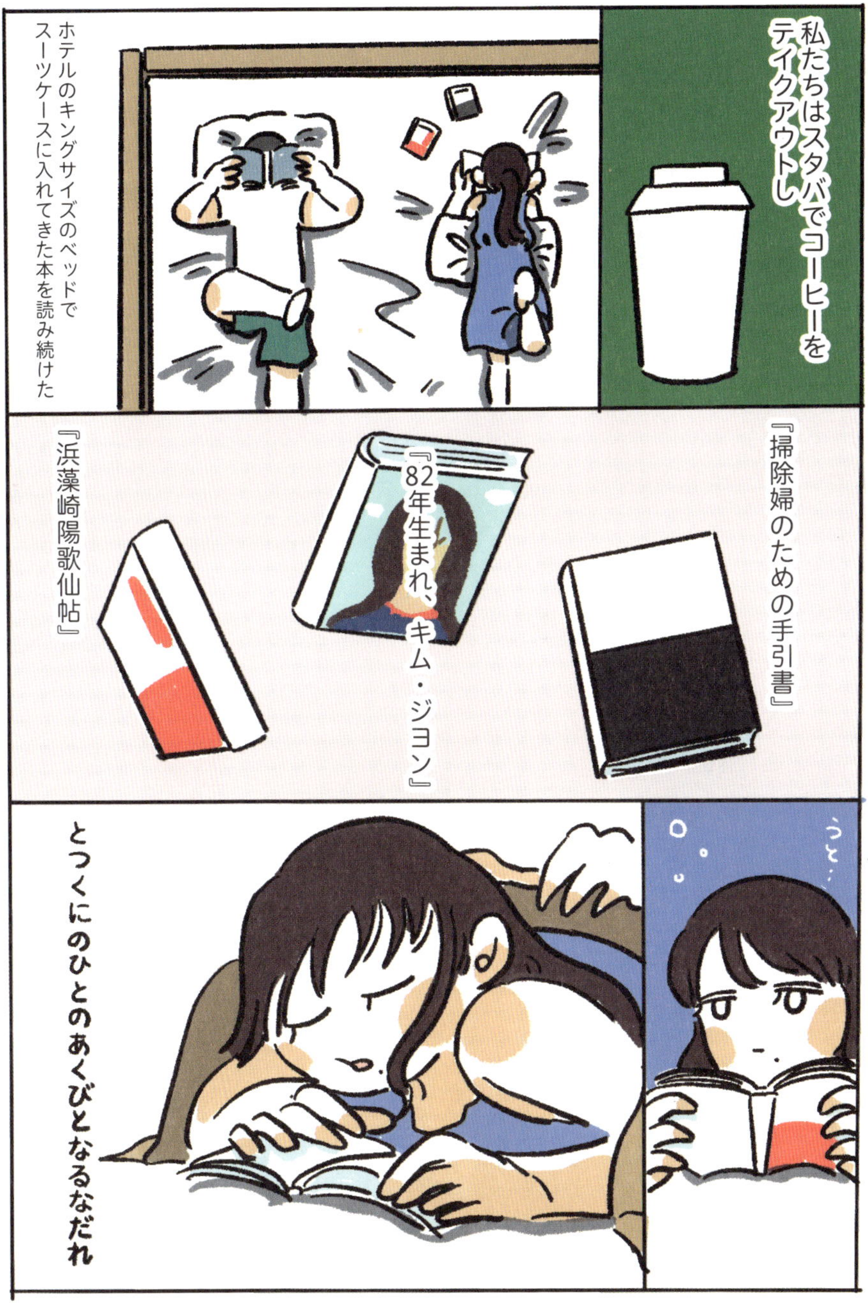
私たちはスタバでコーヒーをテイクアウトし
ホテルのキングサイズのベッドでスーツケースに入れてきた本を読み続けた
『掃除婦のための手引書』
『82年生まれ、キム・ジヨン』
『浜藻崎陽歌仙帖』
うと…
とつくにのひとのあくびとなるなだれ

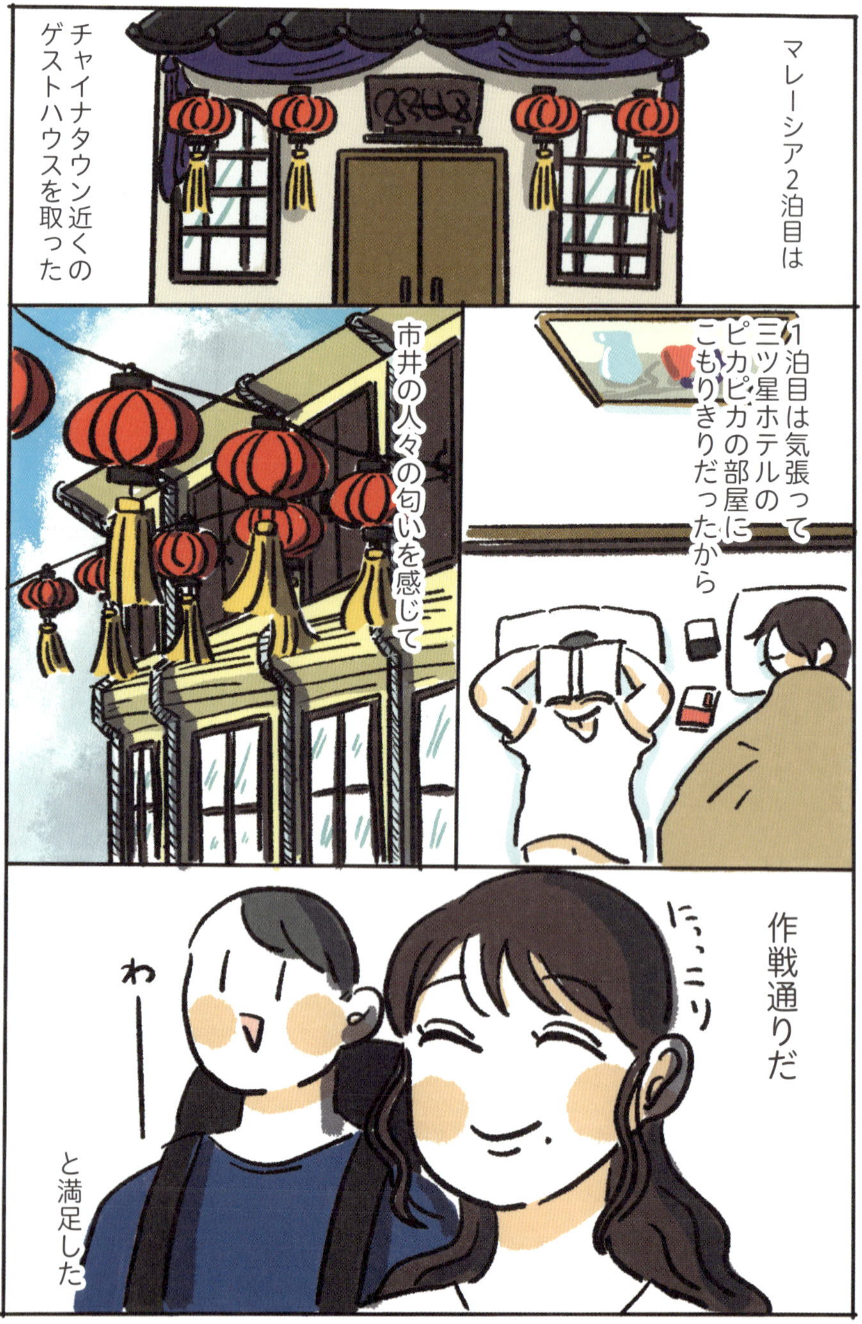
マレーシア2泊目は
チャイナタウン近くのゲストハウスを取った
1泊目は気張って三ツ星ホテルのピカピカの部屋にこもりきりだったから
市井の人々の匂いを感じて
作戦通りだ
にっこり
わー
と満足した

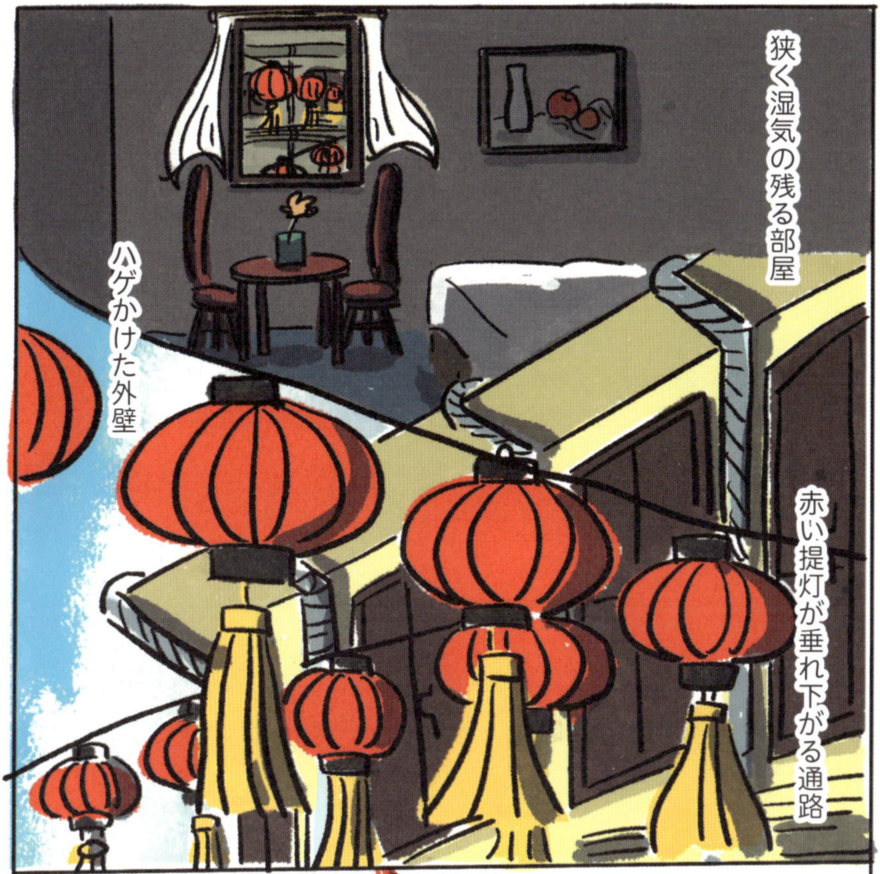
狭く湿気の残る部屋
ハゲかけた外壁
赤い提灯が垂れ下がる通路

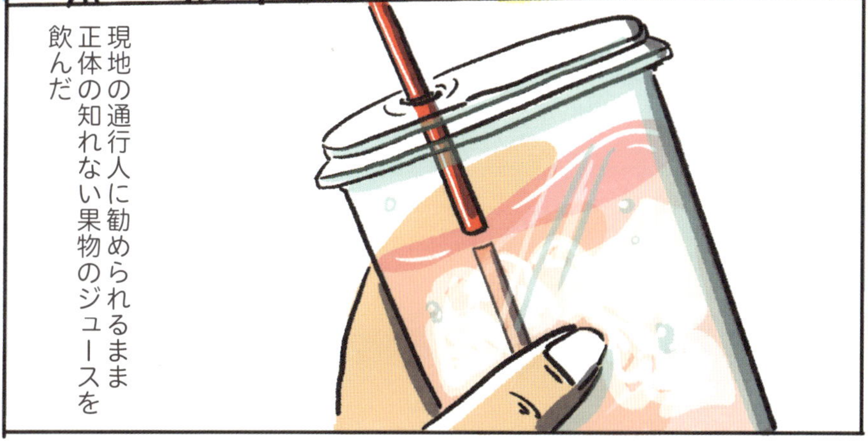
現地の通行人に勧められるまま
正体の知れない果物のジュースを
飲んだ

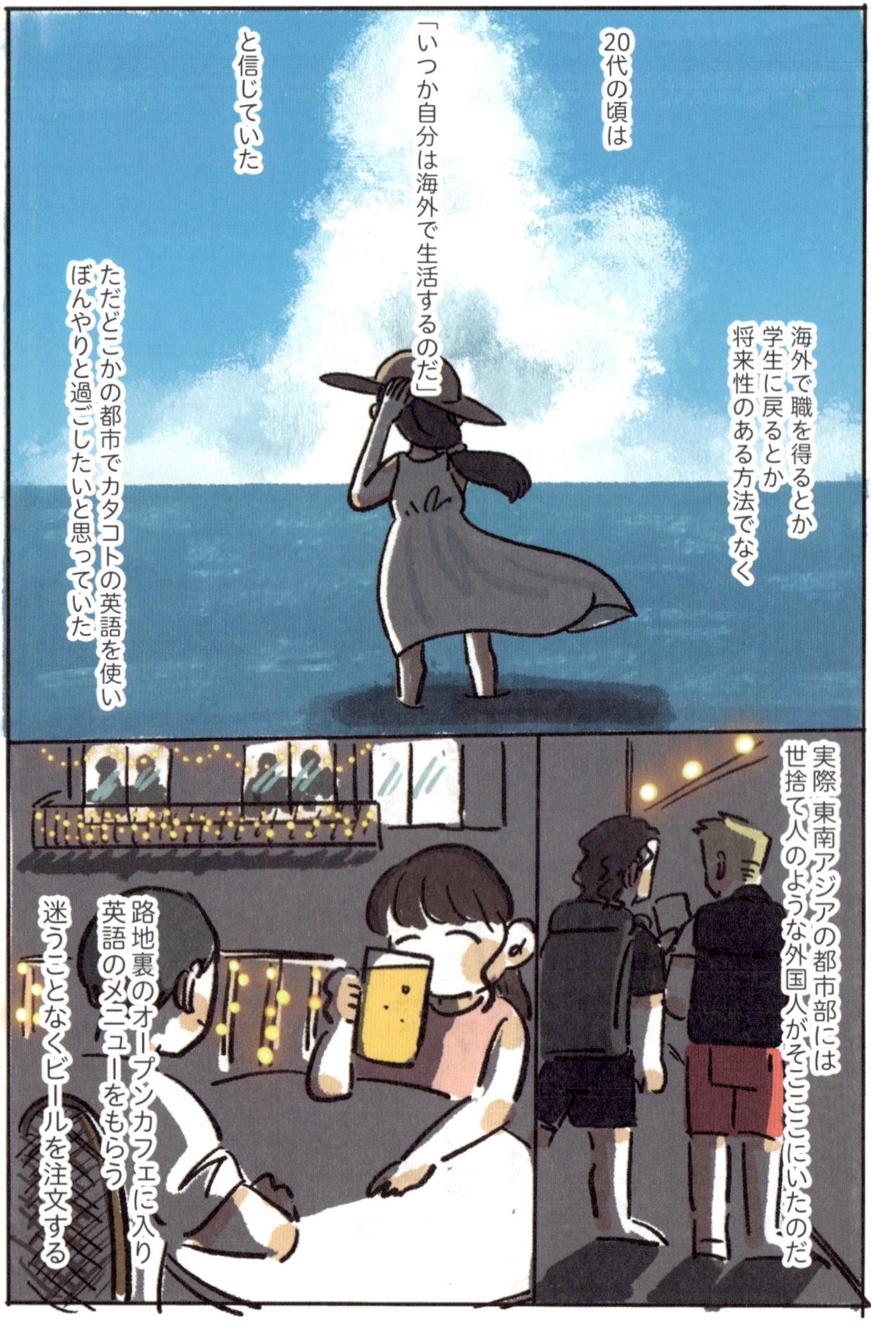
20代の頃は
「いつか自分は海外で生活するのだ」
と信じていた
海外で職を得るとか
学生に戻るとか
将来性のある方法でなく
ただどこかの都市でカタコトの英語を使い
ぼんやりと過ごしたいと思っていた
実際東南アジアの都市部には
世捨て人のような外国人がそこここにいたのだ
路地裏のオープンカフェに入り
英語のメニューをもらう
迷うことなくビールを注文する

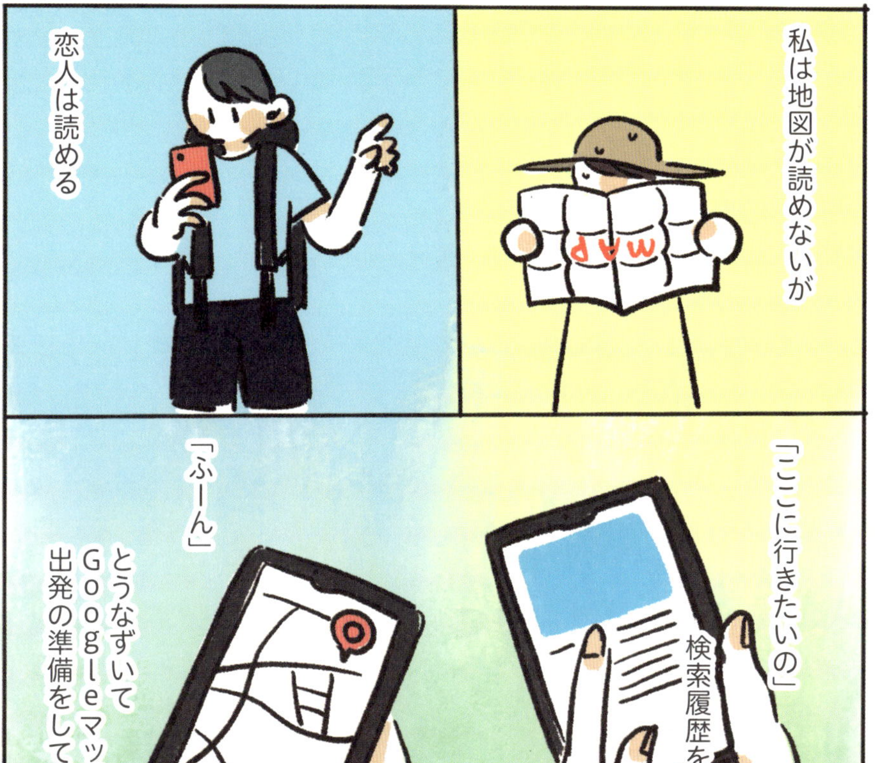
私は地図が読めないが
恋人は読める
「ここに行きたいの」
検索履歴を見せると
「ふーん」
とうなずいて
Googleマップを開き
出発の準備をしてくれる
蒸し暑い空気を吸いながら
恋人の隣を歩く
マレーシアに2日 タイに2日

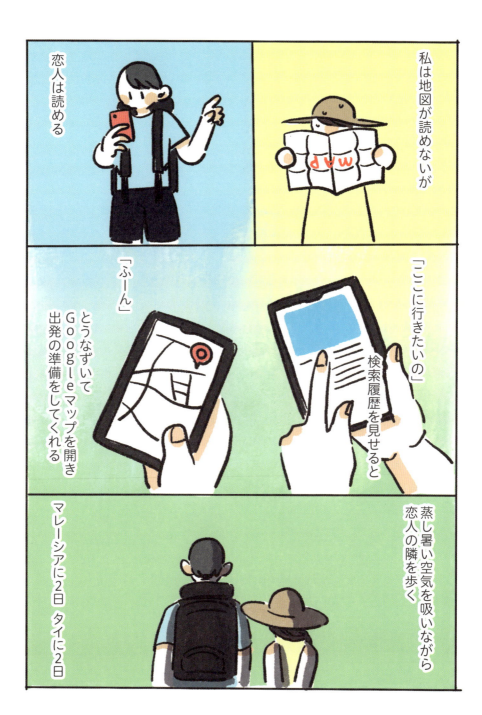

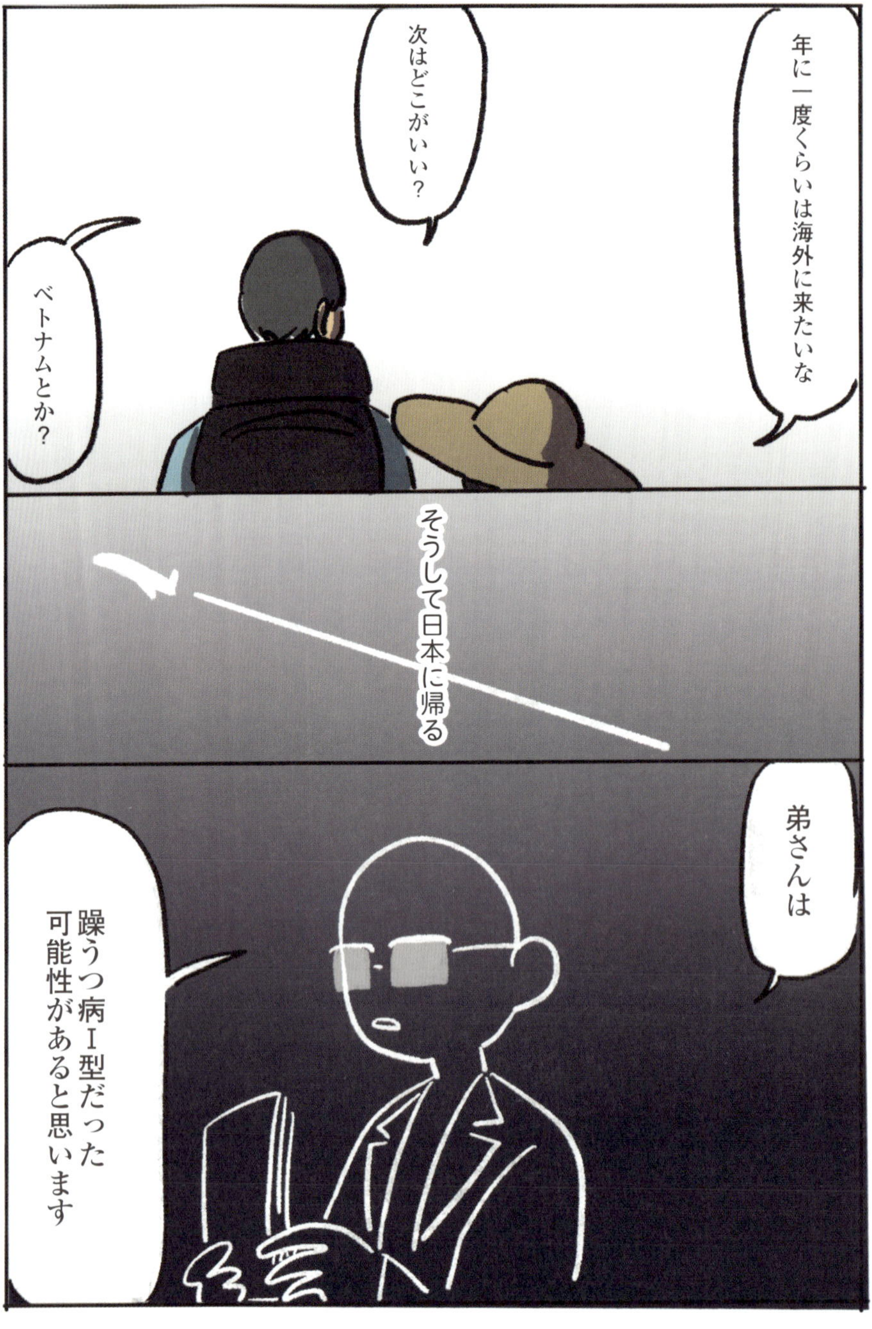
年に一度くらいは海外に来たいな
次はどこがいい？
ベトナムとか？
そうして日本に帰る
弟さんは
躁うつ病I型だった可能性があると思います

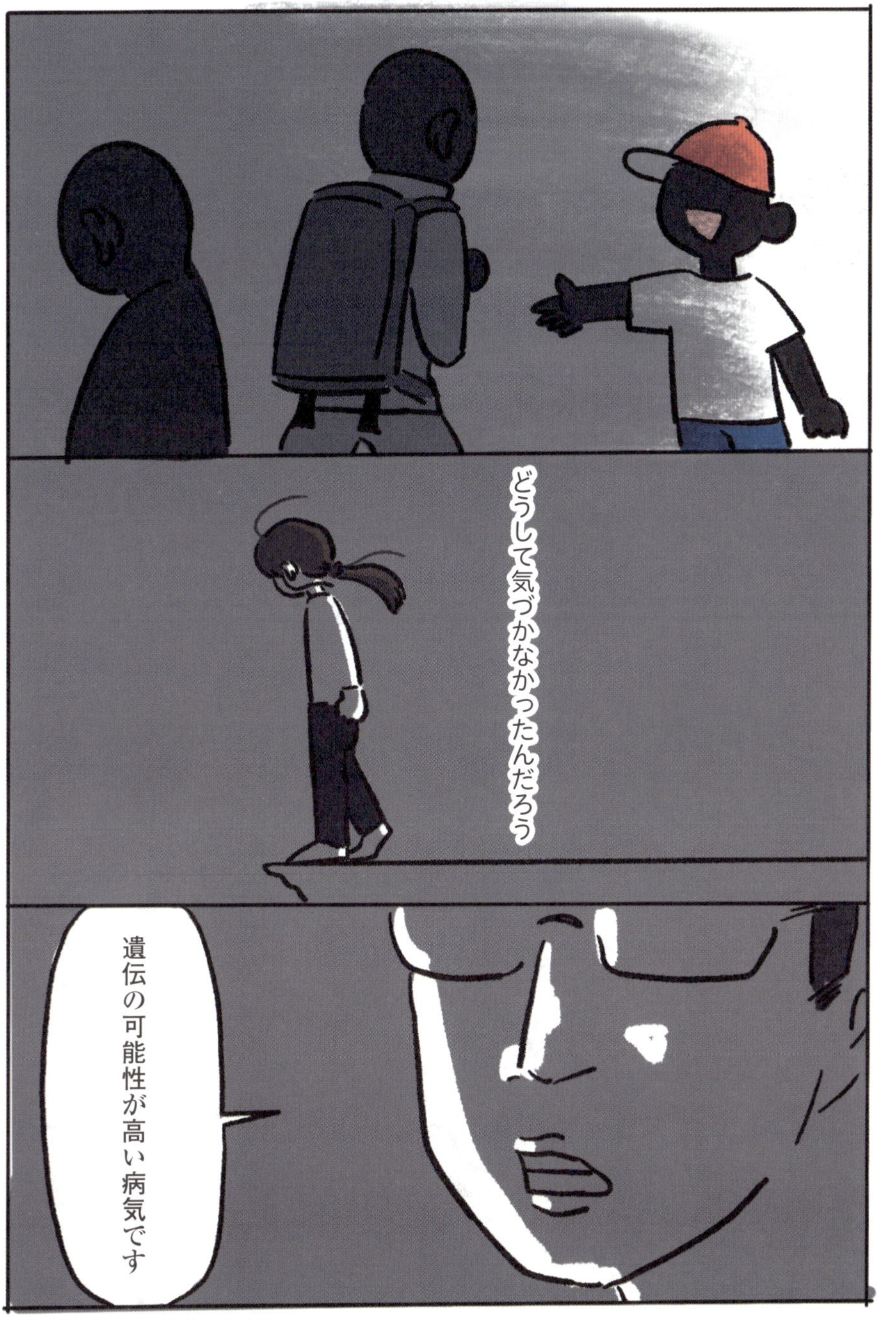
どうして気づかなかったんだろう
遺伝の可能性が高い病気です

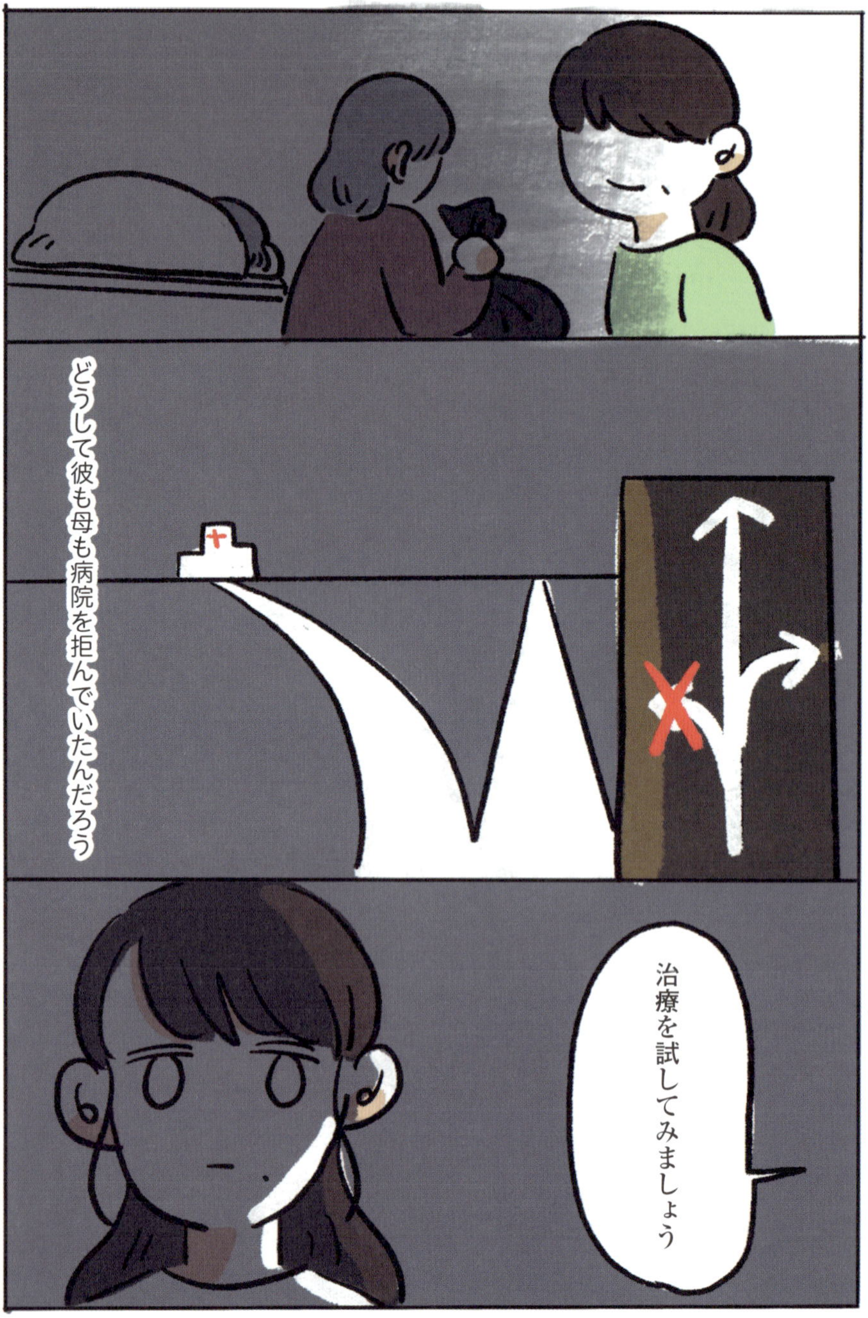
どうして彼も母も病院を拒んでいたんだろう
治療を試してみましょう

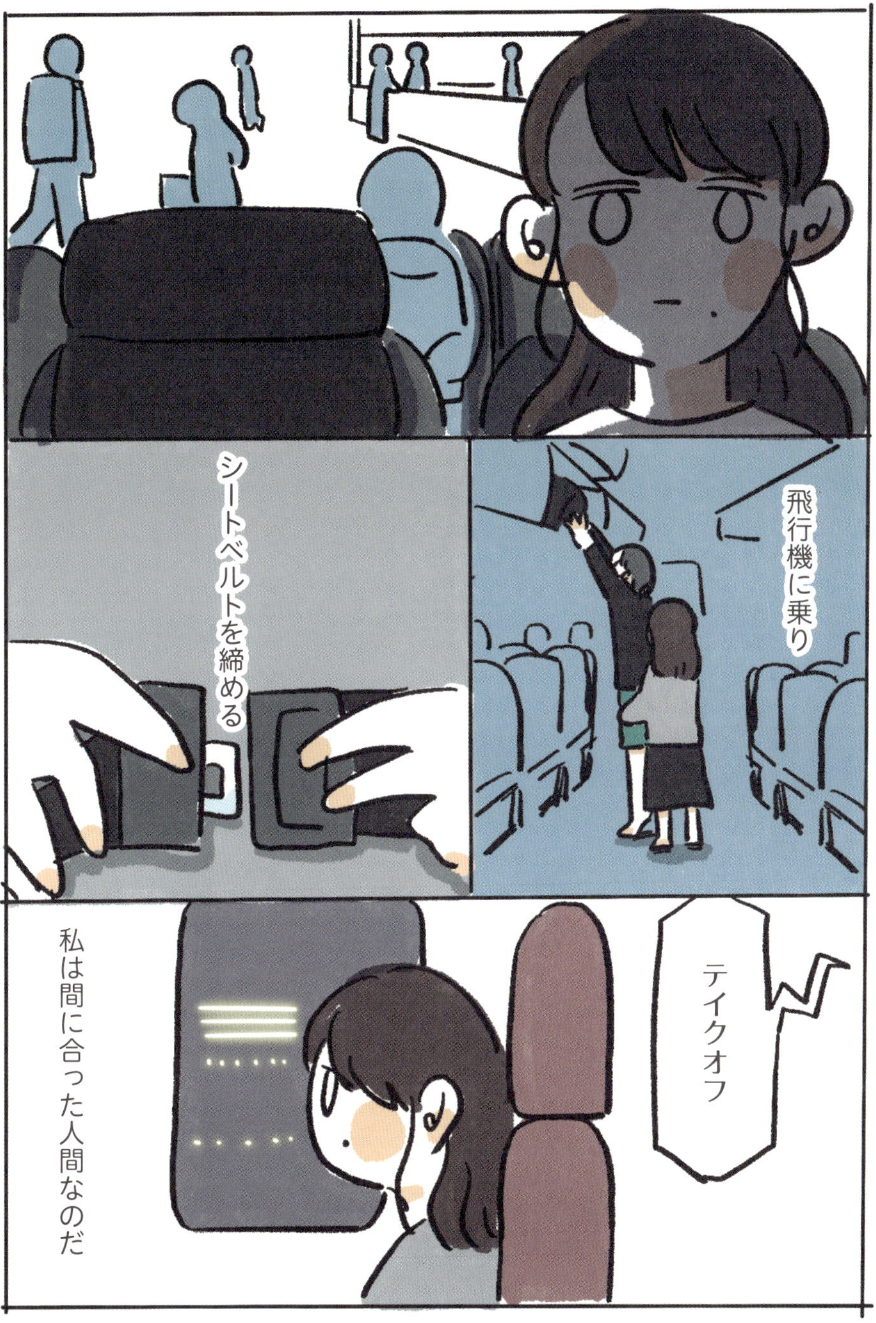
飛行機に乗り
シートベルトを締める
テイクオフ
私は間に合った人間なのだ

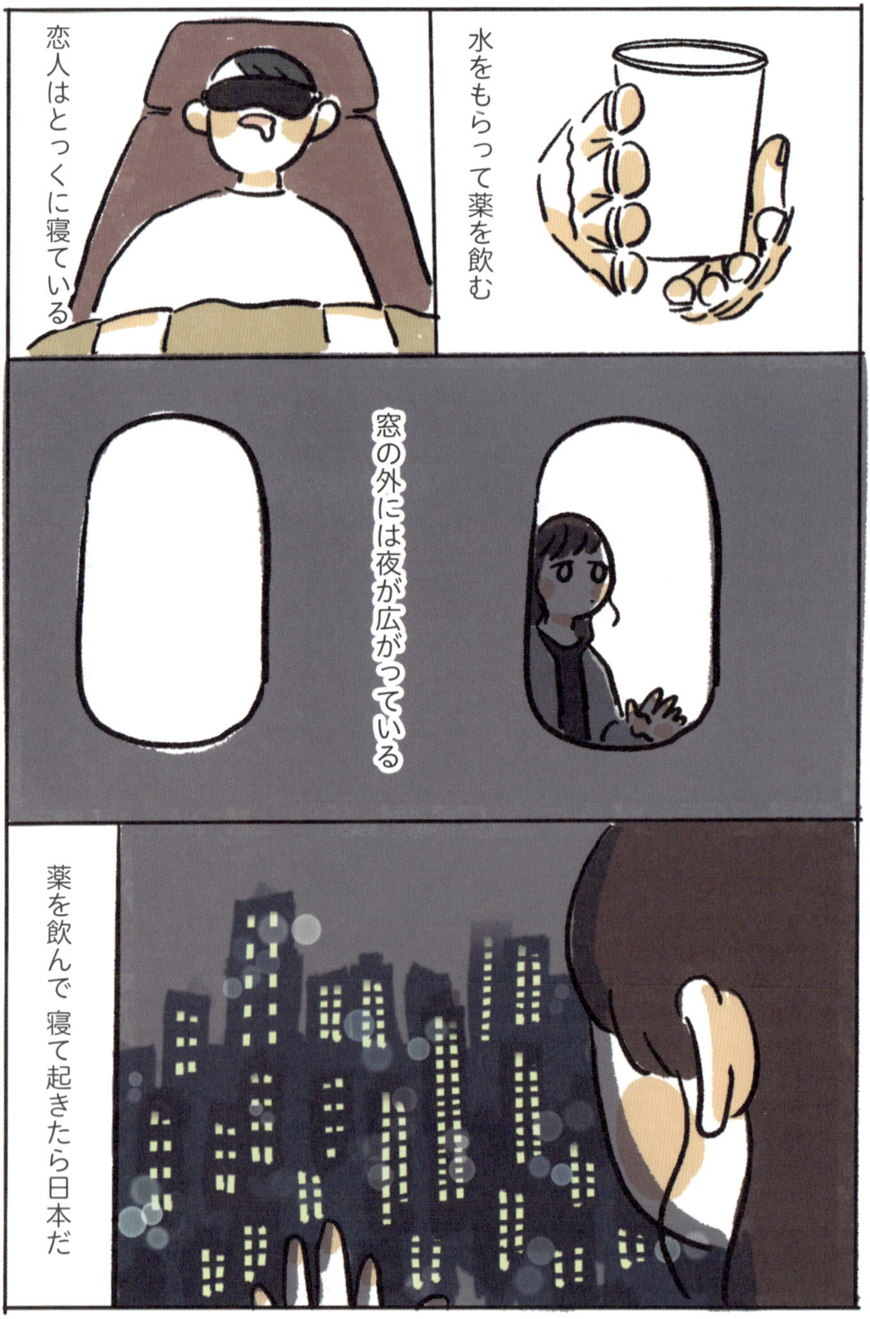
水をもらって薬を飲む
恋人はとっくに寝ている
窓の外には夜が広がっている
薬を飲んで 寝て起きたら日本だ

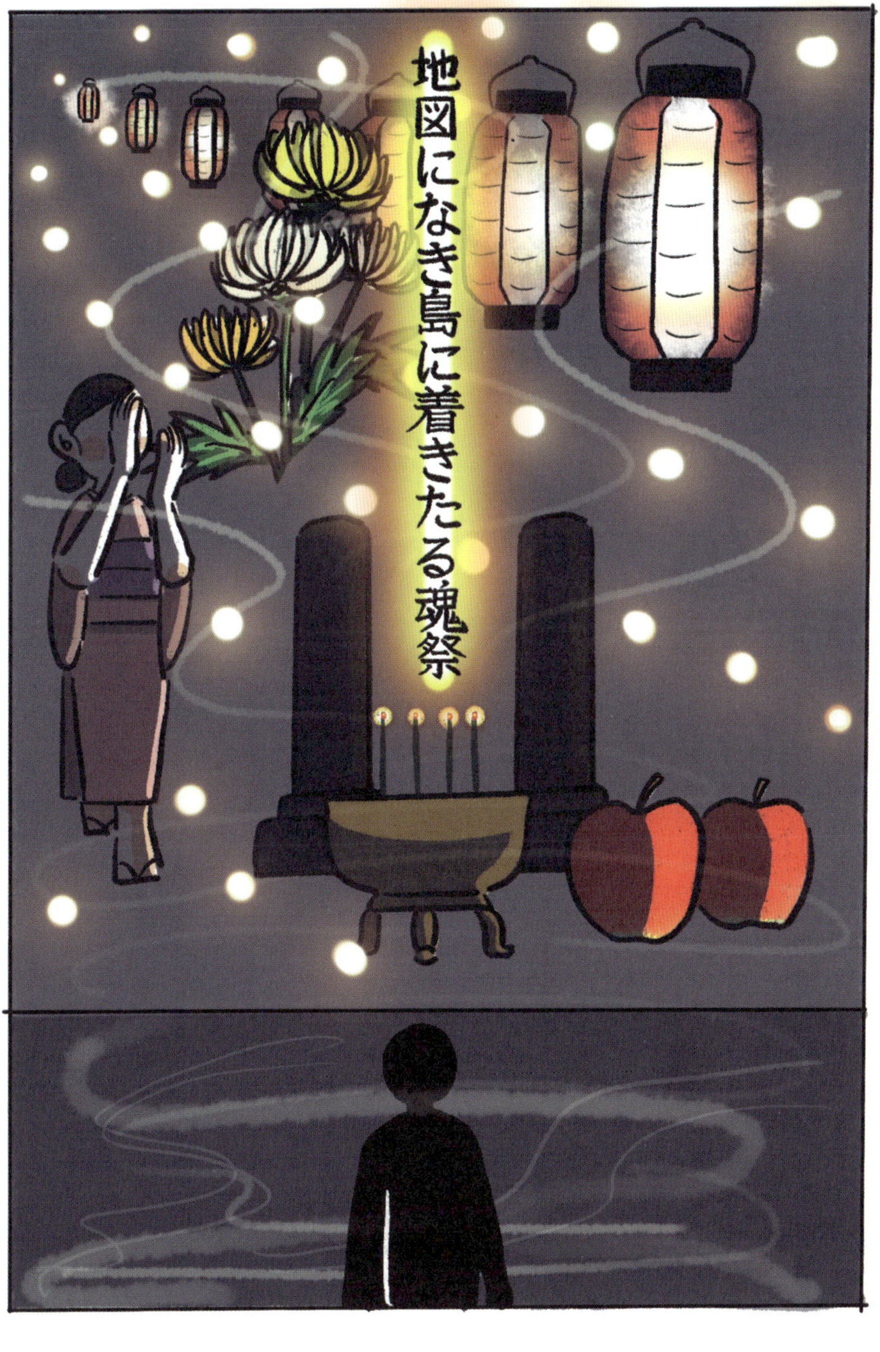
地図になき島に着きたる魂祭

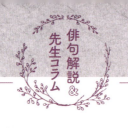

俳句解説&先生コラム

P.027

とつくにのひとのあくびとなるなだれ

中村安伸（1971～）「なだれ」で冬。「とつくに」は外国のこと。風が吹けば桶屋が儲かるというであろう。雪崩が起きれば外国の人の欠伸となる。一筆書きで描かれたような、のびのびとした句である。中村の句はわかりやすく、モダンで、たとえばお伽話をギュッと詰め込んだような面白さがある。〈殺さないでください夜どほし桜ちる〉〈よきパズル解くかに虎の夜食かな〉

P.037

地図になき島に着きたる魂祭

高松霞「魂祭」（たままつり）お盆のこと。「地図になき島」にもお盆はあり、もしかしたらそこが魂の集まる場所なのかもしれない。

Dr.Masuda's column

死が身近にあるのも、精神科患者さんの特徴です。様々な死の形がありますが、自殺が常に選択肢として浮かんでしまうような、そのような日常を送っている方も珍しくないです。
高松さんが弟の死を受け入れようとしているときのことなのでしょう。彼女のように、生き残った人で、生存してしまったことを悔いることも珍しくありません。

益田先生

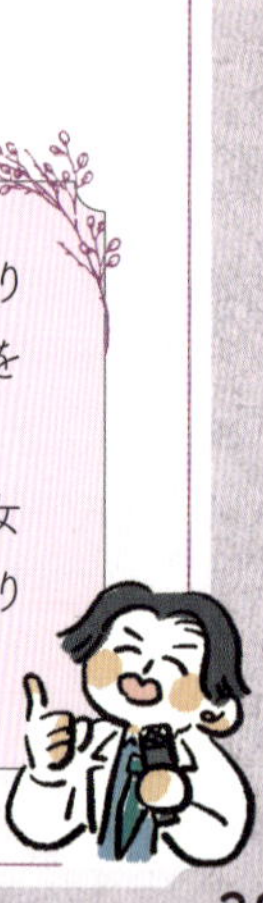

第3話

姉と名乗りぬ

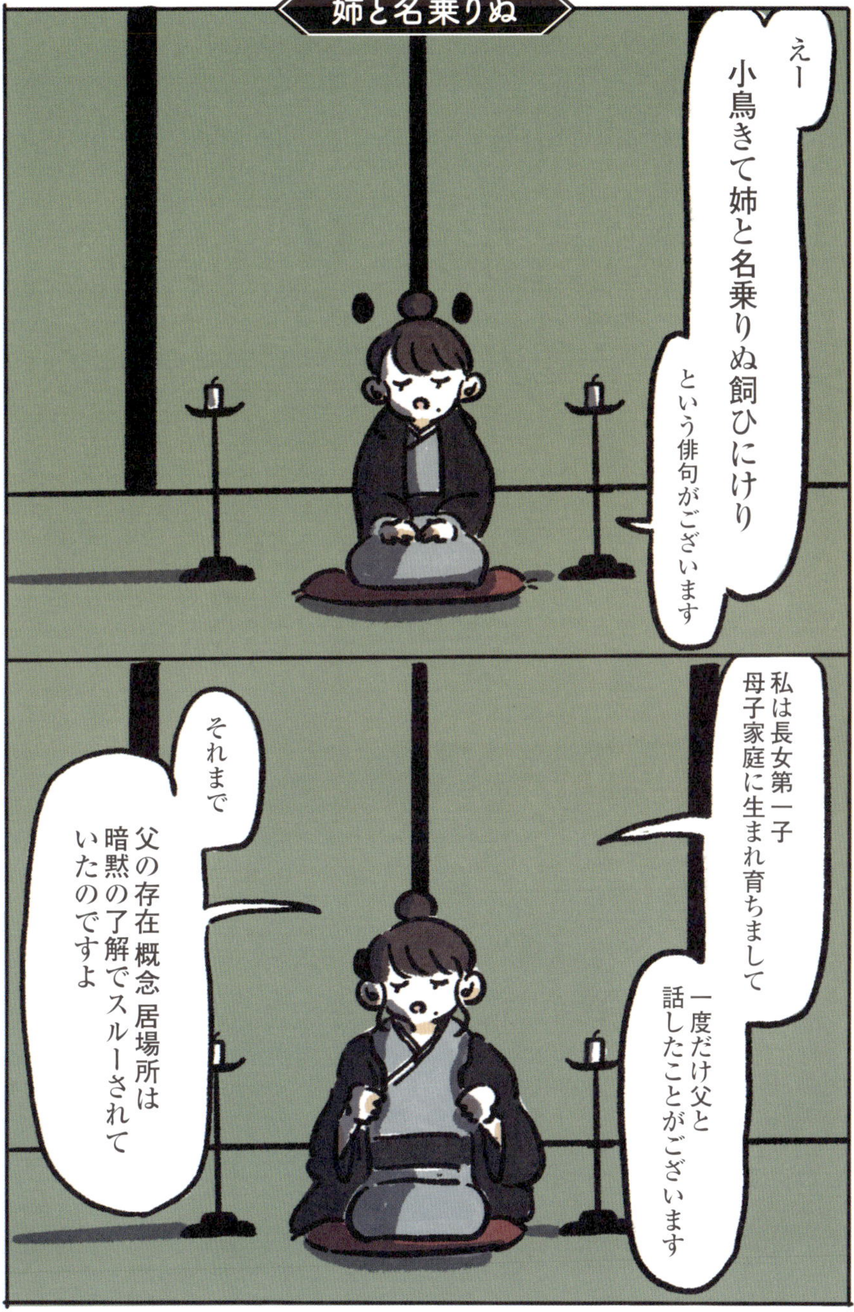
えー
小鳥きて姉と名乗りぬ飼ひにけり
という俳句がございます
私は長女第一子 母子家庭に生まれ育ちまして
一度だけ父と話したことがございます
それまで
父の存在概念 居場所は暗黙の了解でスルーされていたのですよ

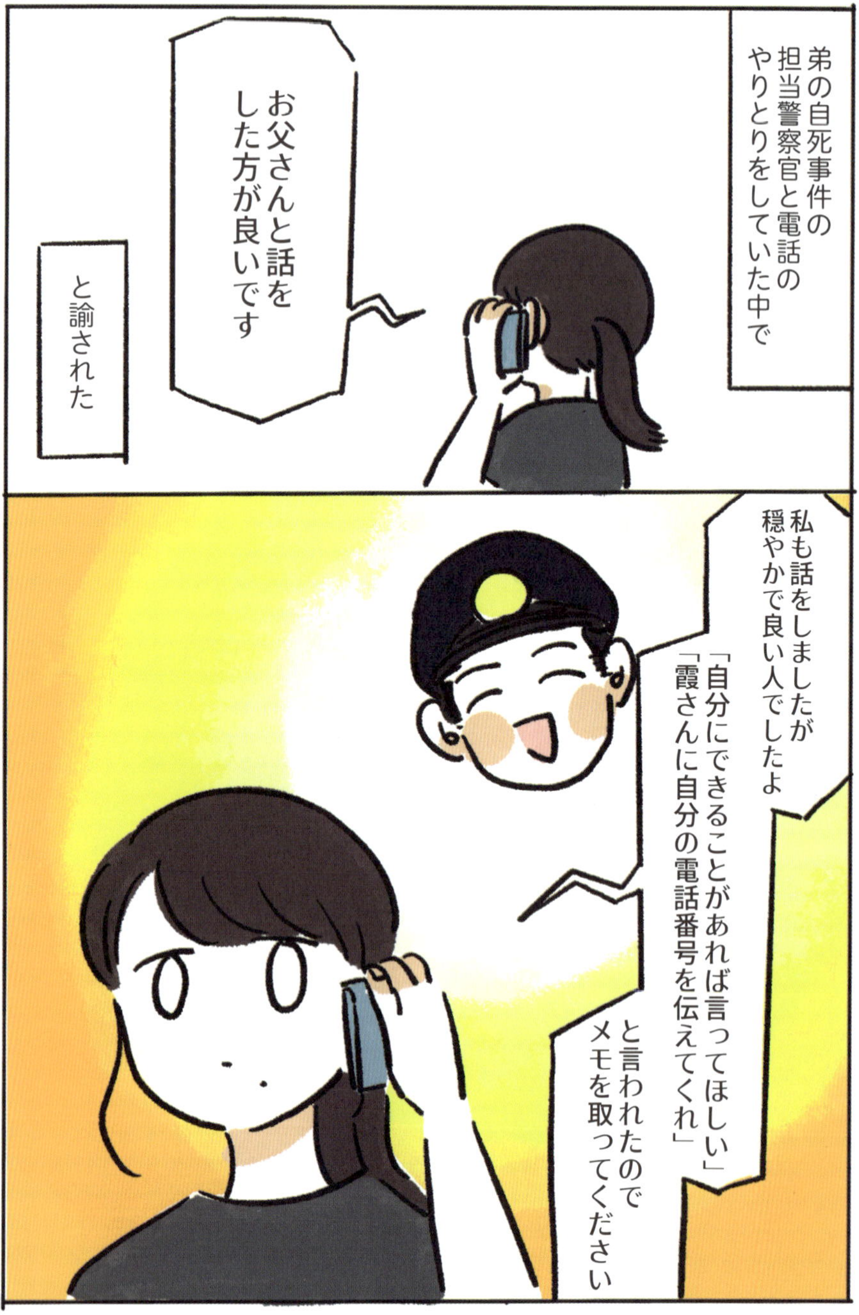
弟の自死事件の担当警察官と電話のやりとりをしていた中で
お父さんと話をした方が良いです
と諭された
私も話をしましたが穏やかで良い人でしたよ
「自分にできることがあれば言ってほしい」「霞さんに自分の電話番号を伝えてくれ」と言われたのでメモを取ってください

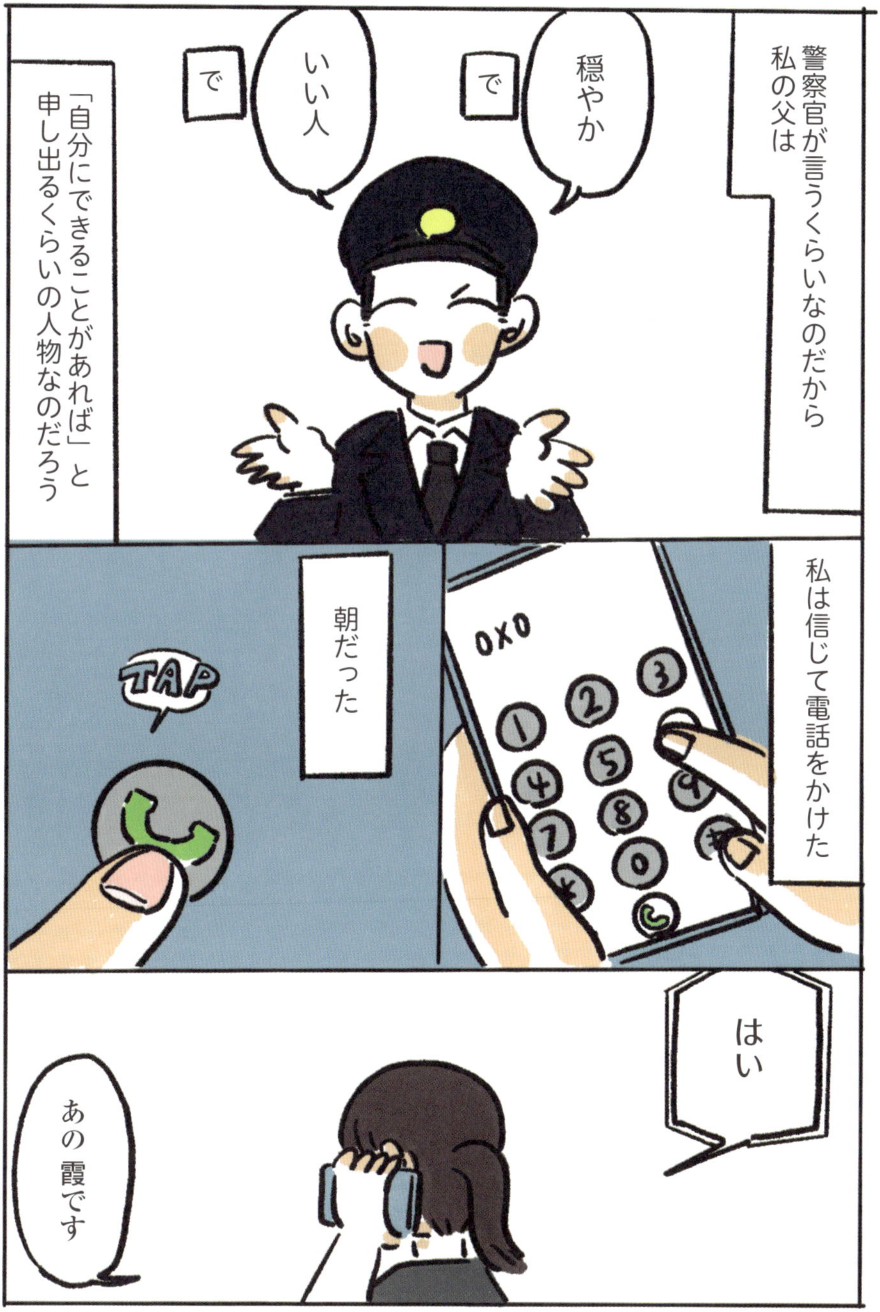
警察官が言うくらいなのだから
私の父は
穏やか
で
いい人
で
「自分にできることがあれば」と
申し出るくらいの人物なのだろう
私は信じて電話をかけた
OXO
朝だった
TAP
はい
あの 霞です

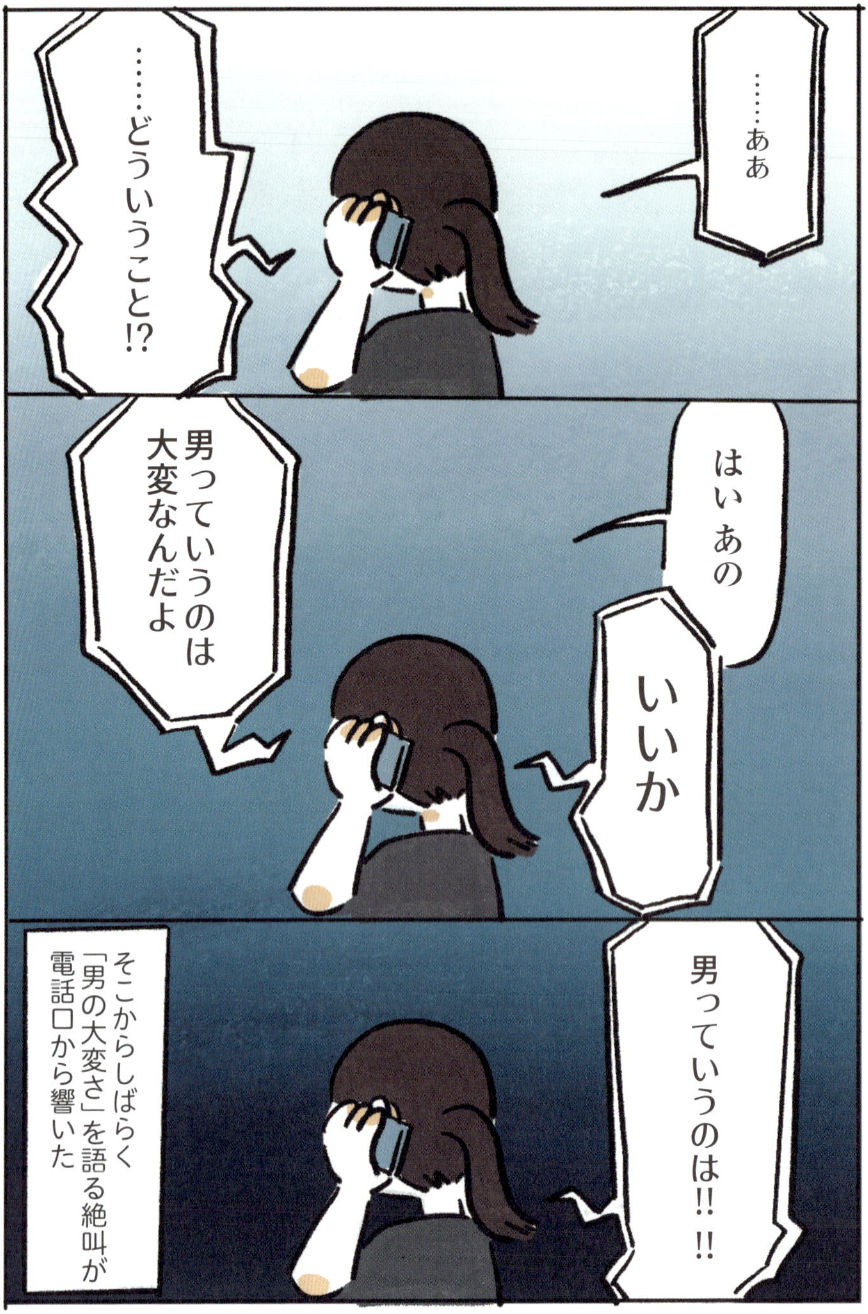
……ああ
……どういうこと⁉
はい あの
いいか
男っていうのは大変なんだよ
男っていうのは‼‼
そこからしばらく「男の大変さ」を語る絶叫が電話口から響いた

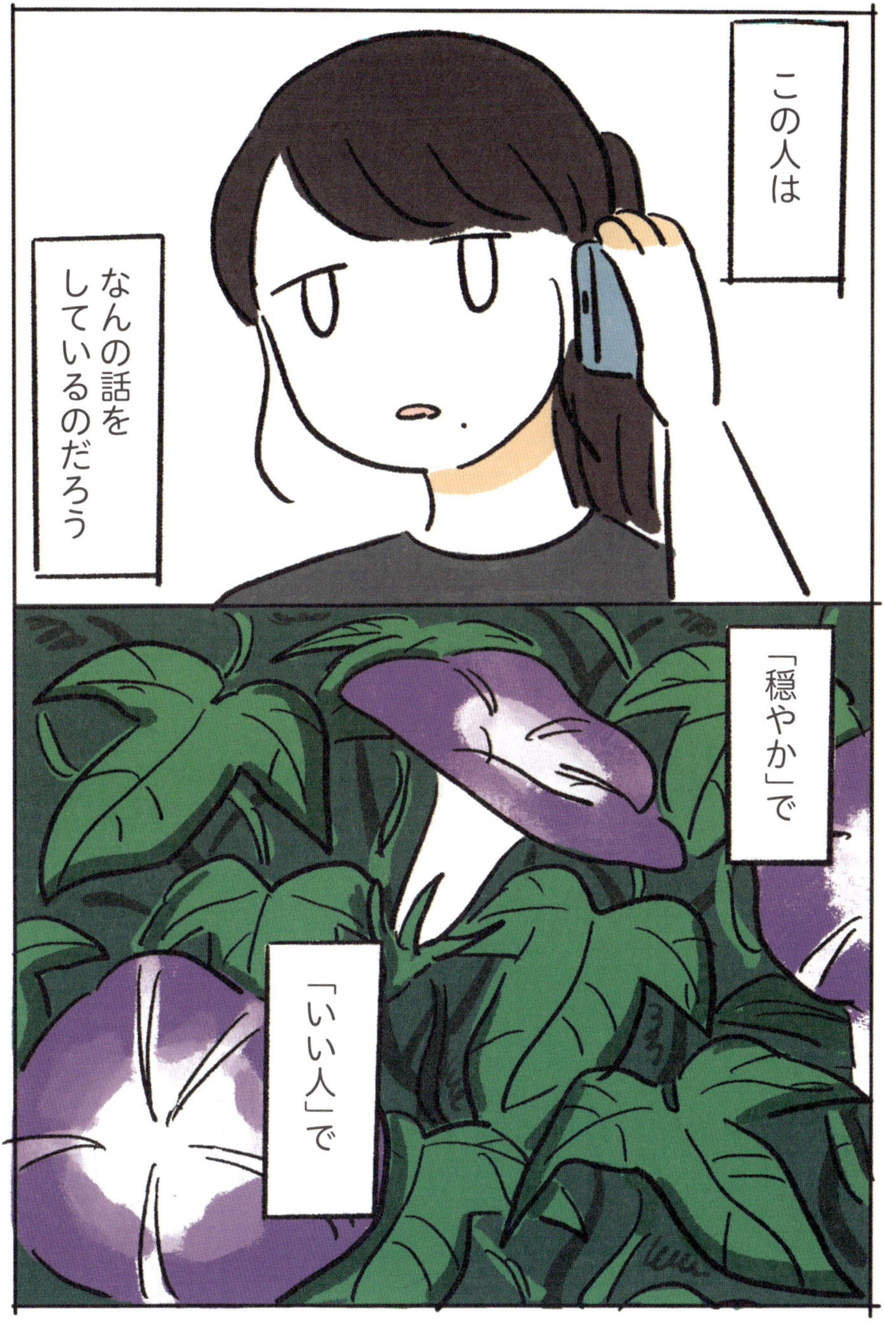
この人は
なんの話をしているのだろう
「穏やか」で
「いい人」で

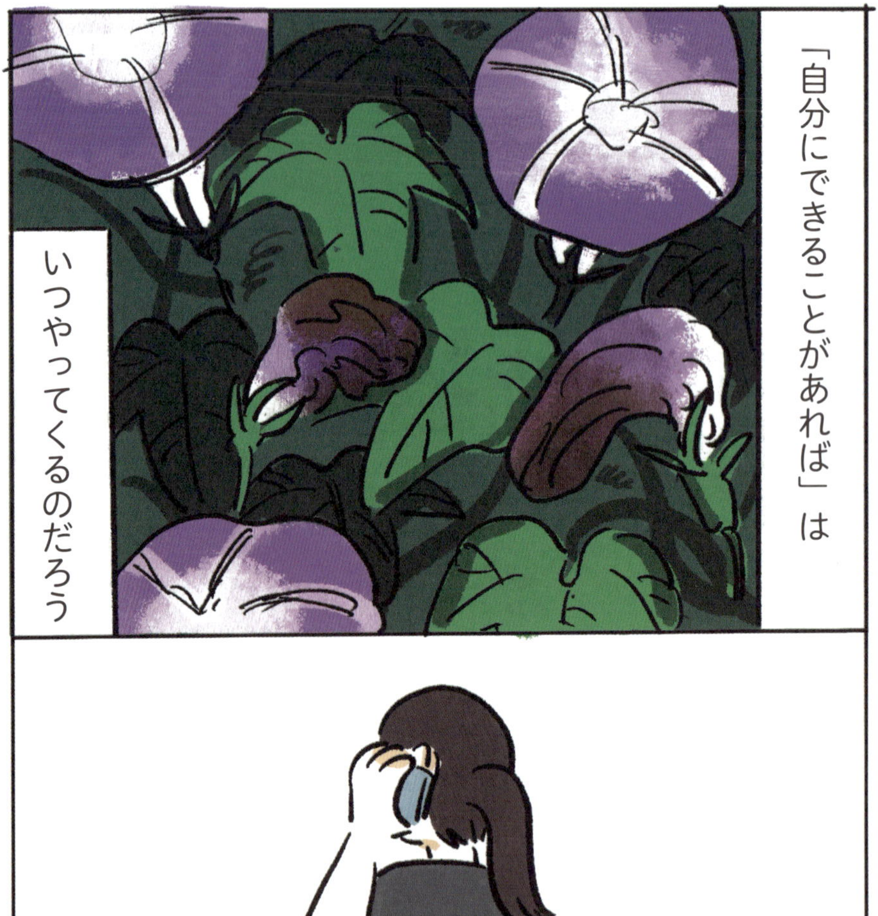
「自分にできることがあれば」は
いつやってくるのだろう
他に
おっしゃりたいことはありますか

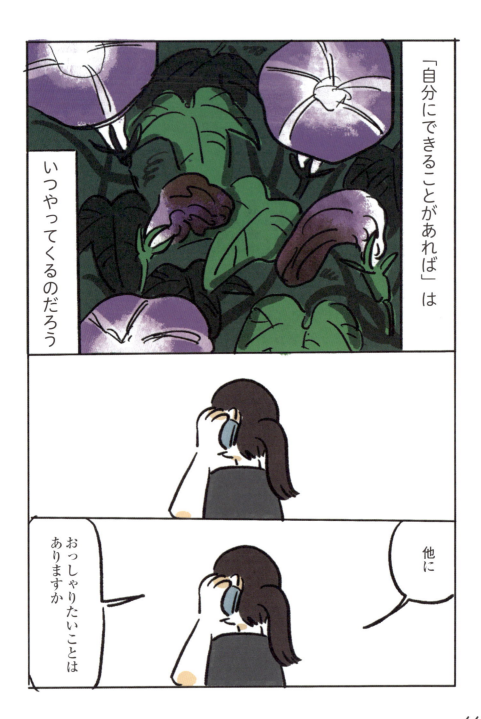

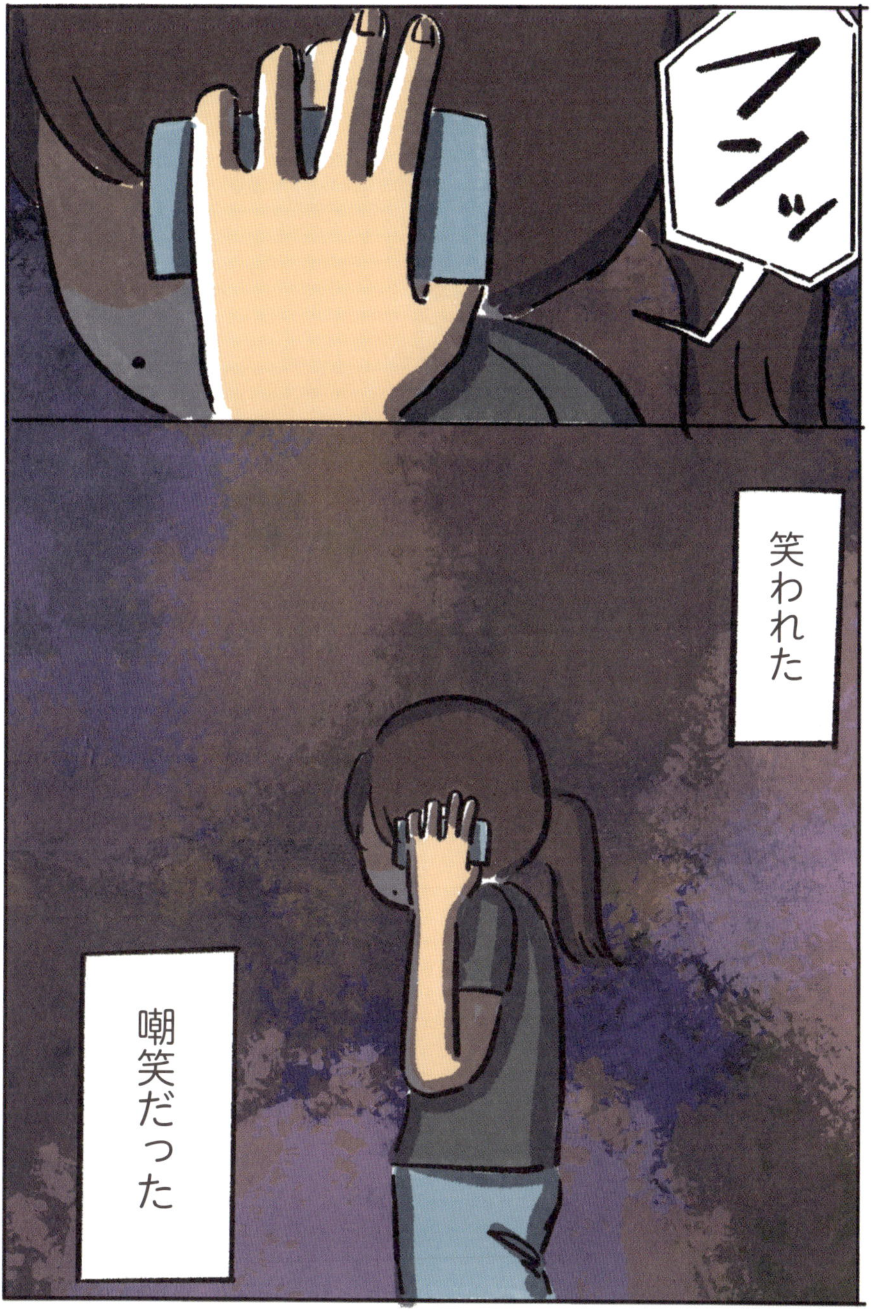
フンッ
笑われた
嘲笑だった

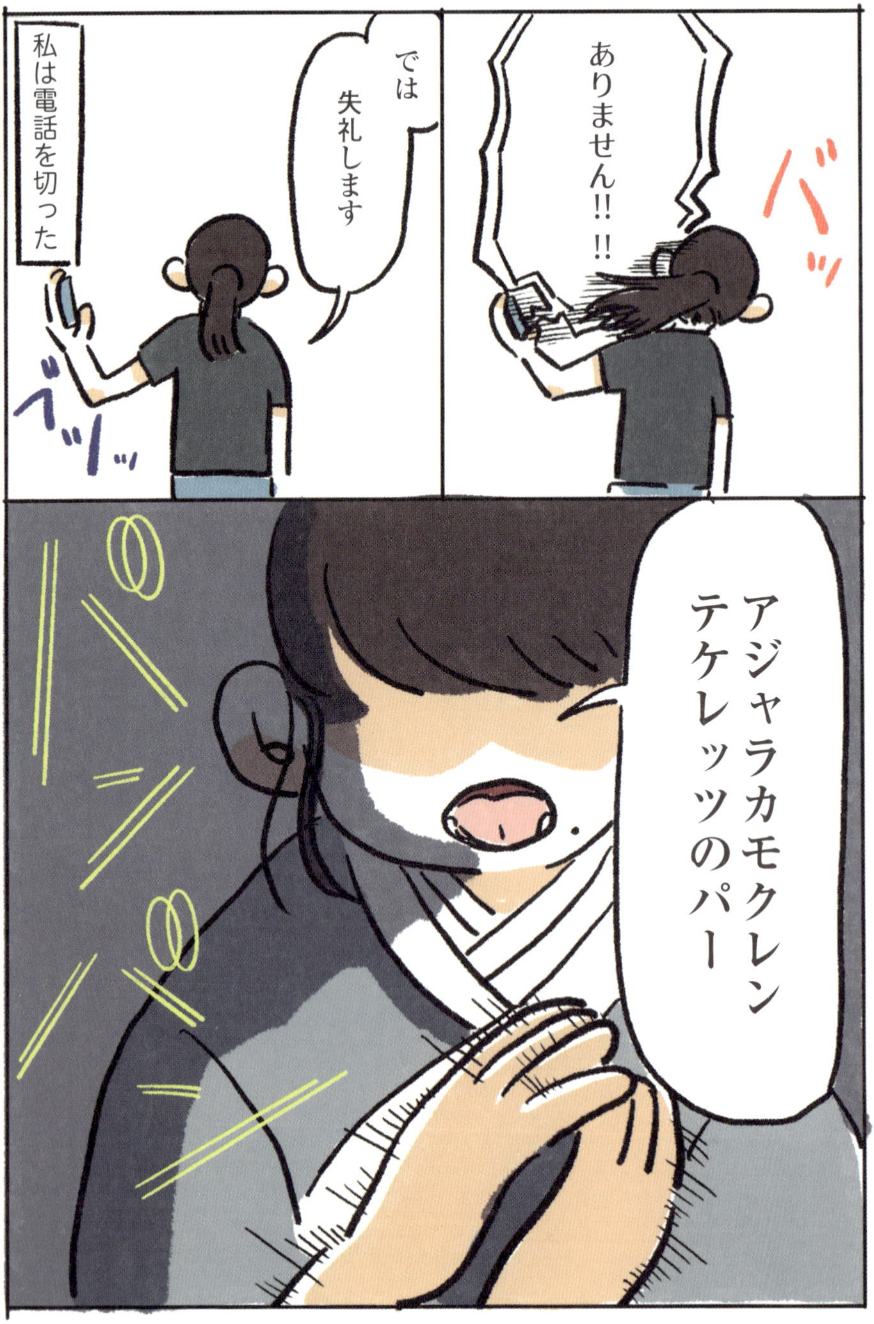
ありません!!!!
バッ
では
失礼します
私は電話を切った
ブツッ
アジャラカモクレン
テケレッツのパー

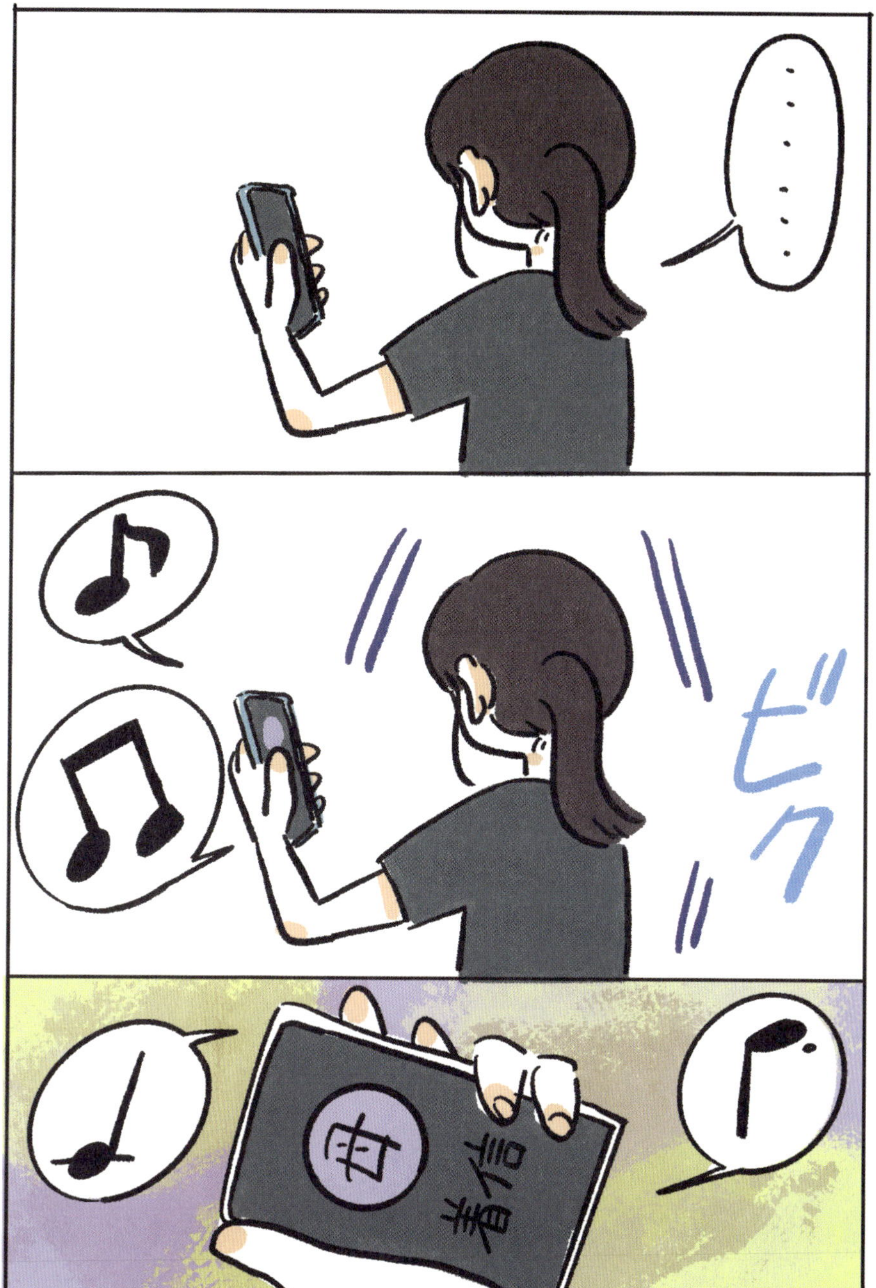
……
ビク
着信

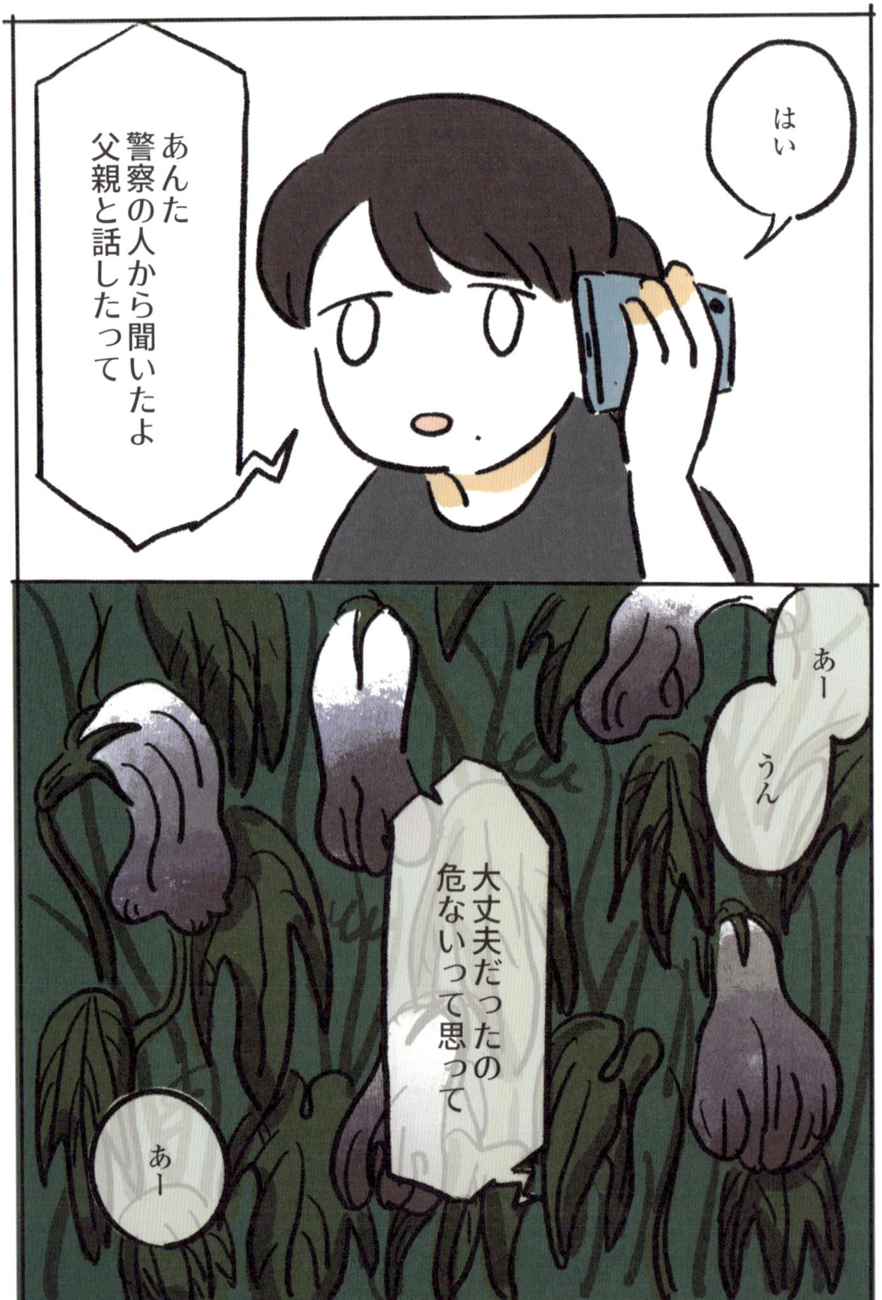
はい
あんた警察の人から聞いたよ父親と話したって
あー
うん
大丈夫だったの危ないって思って
あー

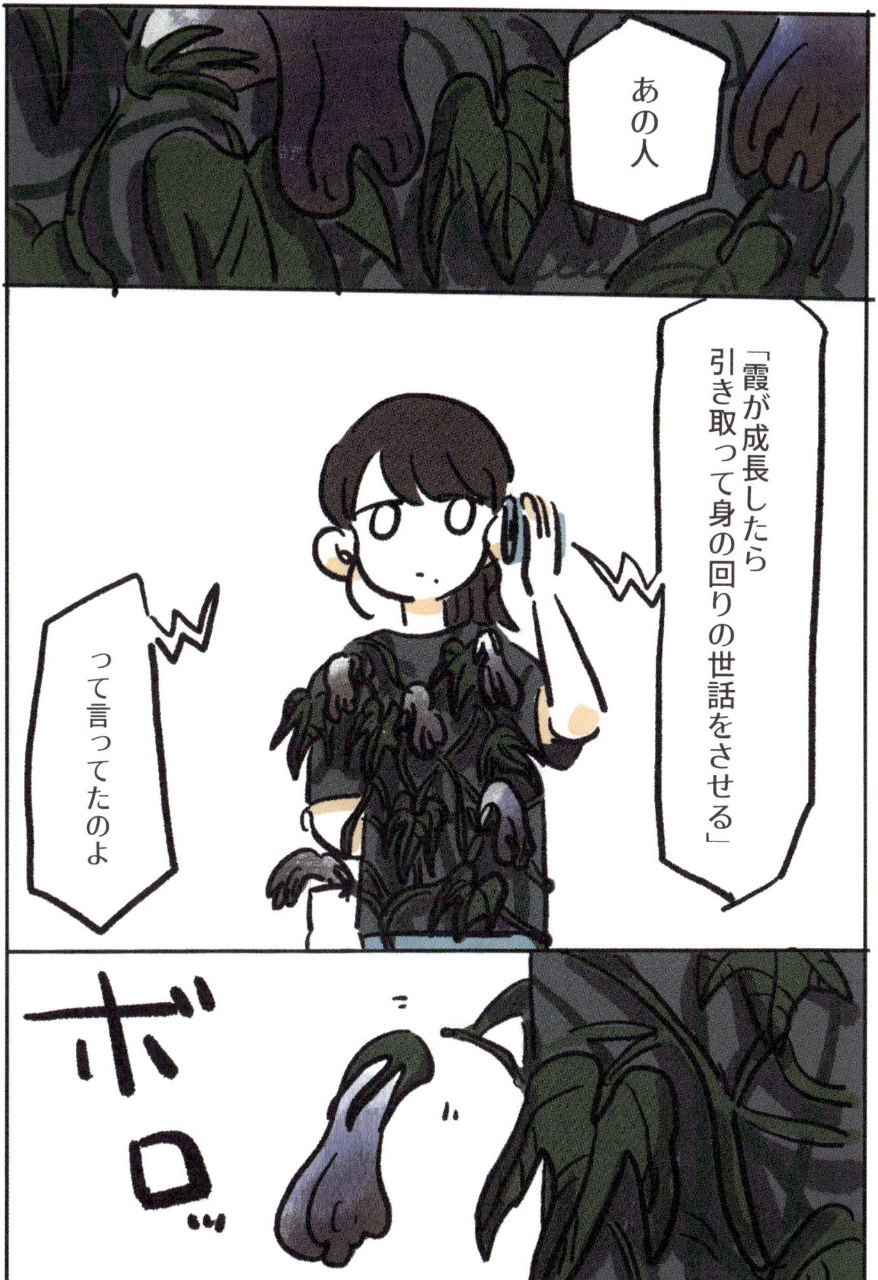
あの人
「霞が成長したら
引き取って身の回りの世話をさせる」
って言ってたのよ
ボロ…

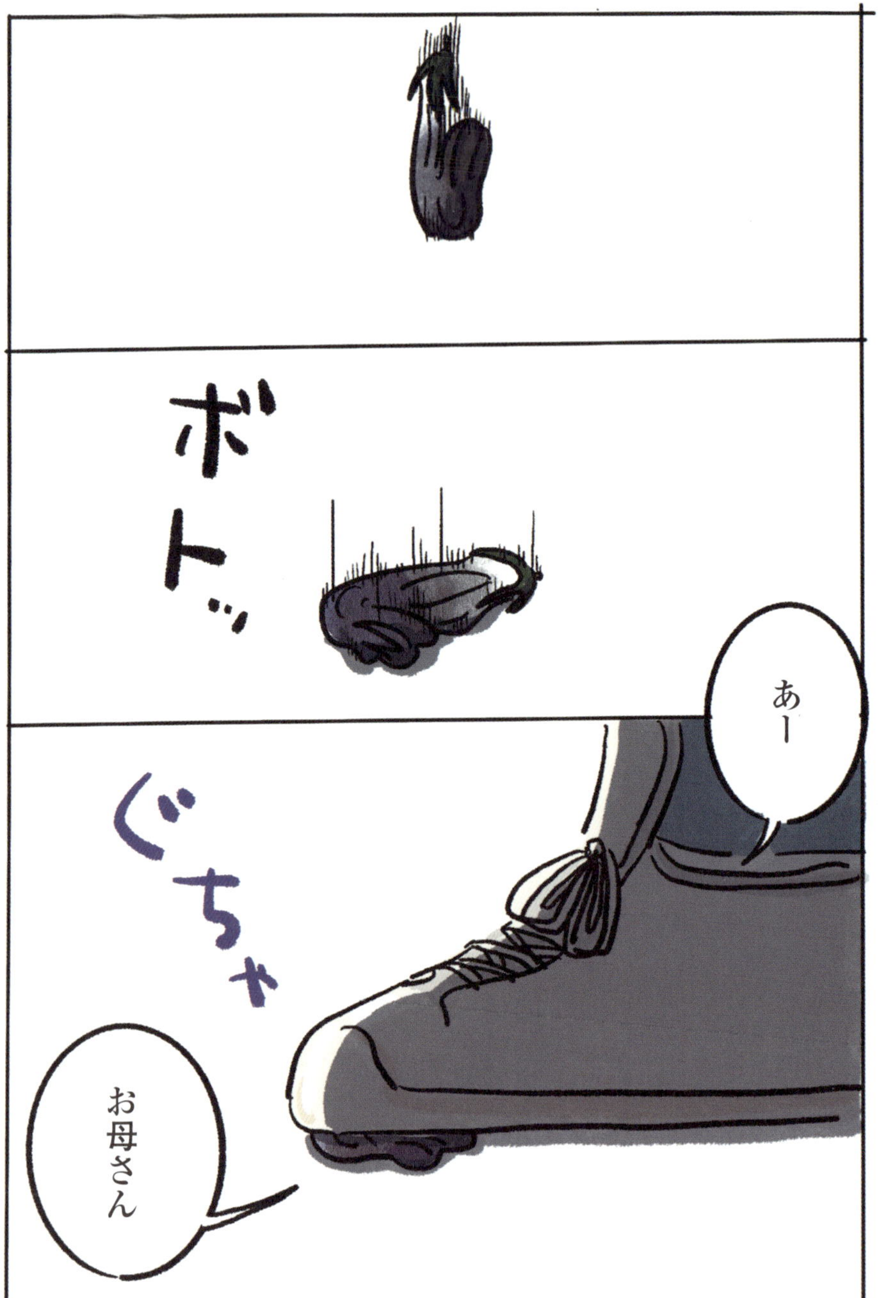
ボトッ
あー
ぐちゃ
お母さん

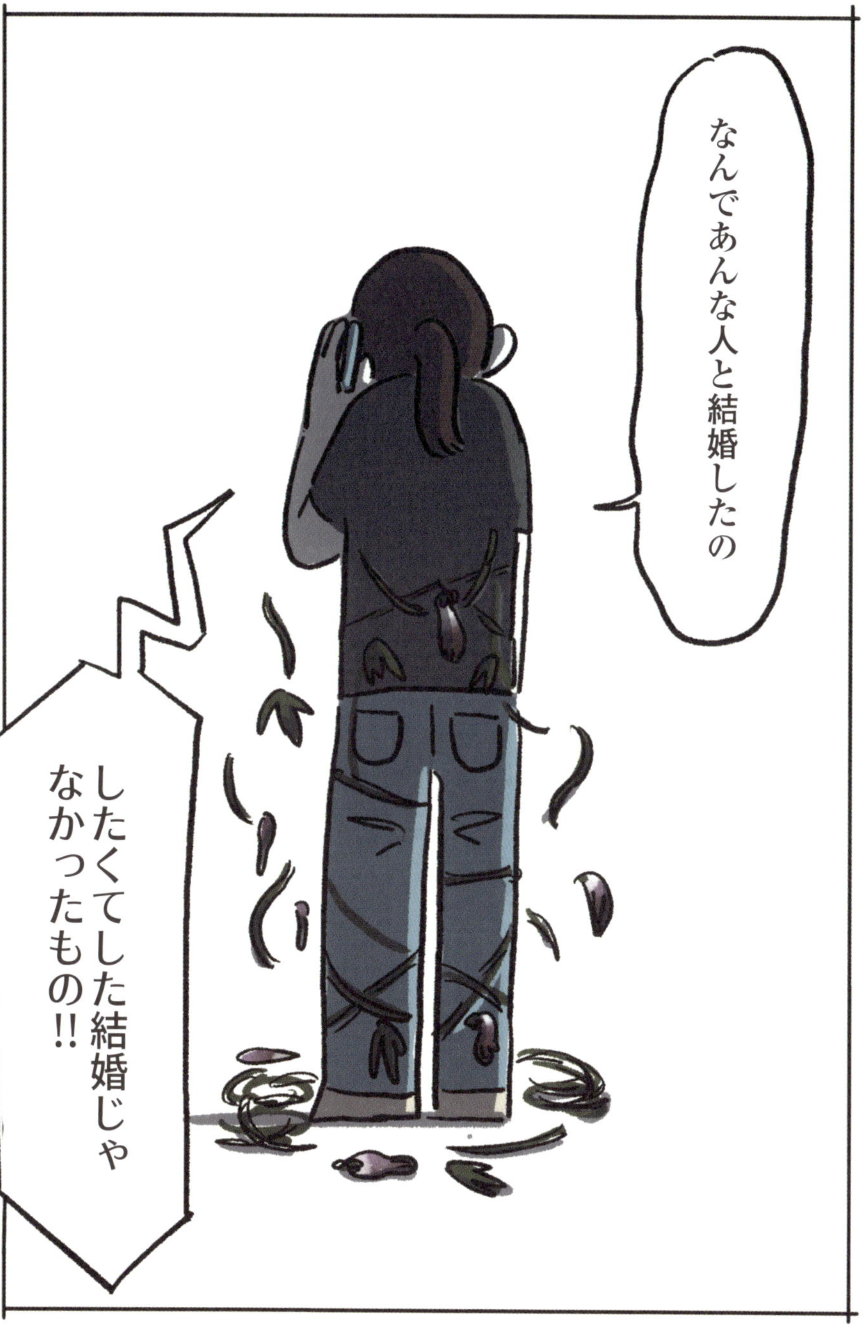
なんであんな人と結婚したの
したくてした結婚じゃなかったもの!!

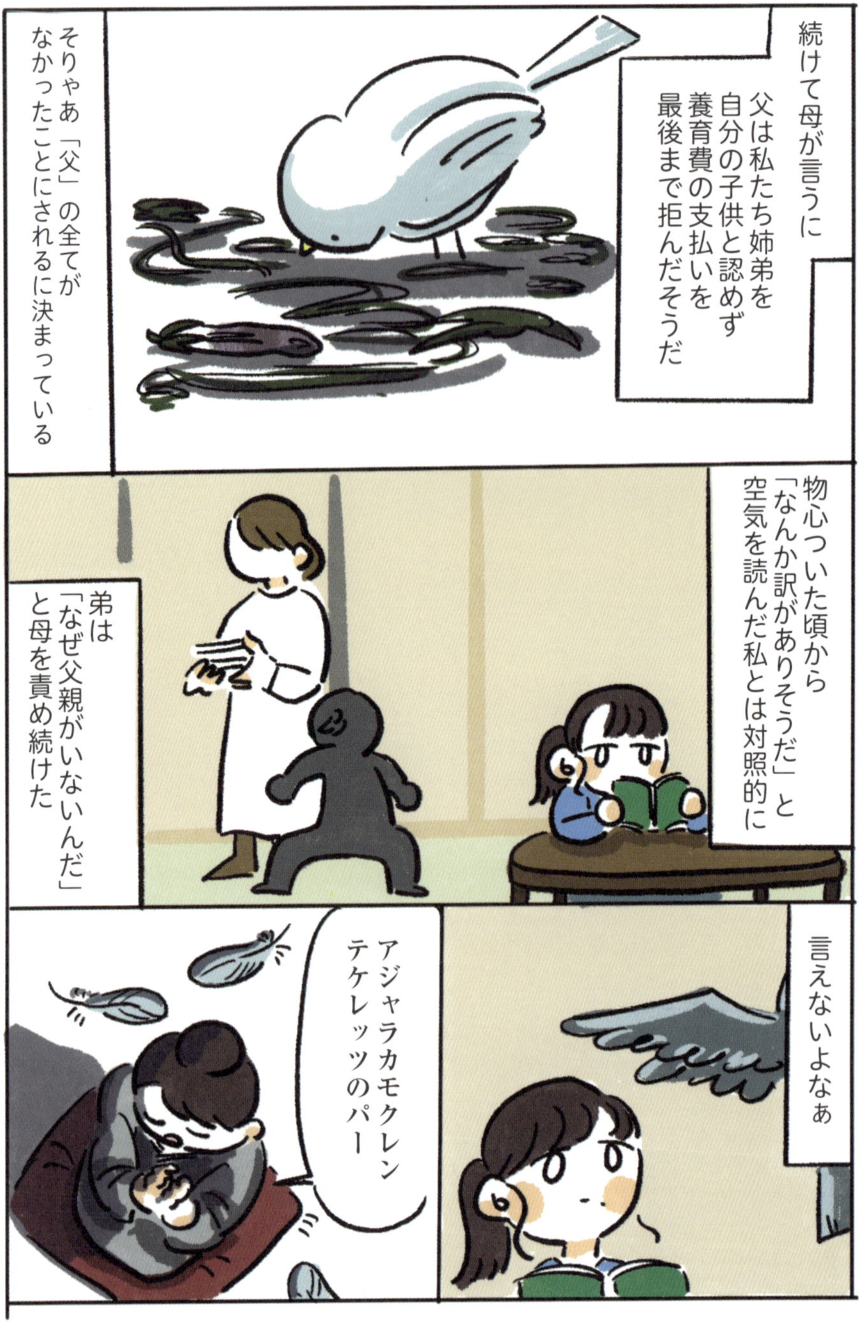
続けて母が言うに
父は私たち姉弟を
自分の子供と認めず
養育費の支払いを
最後まで拒んだそうだ
そりゃあ「父」の全てが
なかったことにされるに決まっている
物心ついた頃から
「なんか訳がありそうだ」と
空気を読んだ私とは対照的に
弟は
「なぜ父親がいないんだ」
と母を責め続けた
言えないよなぁ
アジャラカモクレン
テケレッツのパー

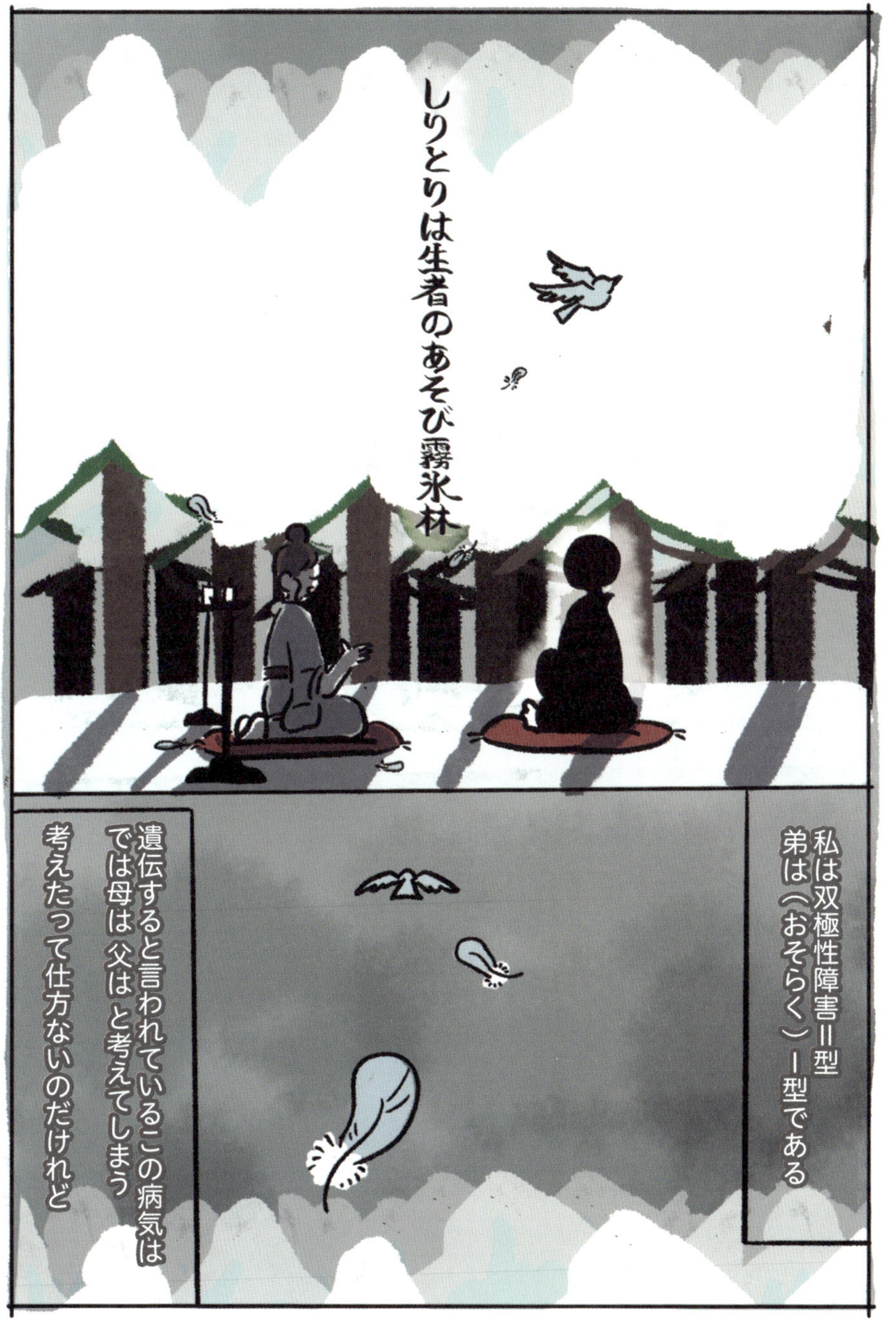
しりとりは生者のあそび霧氷林
私は双極性障害Ⅱ型
弟は（おそらく）Ⅰ型である
遺伝すると言われているこの病気は
では母は 父は と考えてしまう
考えたって仕方ないのだけれど

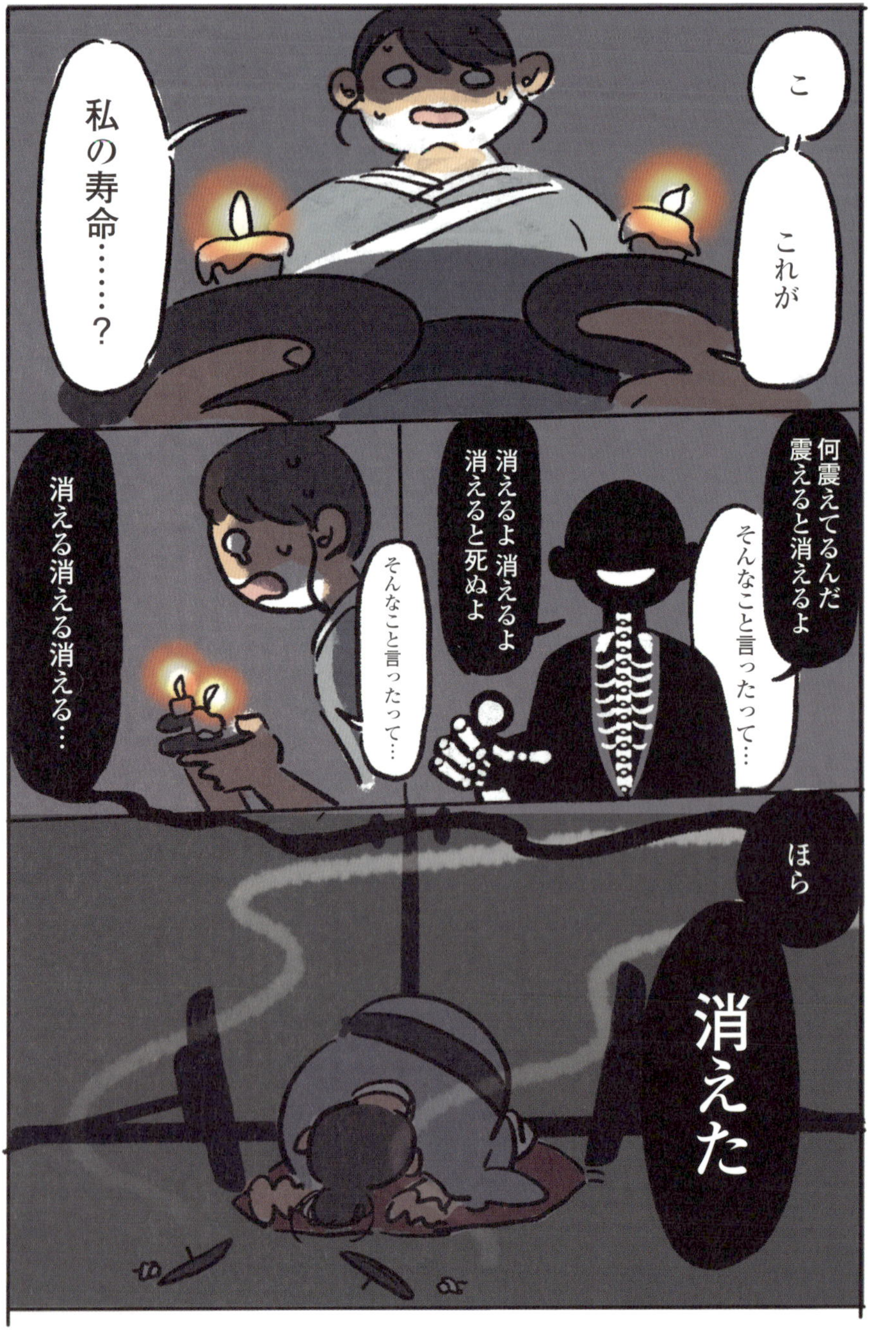
こ
これが
私の寿命……？
何震えてるんだ 震えると消えるよ
そんなこと言ったって…
消えるよ 消えるよ 消えると死ぬよ
そんなこと言ったって…
消える消える消える消える…
ほら
消えた

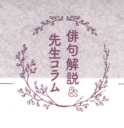

俳句解説&先生コラム

P.039

小鳥きて姉と名乗りぬ飼ひにけり

関悦史（1969〜）「小鳥くる」で秋。渡り鳥のこと。どこの出身なのか、とにかく渡ってきた小鳥から姉だと名乗られる。そうして飼う。読後、「姉を飼う」というほのかな闇が残る。そもそも関の俳句には闇が落とされている。そうしてまったく奇妙なのだ。〈入歯ビニールに包まれ俺の鞄の中〉〈人類に空爆のある雑煮かな〉

P.053

しりとりは生者のあそび霧氷林

岩田奎（1999〜）「霧氷林」で冬。木についた霧の水滴が氷となり、白い花のように見える現象のこと。何もかもが凍っている世界でしりとりをしている。それはまさしく「生者のあそび」だ。岩田の句は〈作者＝作中主体ではないとわかっていても、あえて〉「そこに作者が本当にいたのか」と疑ってしまう句である。いたのだろう。書けるということは。〈枯園にてアーッと怒りはじめたる〉〈ハイビーム消して螢へ突込みぬ〉

Dr.Masuda's column

精神科の患者さんの家族には、耳を疑うような人物が紛れていることもあります。患者さんが彼らから被害を受けている場合、解決策としての和解は困難で、法律を駆使して、彼らと縁を切るしかないこともあります。
このような事実は多くの人にとっては信じがたく、まさかといって家族との和解を勧めることも多いのですが、それが逆効果なこともあるのです。
絶縁を選ばざるを得ない人たちがいることを常に念頭に置くことも大事なことだと思います。

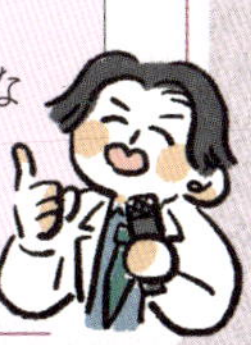

益田先生

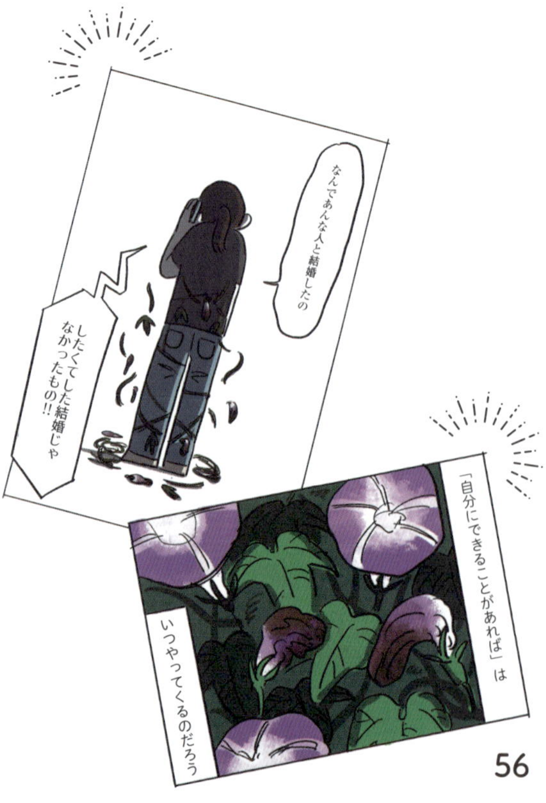
なんであんな人と結婚したの
したくてした結婚じゃなかったもの!!
「自分にできることがあれば」は
いつやってくるのだろう

第4話

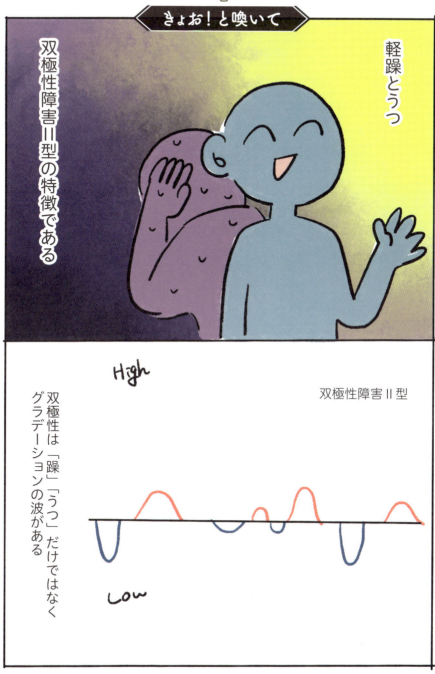

きょお！と喚いて

軽躁とうつ
双極性障害Ⅱ型の特徴である

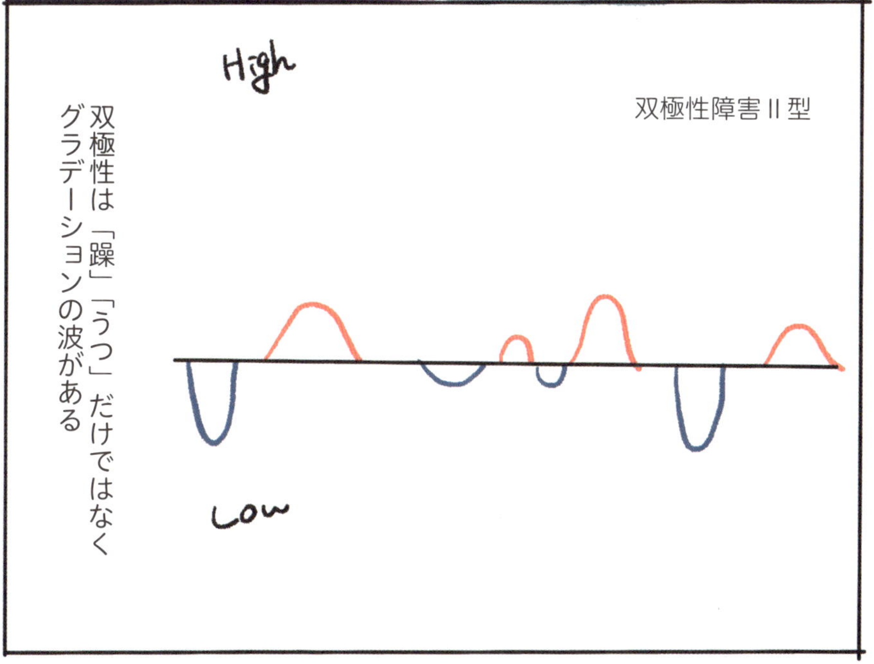
双極性障害Ⅱ型
双極性は「躁」「うつ」だけではなく
グラデーションの波がある
High
Low

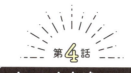

ザー
ザザザー
ザー
ザー
ザー
ザー
ザパー
ザー

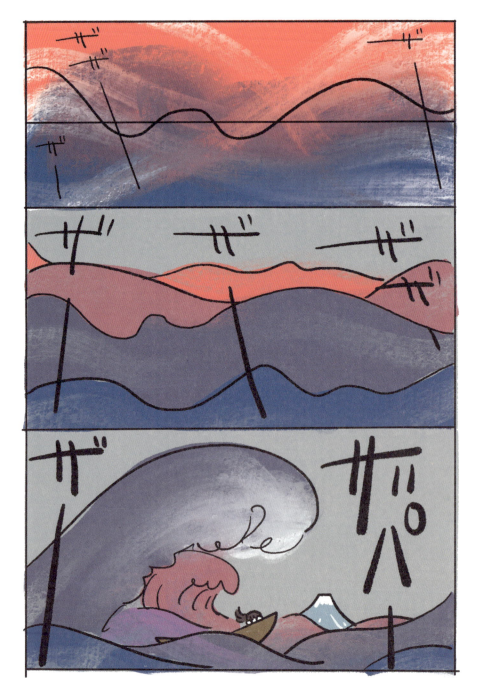

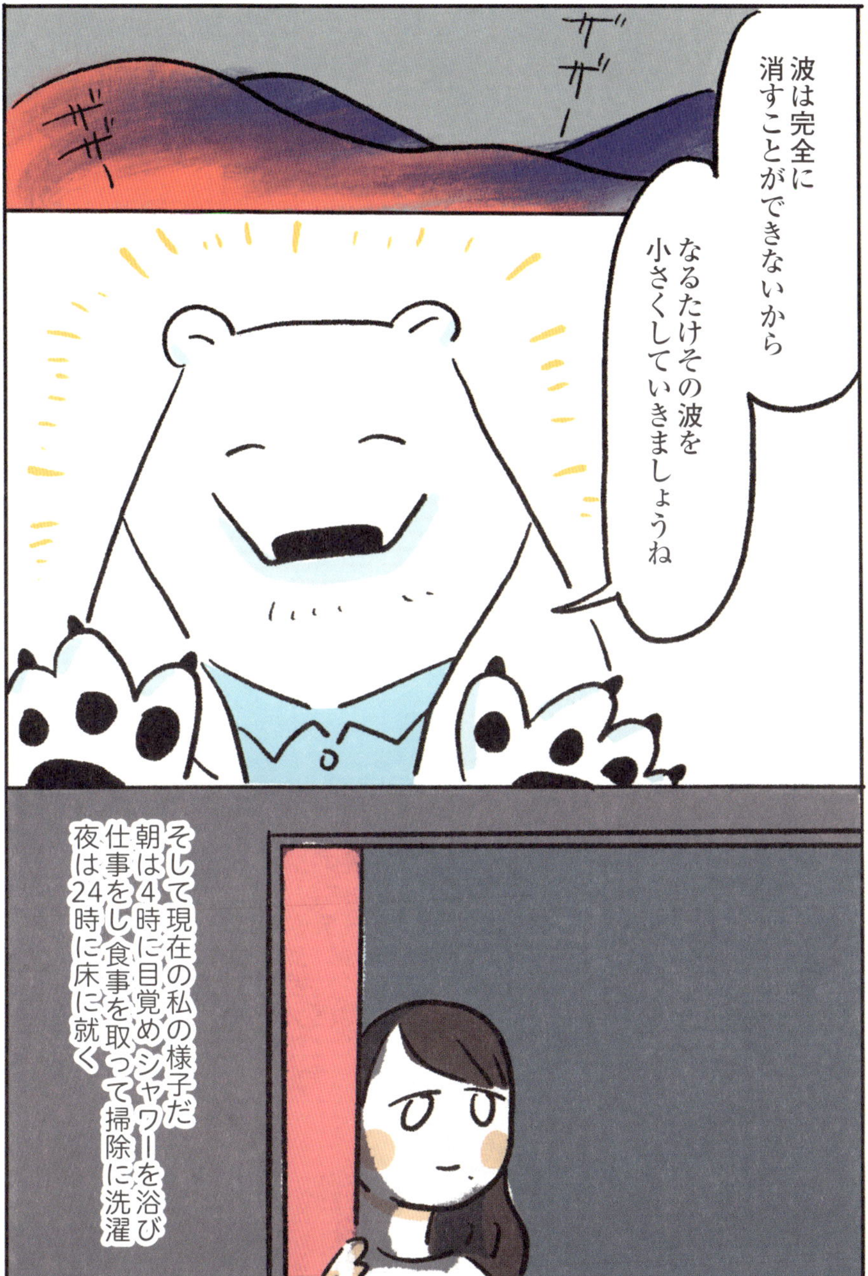
ザザー
ザザー
波は完全に
消すことができないから
なるたけその波を
小さくしていきましょうね
そして現在の私の様子だ
朝は4時に目覚めシャワーを浴び
仕事をし食事を取って掃除に洗濯
夜は24時に床に就く

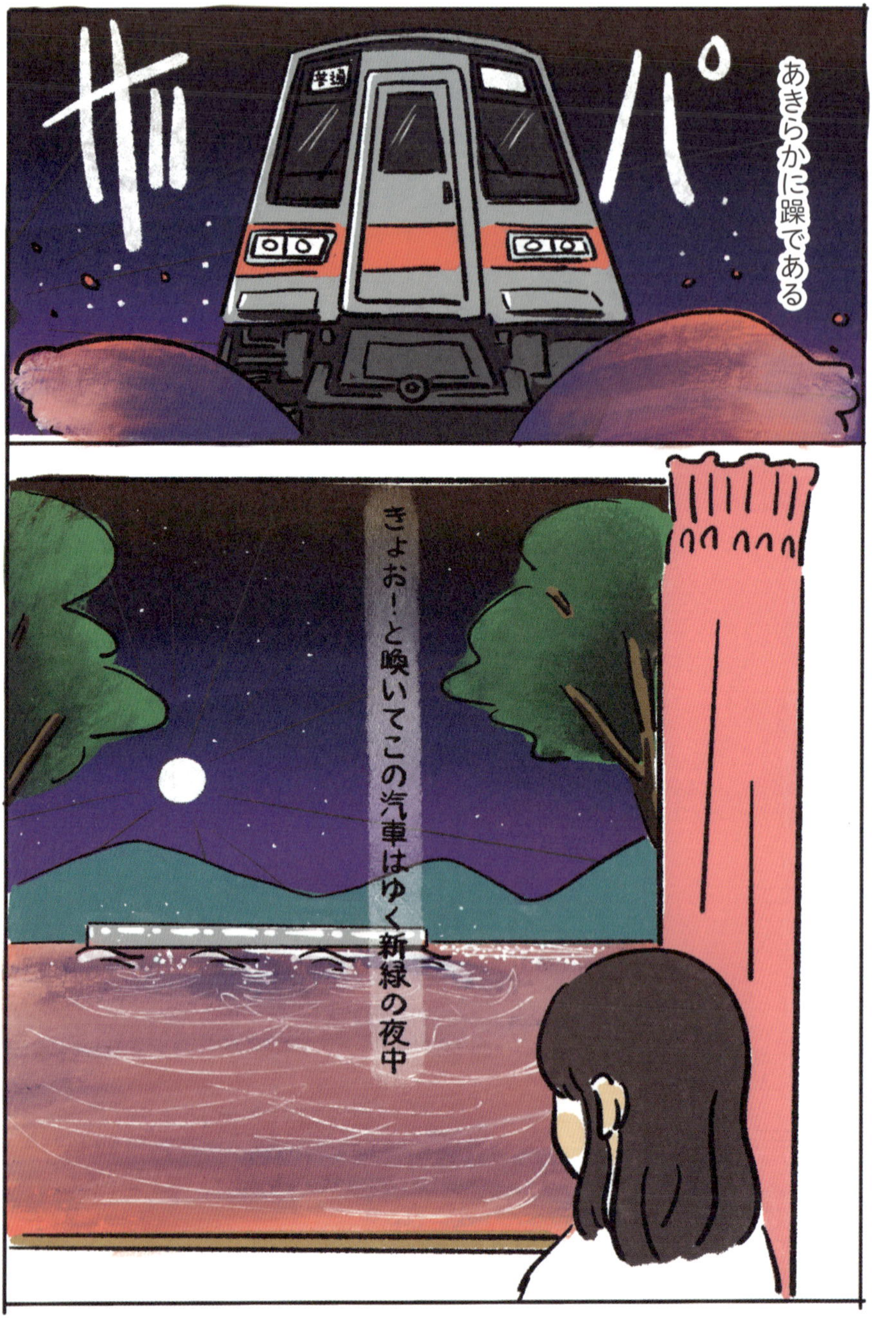
あきらかに躁である
ザパ
きょお!と喚いてこの汽車はゆく新緑の夜中

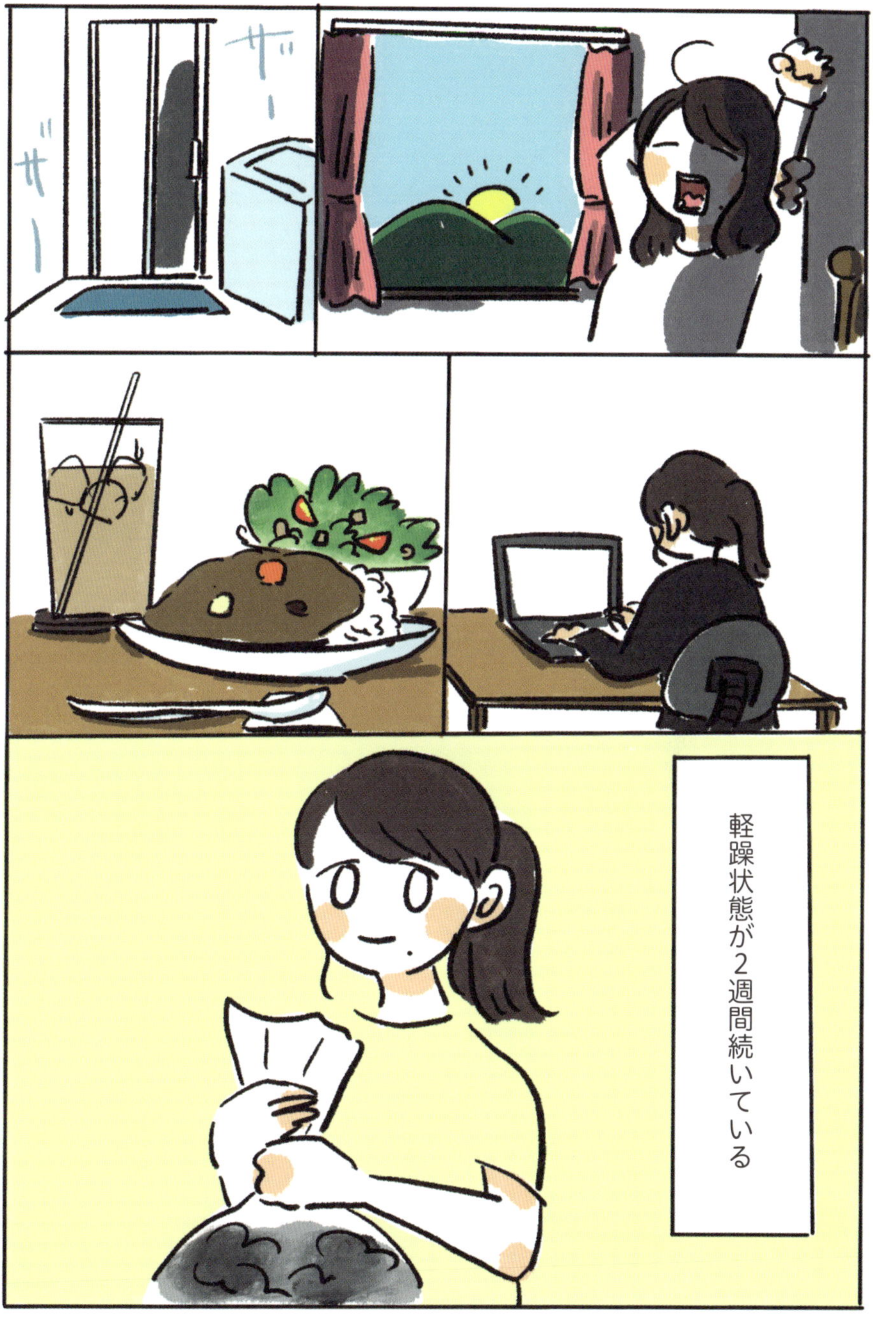
ザー
ザー
軽躁状態が2週間続いている

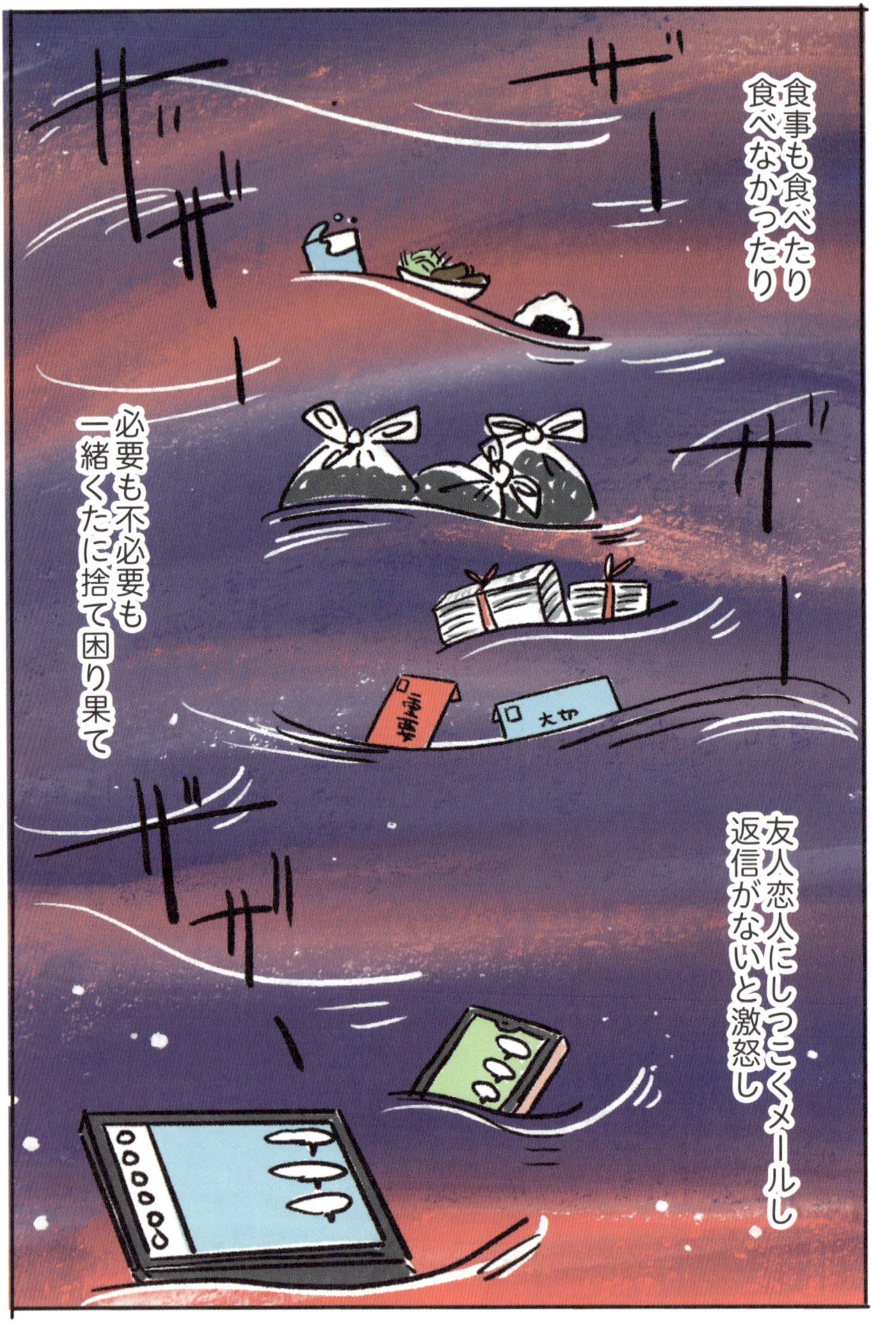
ザー
食事も食べたり
食べなかったり
ザザー
ザー
必要も不必要も
一緒くたに捨て困り果て
重要
大切
友人恋人にしつこくメールし
返信がないと激怒し
ザザー

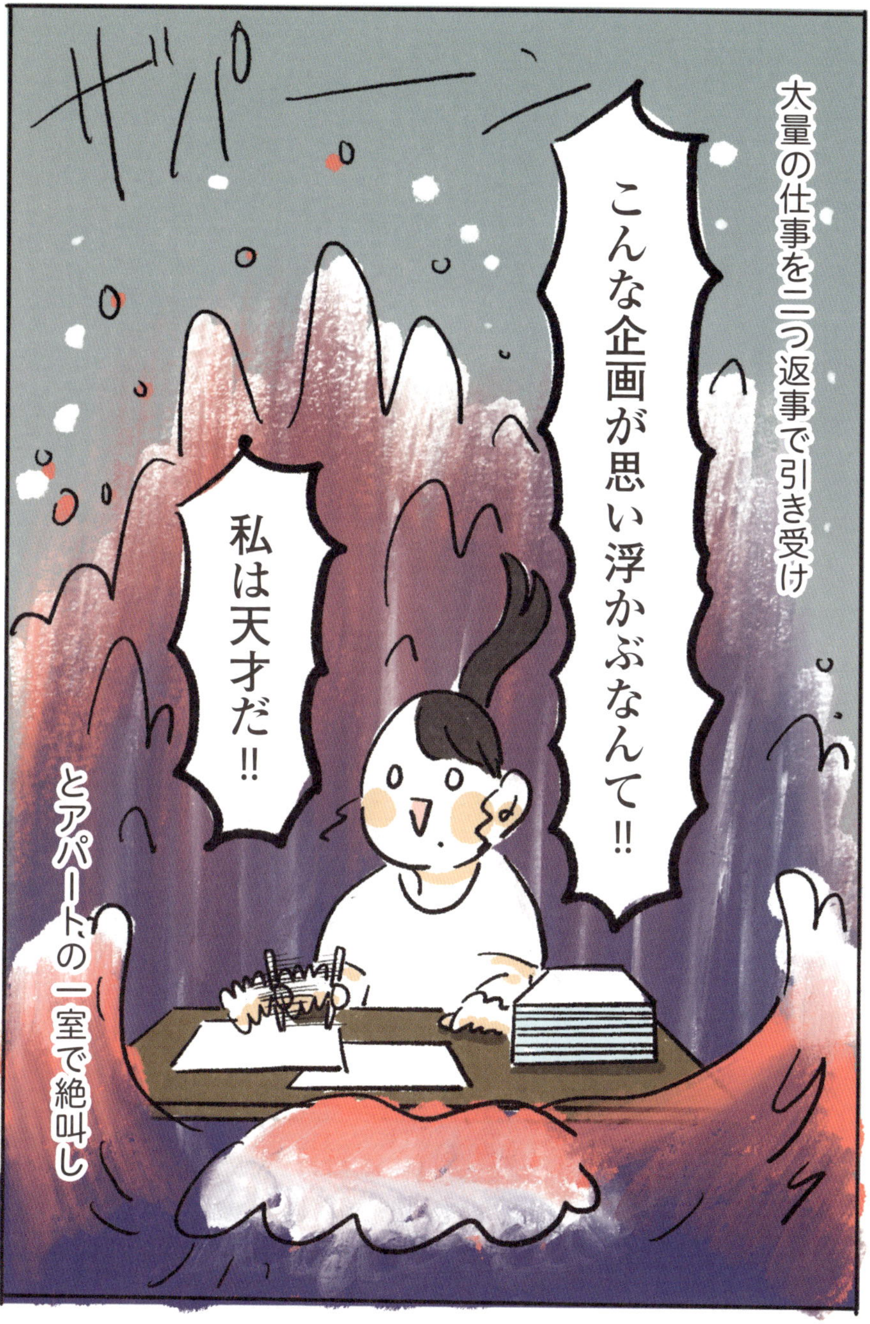
ザパーン
大量の仕事を二つ返事で引き受け
こんな企画が思い浮かぶなんて!!
私は天才だ!!
とアパートの一室で絶叫し

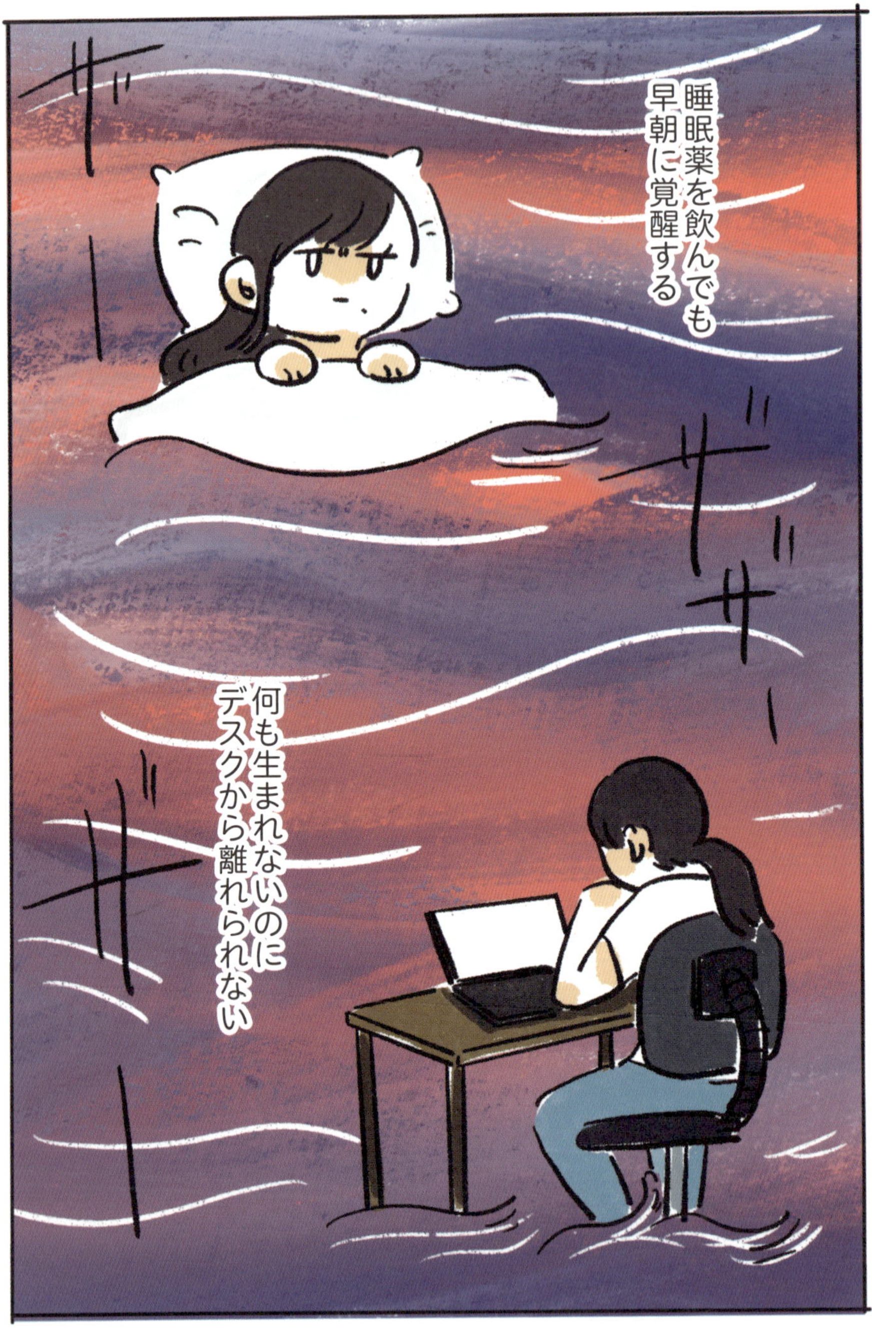
睡眠薬を飲んでも
早朝に覚醒する
ザザー
何も生まれないのに
デスクから離れられない
ザザー

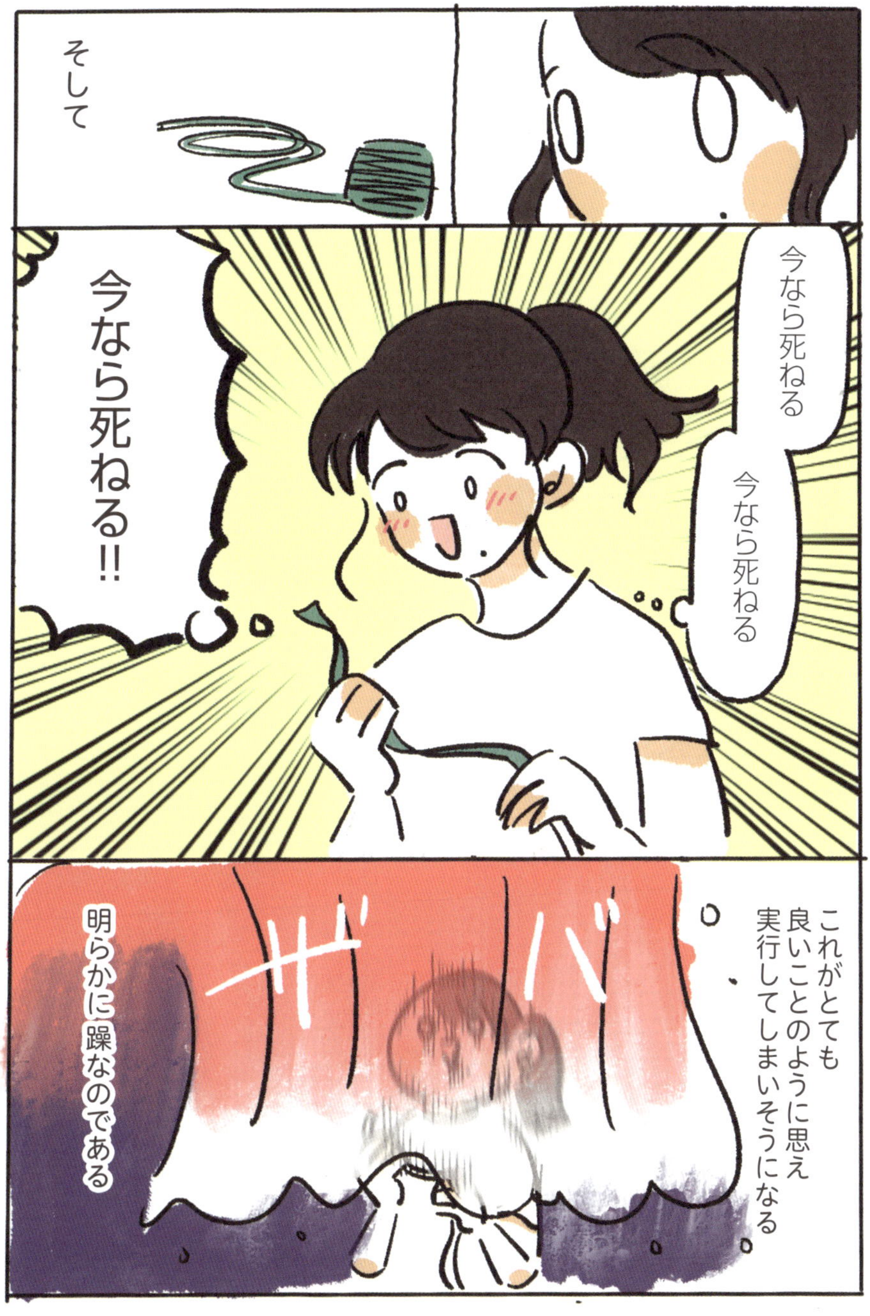
そして
今なら死ねる
今なら死ねる
今なら死ねる!!
これがとても
良いことのように思え
実行してしまいそうになる
ザバ
明らかに躁なのである

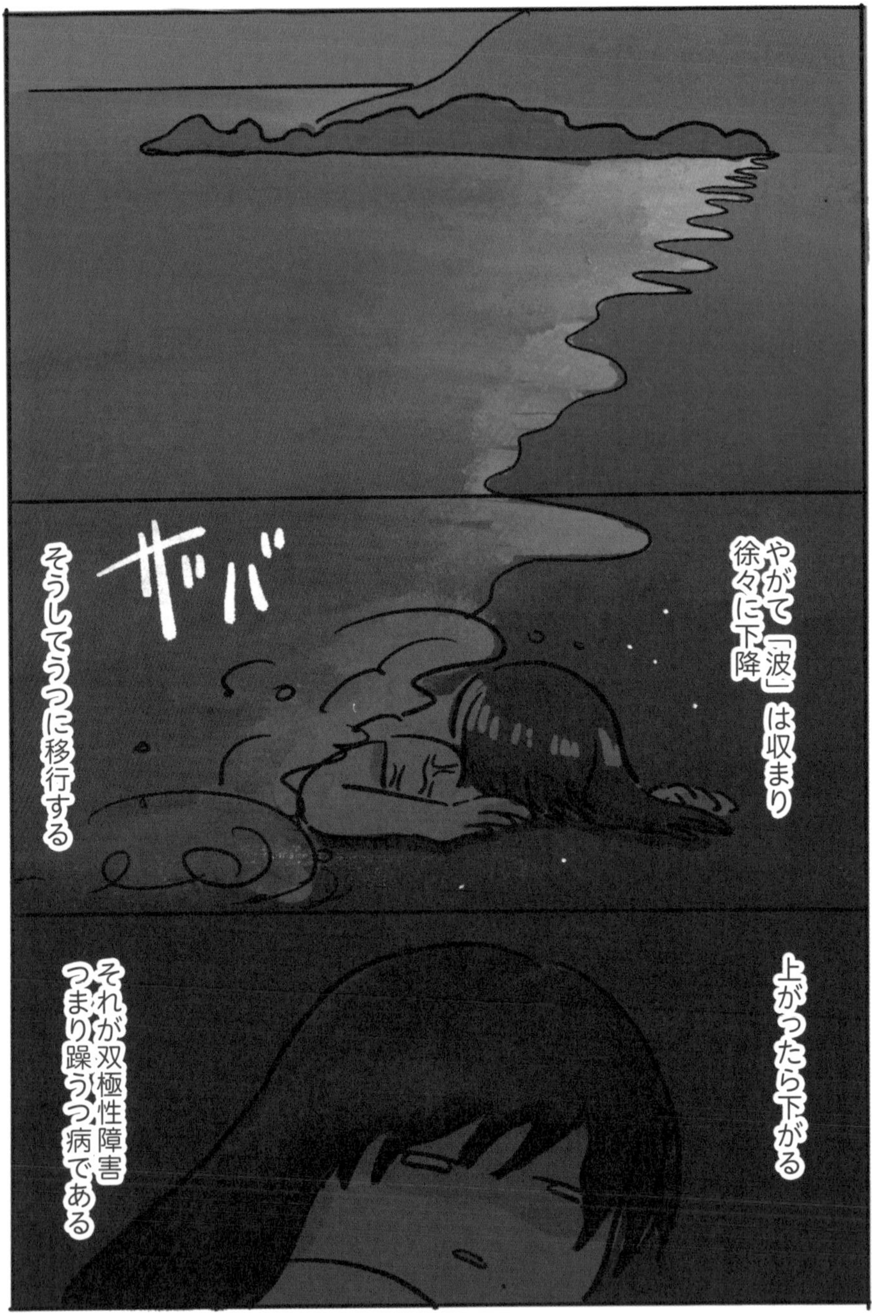
やがて「波」は収まり
徐々に下降
ザバ
そうしてうつに移行する
上がったら下がる
それが双極性障害
つまり躁うつ病である

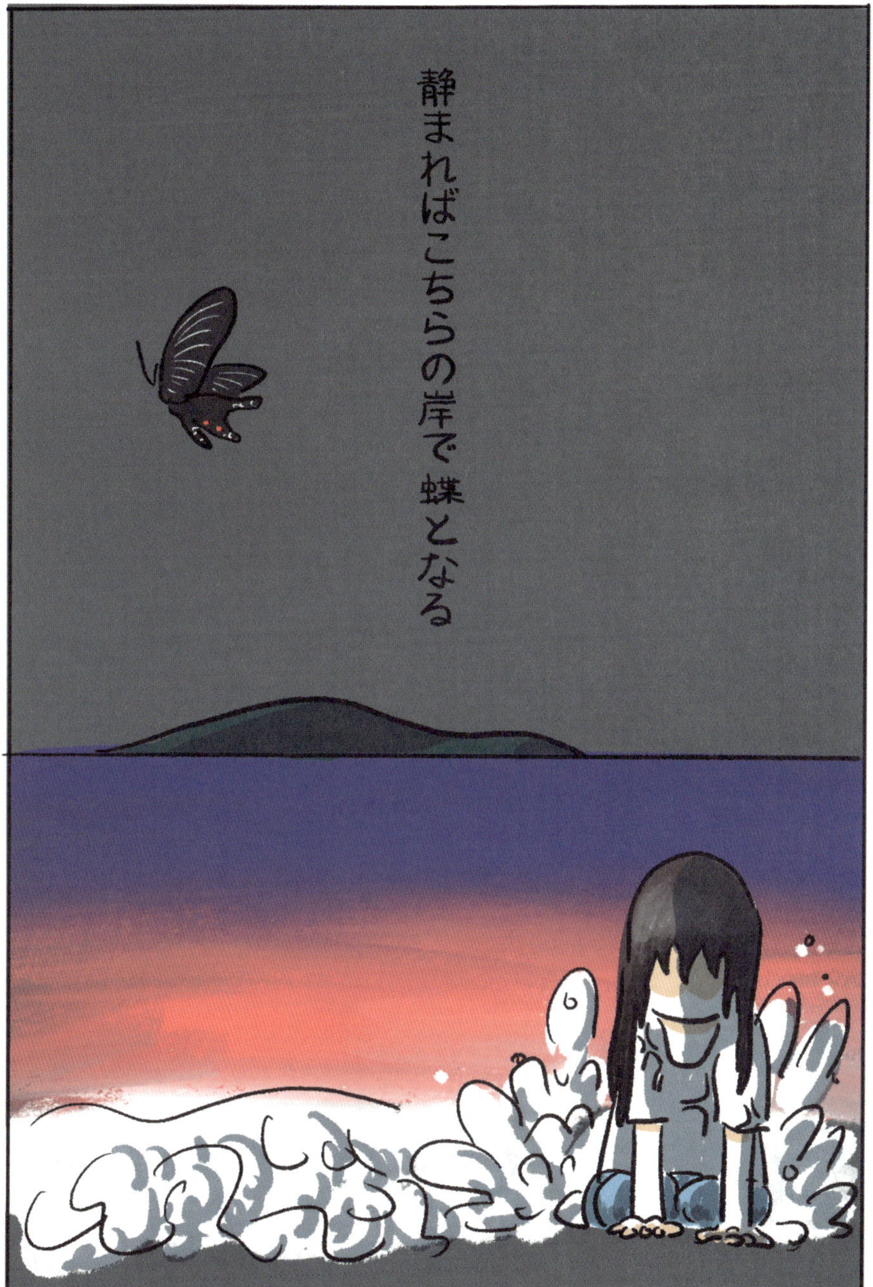
静まればこちらの岸で 蝶となる

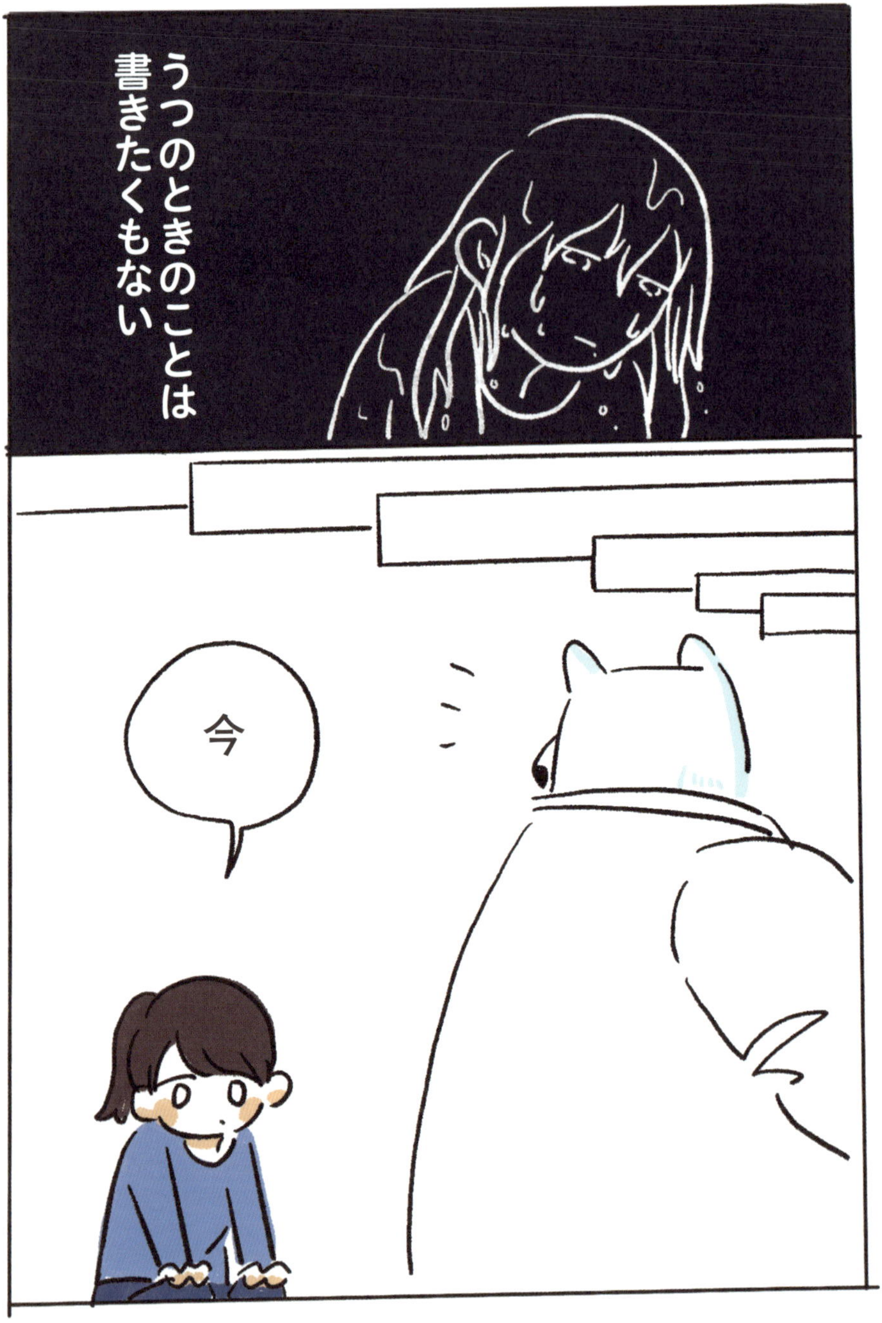
うつのときのことは
書きたくもない
今

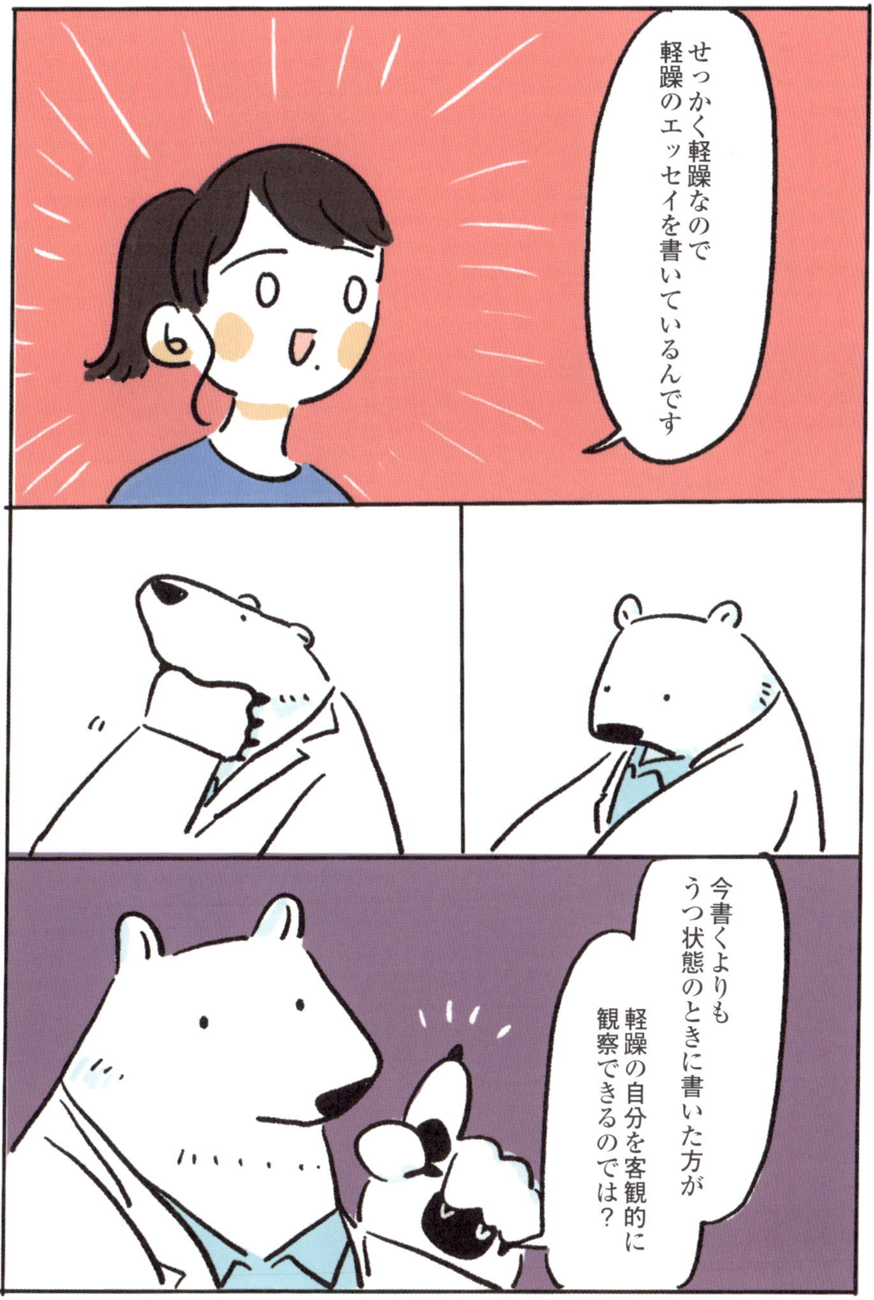
せっかく軽躁なので
軽躁のエッセイを書いているんです
今書くよりも
うつ状態のときに書いた方が
軽躁の自分を客観的に
観察できるのでは？

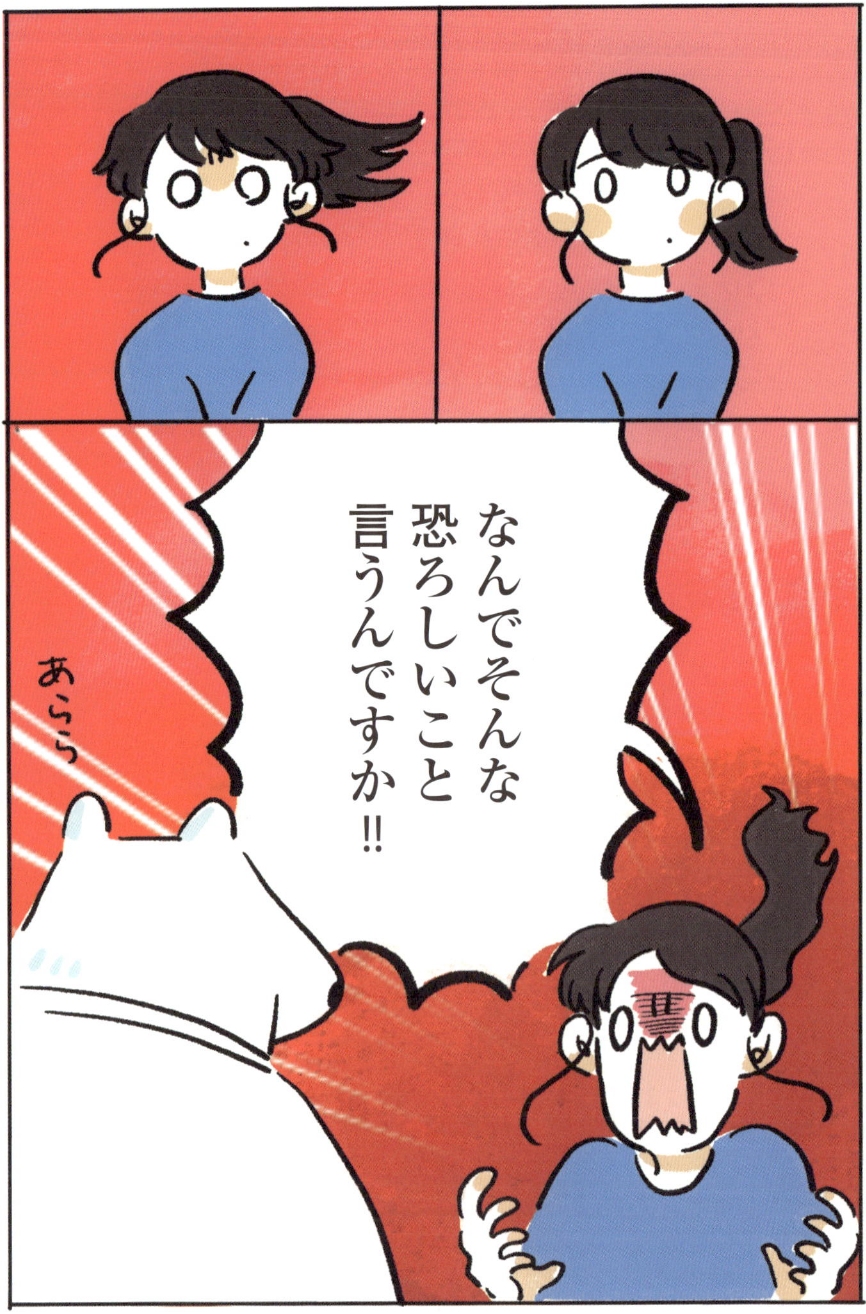
なんでそんな
恐ろしいこと
言うんですか!!
あらら

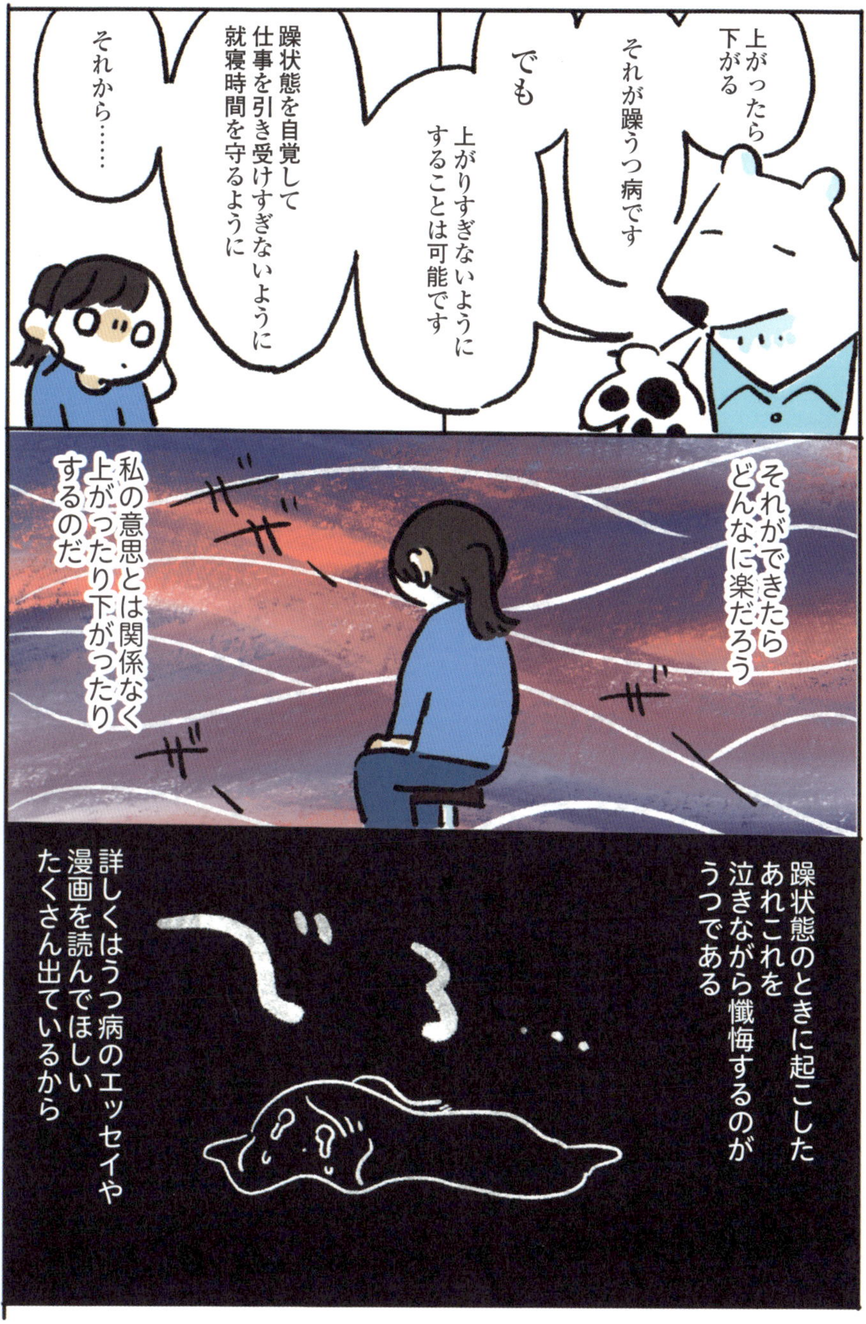
上がったら下がる
それが躁うつ病です
でも
上がりすぎないようにすることは可能です
躁状態を自覚して仕事を引き受けすぎないように就寝時間を守るように
それから……
それができたらどんなに楽だろう
私の意思とは関係なく上がったり下がったりするのだ
躁状態のときに起こしたあれこれを泣きながら懺悔するのがうつである
でろ……
詳しくはうつ病のエッセイや漫画を読んでほしいたくさん出ているから

P.060

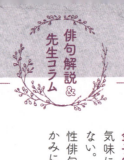

きょお！と喚いてこの汽車はゆく新緑の夜中

金子兜太（1919〜2018） 「きょお！」という汽車の音がどこか不気味に響く。あたりは新緑清々しい世界だが、夜中だからきっと見えはしない。その中をひとつの汽車が、ひとりの人間がゆく。金子は戦後の社会性俳句運動、前衛俳句運動で中心的な役割を果たした人物である。〈おおかみに蛍が一つ付いていた〉〈原爆許すまじ蟹かつかつと瓦礫あゆむ〉

P.067

静まればこちらの岸で蝶となる

高松霞 蝶で春。あちら側では蝶になれなかったのだ。騒ぎ立てて、疲れ果てて、眠っていたら、「こちらの岸」にたどり着いた。

Dr.Masuda's column

躁状態のときは、気が大きくなり、様々なトラブルを起こしてしまうものです。躁状態の後、うつ状態になることが多いのですが、ここぞとばかりに、このときのトラブルの精算を迫られます。家族や友人から責められたり、借金の催促にあったり…。
うつ状態のときは悲観的かつ自責的になりやすいため、後悔の念はより強まって感じられてしまうのでしょう。
心は脳なので、仕方がないのですが。

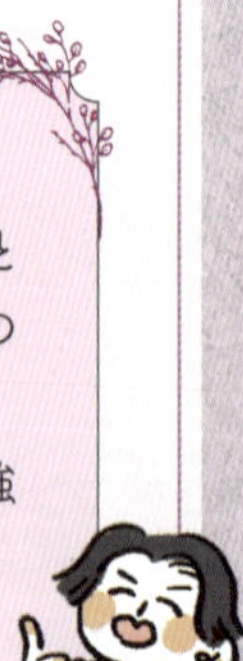

益田先生

第5話 ばらばらに知る

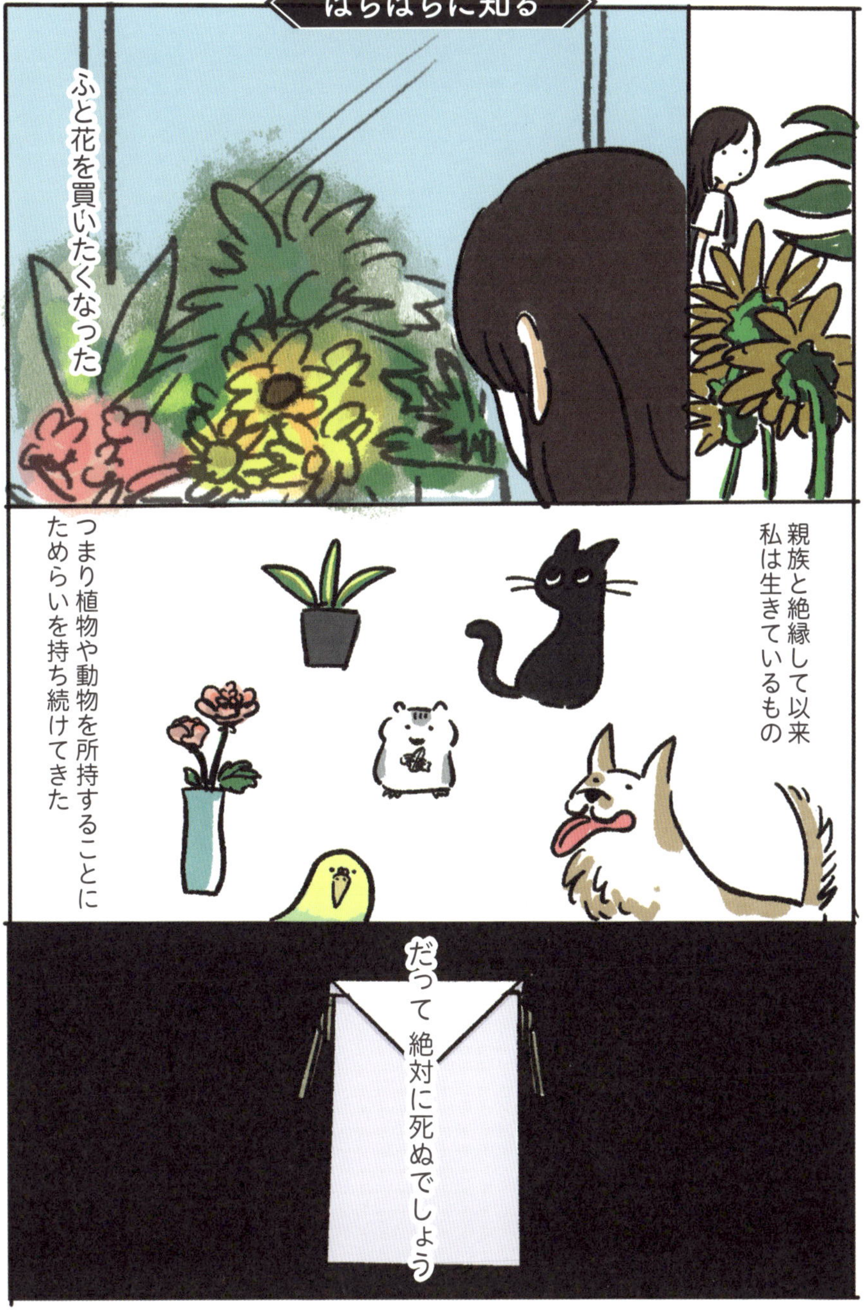
ふと花を買いたくなった
親族と絶縁して以来
私は生きているもの
つまり植物や動物を所持することに
ためらいを持ち続けてきた
だって
絶対に死ぬでしょう

泣いて弔うこともしたくない
母は着物で生け花をする人だったので
それを思い出すのも嫌だった
てざわりがあじさいをばらばらに知る
パチン

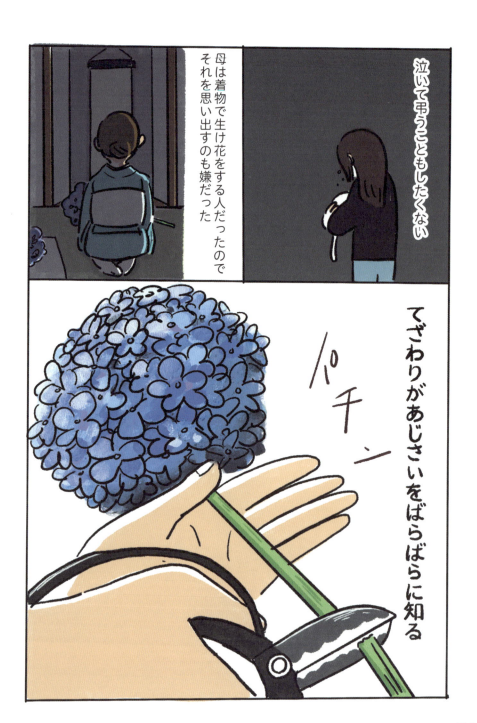

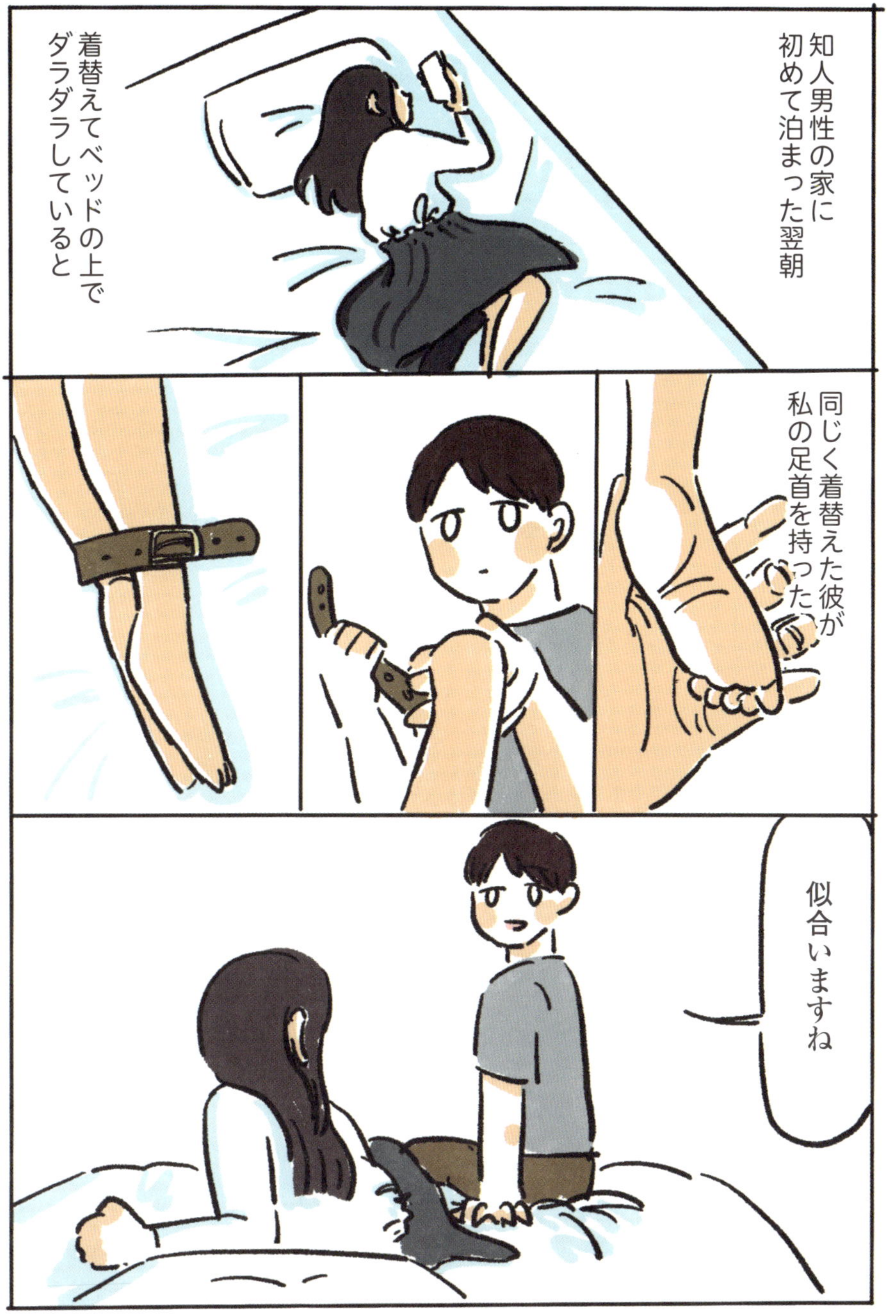
知人男性の家に
初めて泊まった翌朝
着替えてベッドの上で
ダラダラしていると
同じく着替えた彼が
私の足首を持った
似合いますね

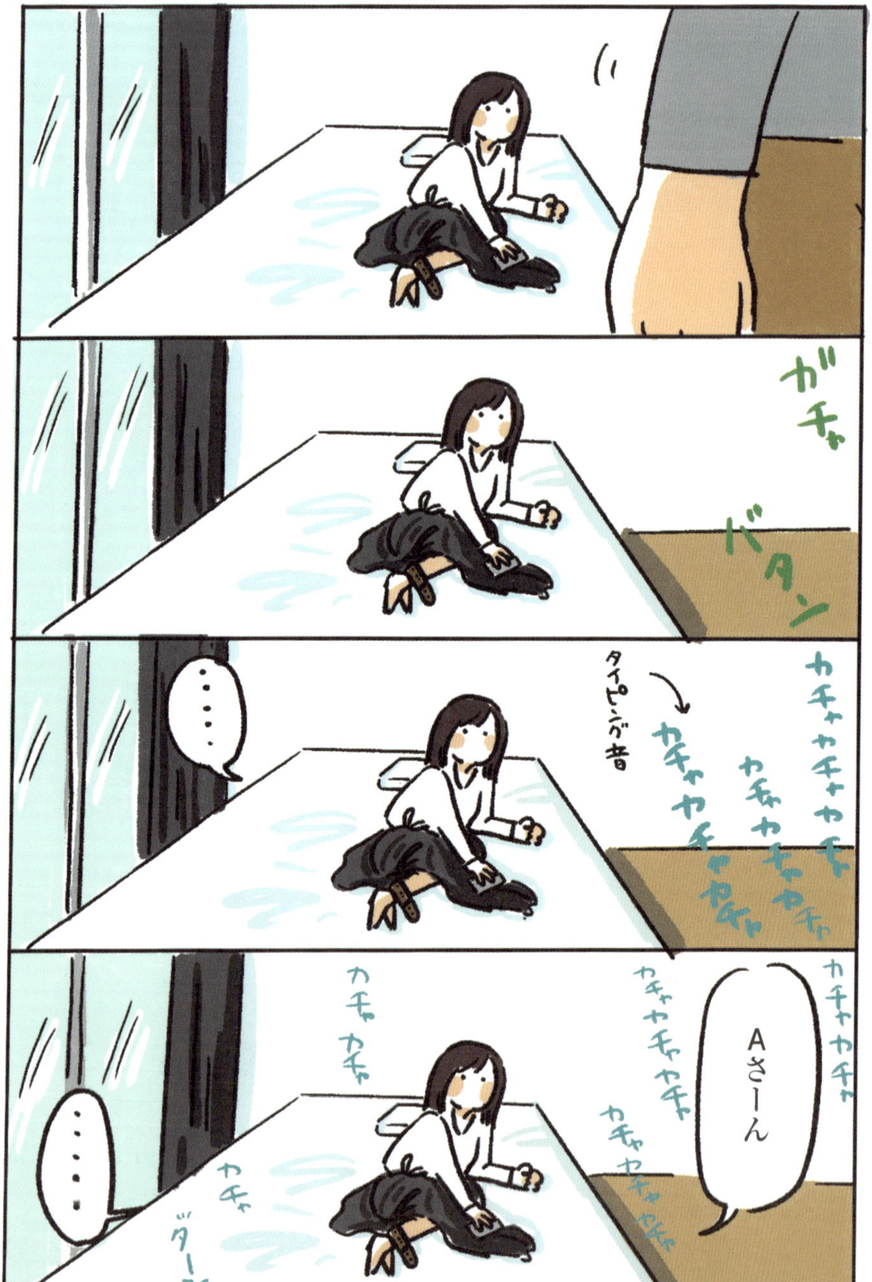

ガチャ
バタン
……
タイピング音
カチャカチャカチャ
カチャカチャカチャ
カチャカチャカチャ
……
カチャカチャ
Aさーん
カチャカチャカチャ
カチャカチャカチャ
カチャ
カチャ
カチャ
ダーン

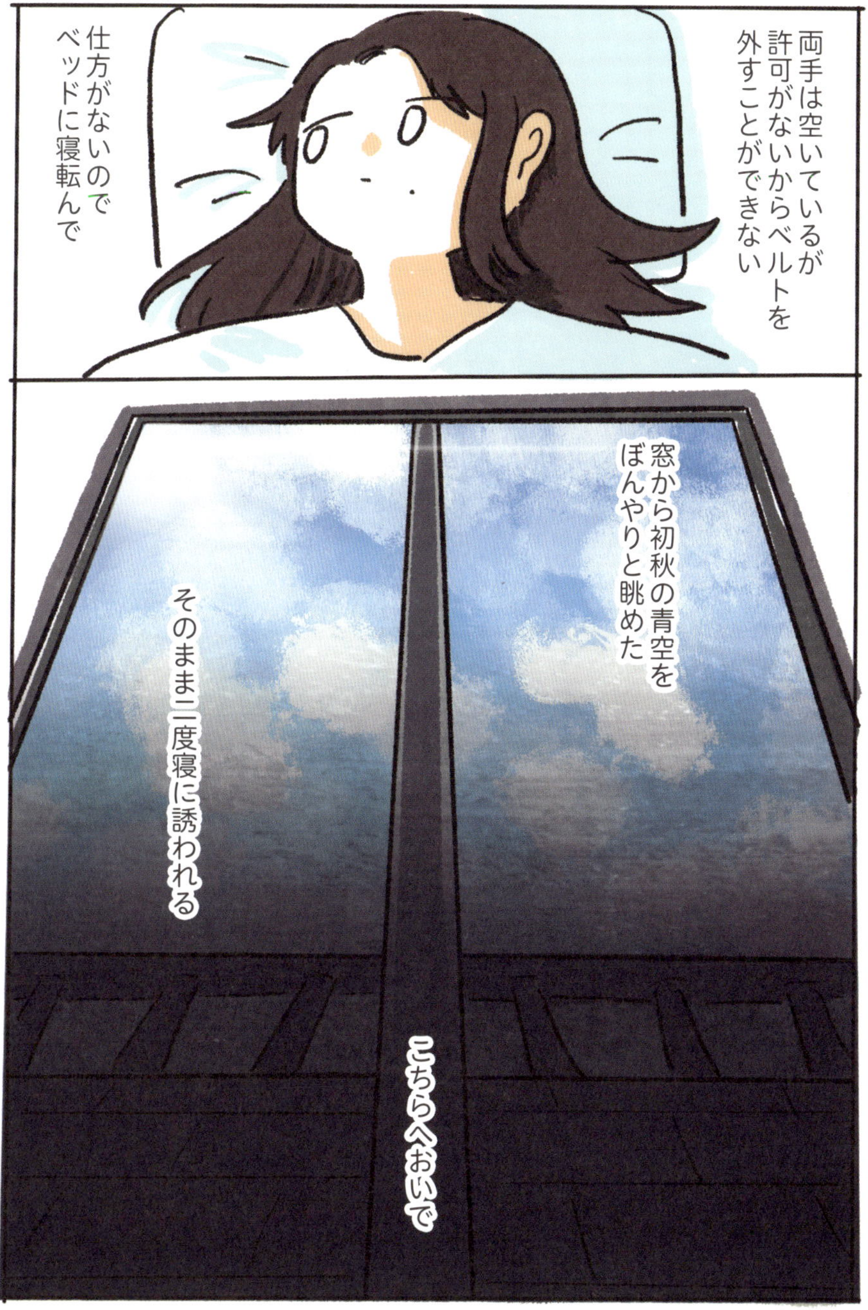
両手は空いているが
許可がないからベルトを
外すことができない
仕方がないので
ベッドに寝転んで
窓から初秋の青空を
ぼんやりと眺めた
そのまま二度寝に誘われる
こちらへおいで

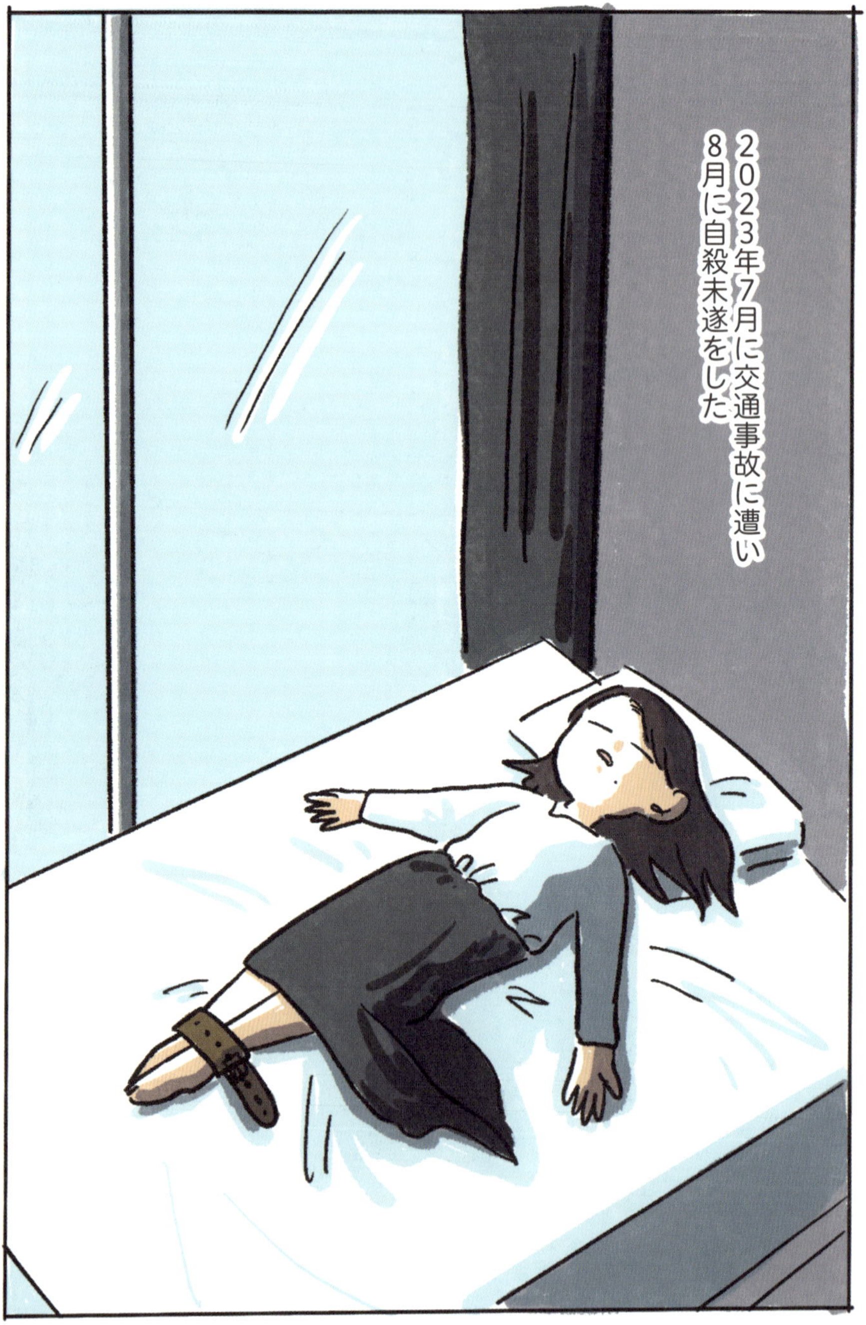
2023年7月に交通事故に遭い
8月に自殺未遂をした

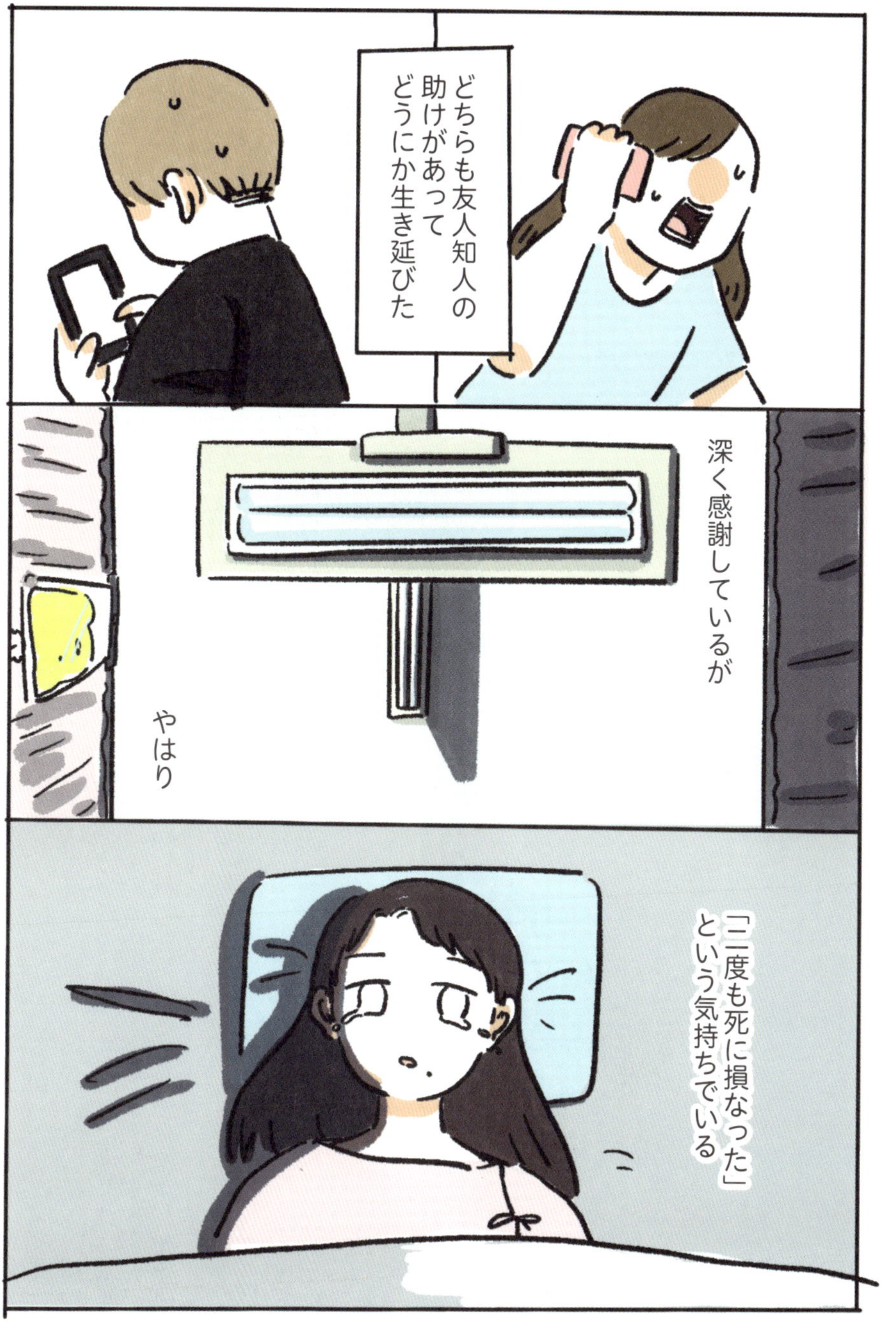
どちらも友人知人の助けがあってどうにか生き延びた
深く感謝しているが
やはり
「二度も死に損なった」という気持ちでいる

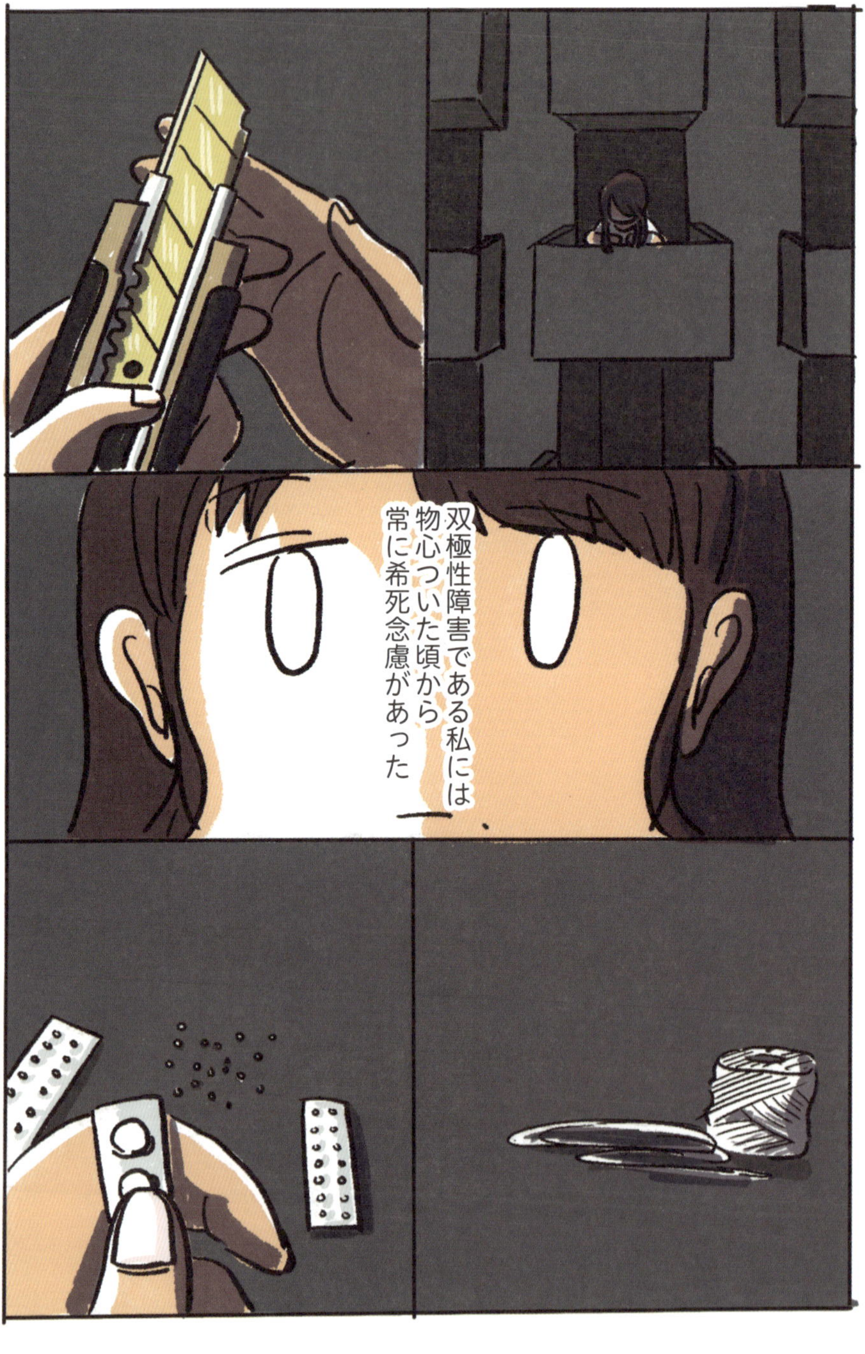
双極性障害である私には
物心ついた頃から
常に希死念慮があった

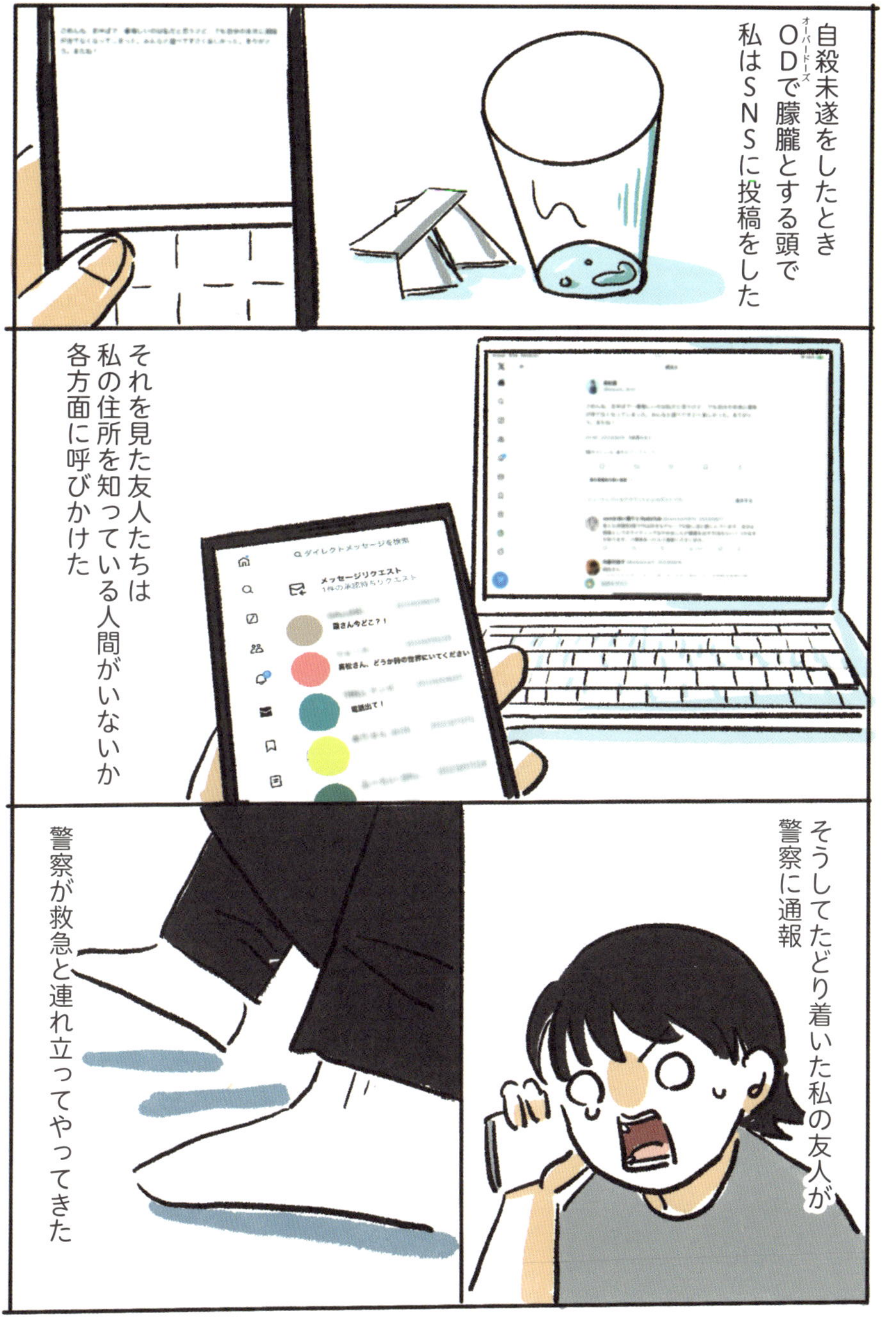
自殺未遂をしたとき
OD《オーバードーズ》で朦朧とする頭で
私はSNSに投稿をした
それを見た友人たちは
私の住所を知っている人間がいないか
各方面に呼びかけた
ダイレクトメッセージを検索
メッセージリクエスト
1件の承認待ちリクエスト
電話出て！
そうしてたどり着いた私の友人が
警察に通報
警察が救急と連れ立ってやってきた

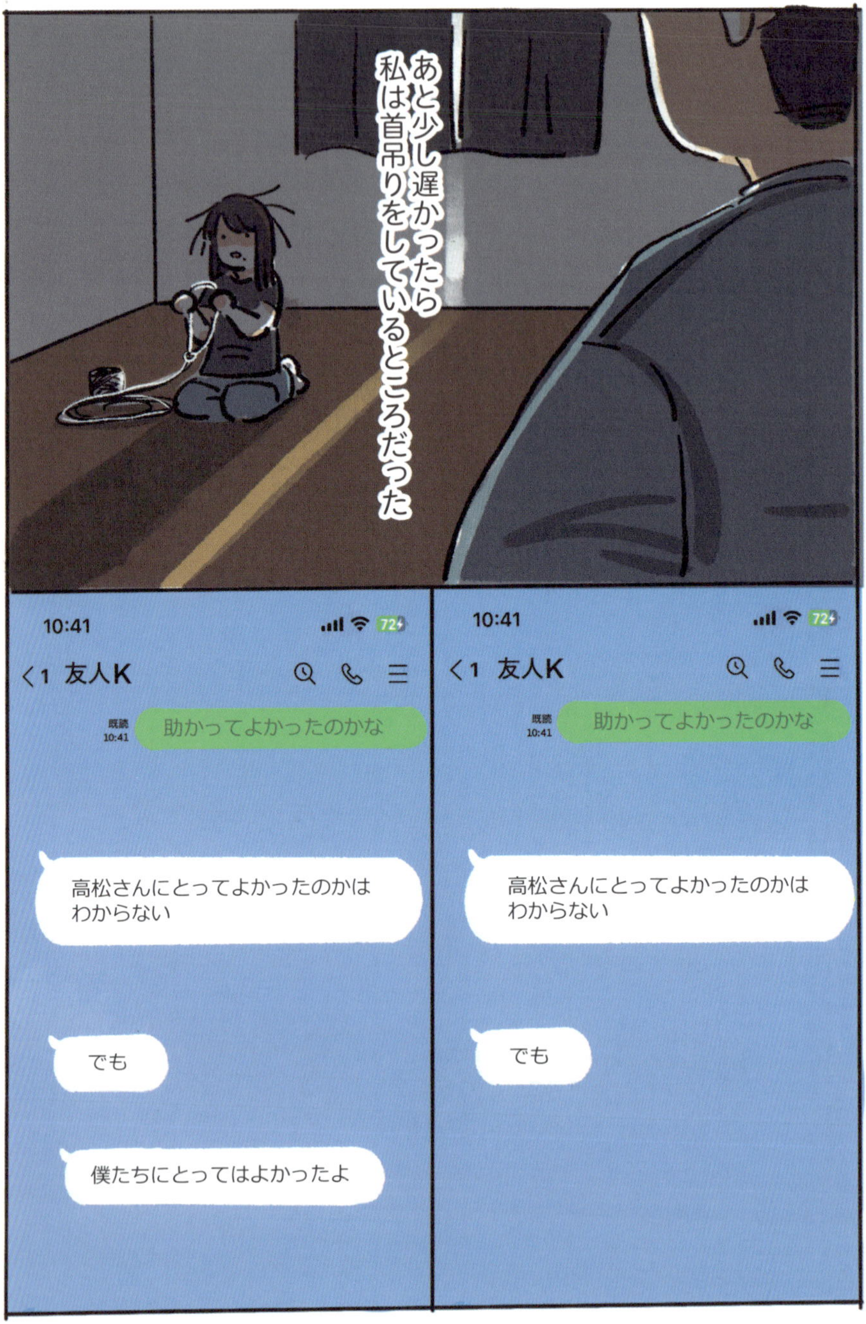
あと少し遅かったら
私は首吊りをしているところだった
10:41
友人K
既読
10:41
助かってよかったのかな
高松さんにとってよかったのかは
わからない
でも
10:41
友人K
既読
10:41
助かってよかったのかな
高松さんにとってよかったのかは
わからない
でも
僕たちにとってはよかったよ

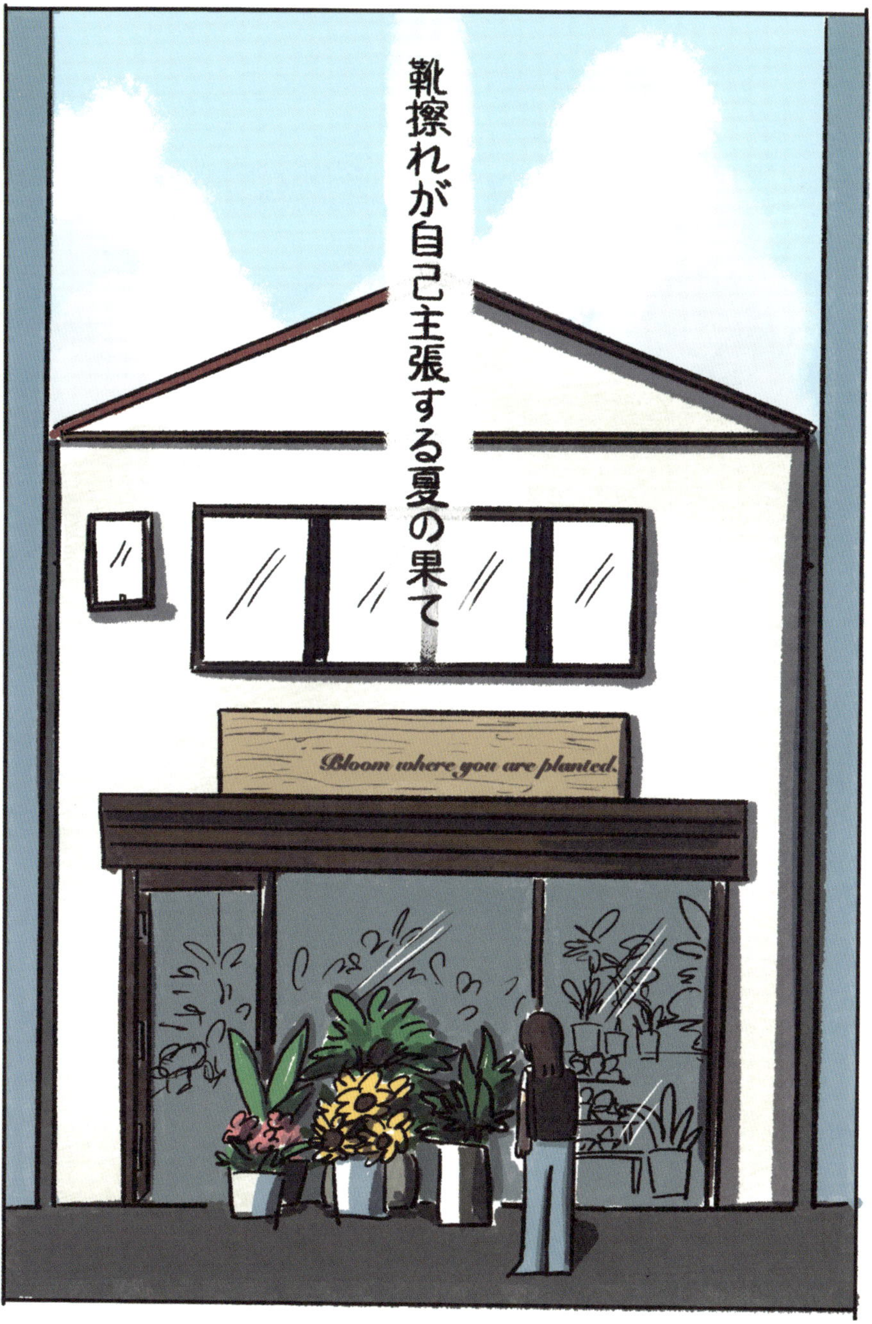
靴擦れが自己主張する夏の果て
Bloom where you are planted.

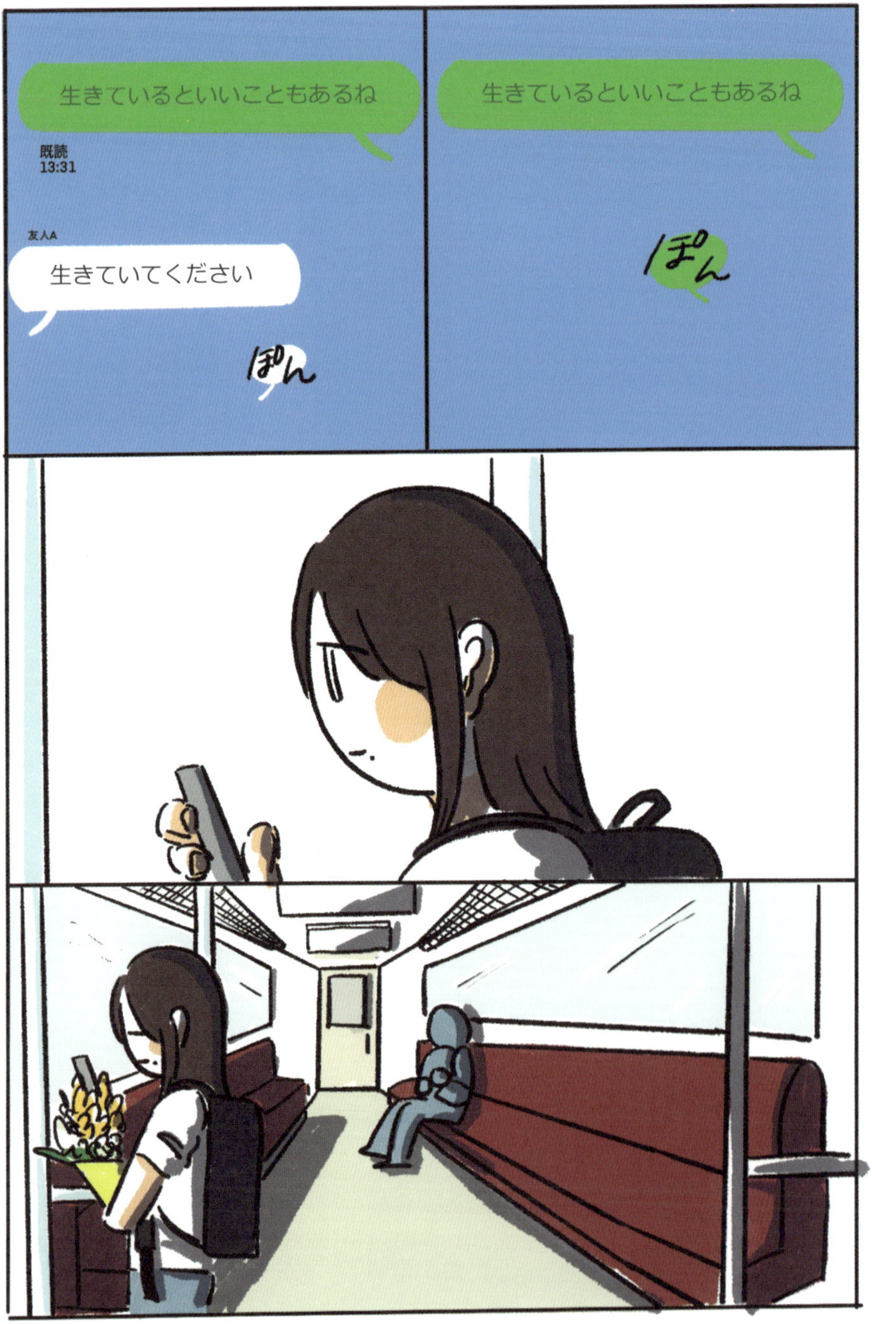
生きているといいこともあるね
既読
13:31
友人A
生きていてください
ぽん
生きているといいこともあるね
ぽん

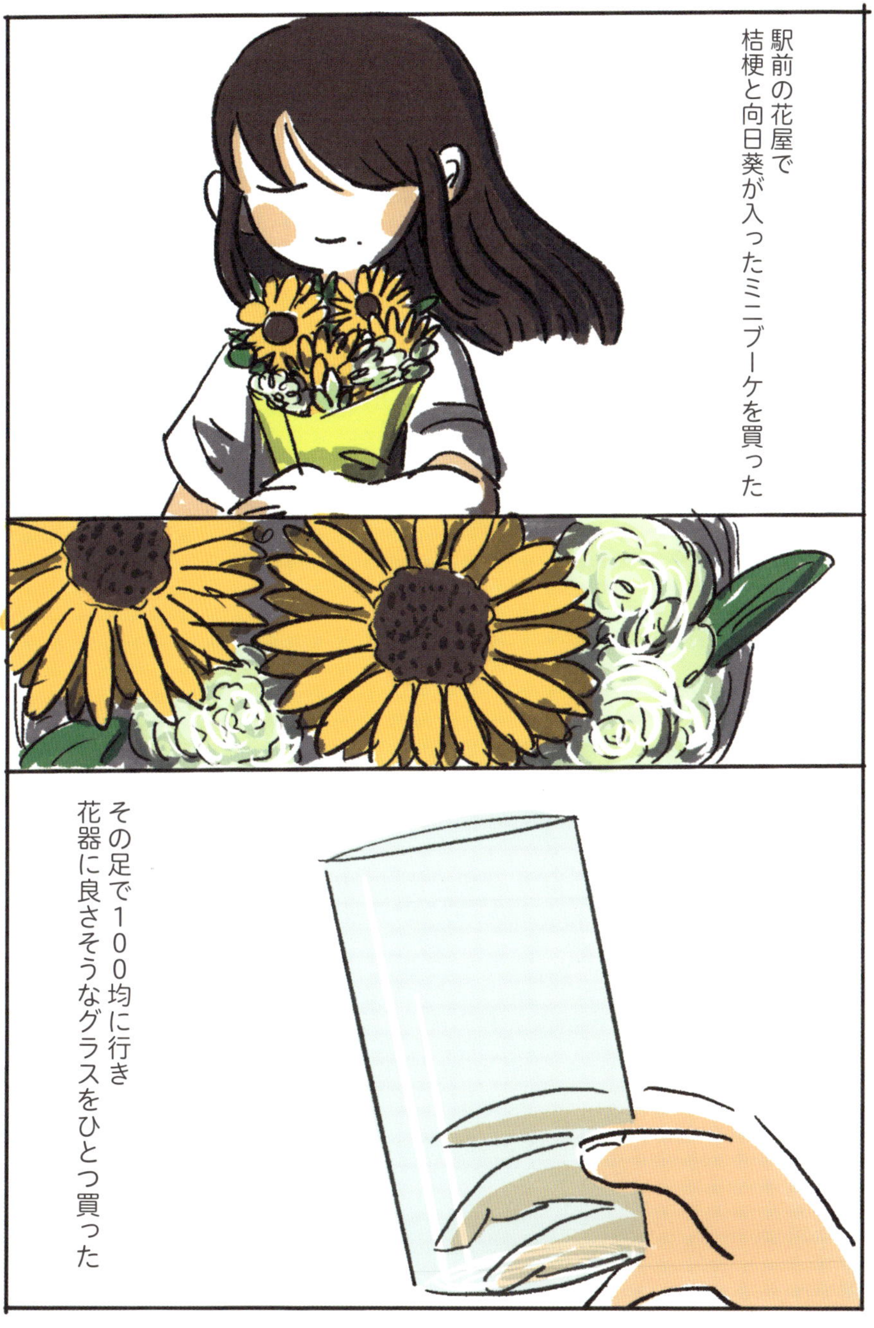
駅前の花屋で
桔梗と向日葵が入ったミニブーケを買った
その足で100均に行き
花器に良さそうなグラスをひとつ買った

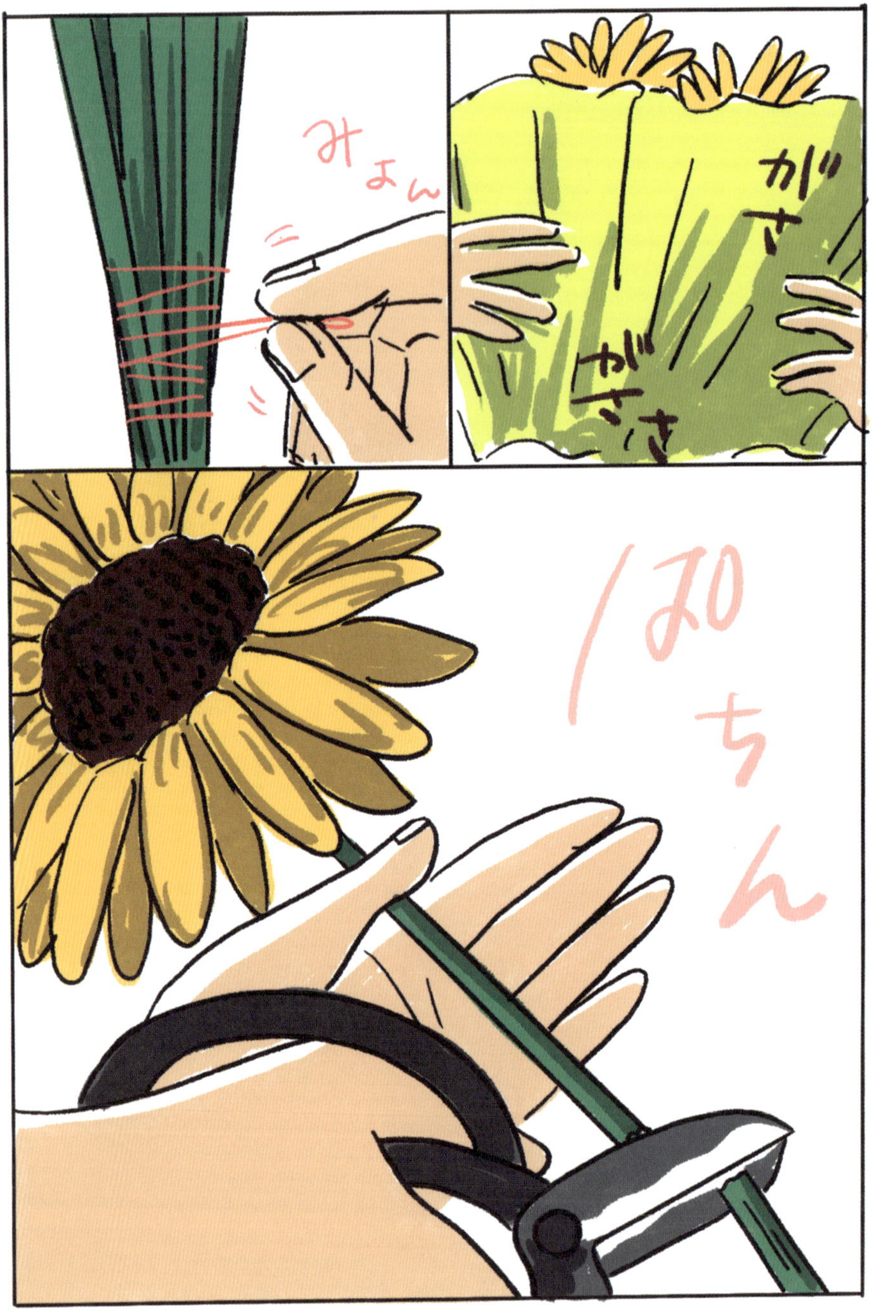
がさ
がさ
みょん
ぱちん

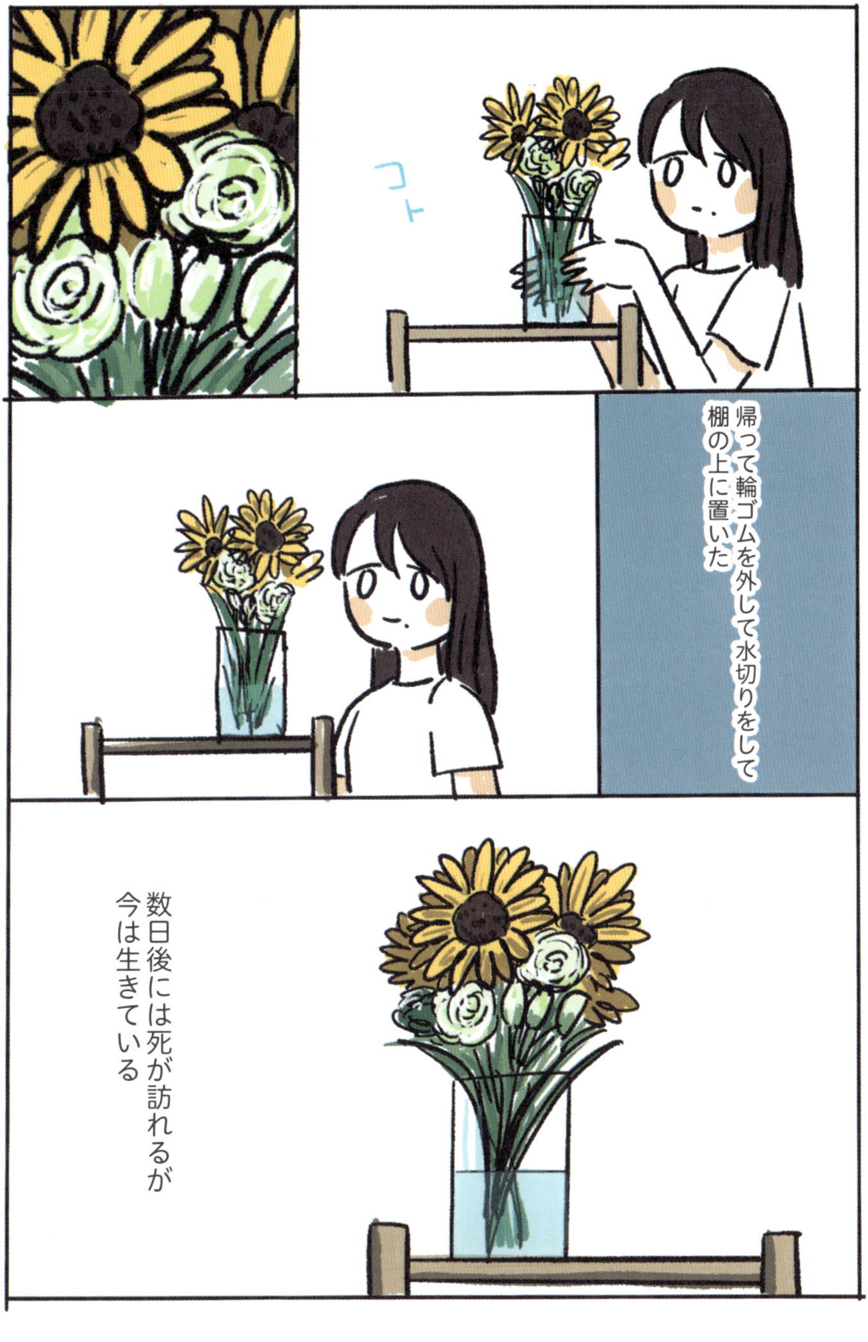
コト
帰って輪ゴムを外して水切りをして
棚の上に置いた
数日後には死が訪れるが
今は生きている

P.074

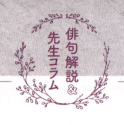

てざわりがあじさいをばらばらに知る

福田若之（1991〜）「あじさい」で夏。「てざわりで」ではない。「てざわりが」である。助詞ひとつで我々の感覚はこんなにも開かれる。まずはするりと一読し、振り返って「あれ？」となる。それこそが「てざわり」である。福田の句には、広い世界に歩み出たような、瑞々しさがある。〈あんみつにこころのゆるむままの午後〉〈かざぐるまいつかは灰と化す出自〉

P.083

靴擦れが自己主張する夏の果て

高松霞　ズキズキとした痛みで「自己」を主張する。痛みは私のものなのか、それとも人面瘡的な何かなのだろうか。

Dr.Masuda's column

双極症や家族問題を抱えた人で、自殺未遂を繰り返すことは珍しくないです。
「死に損ねた」「自分は死にたい、けど、大事な人を悲しませたくない」このような葛藤の中で、靴擦れという「生きたいけど苦しい」という体の声を聞き、自分の体に対して優しい気持ちを持てたのでしょうか？
「花同様に、自殺せずともいずれ私も死ぬ運命にある」という真理の再発見も、本人を慰めてくれたのかもしれません。

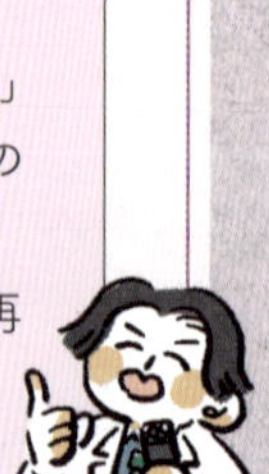

益田先生

第6話

超巨大落棒にて

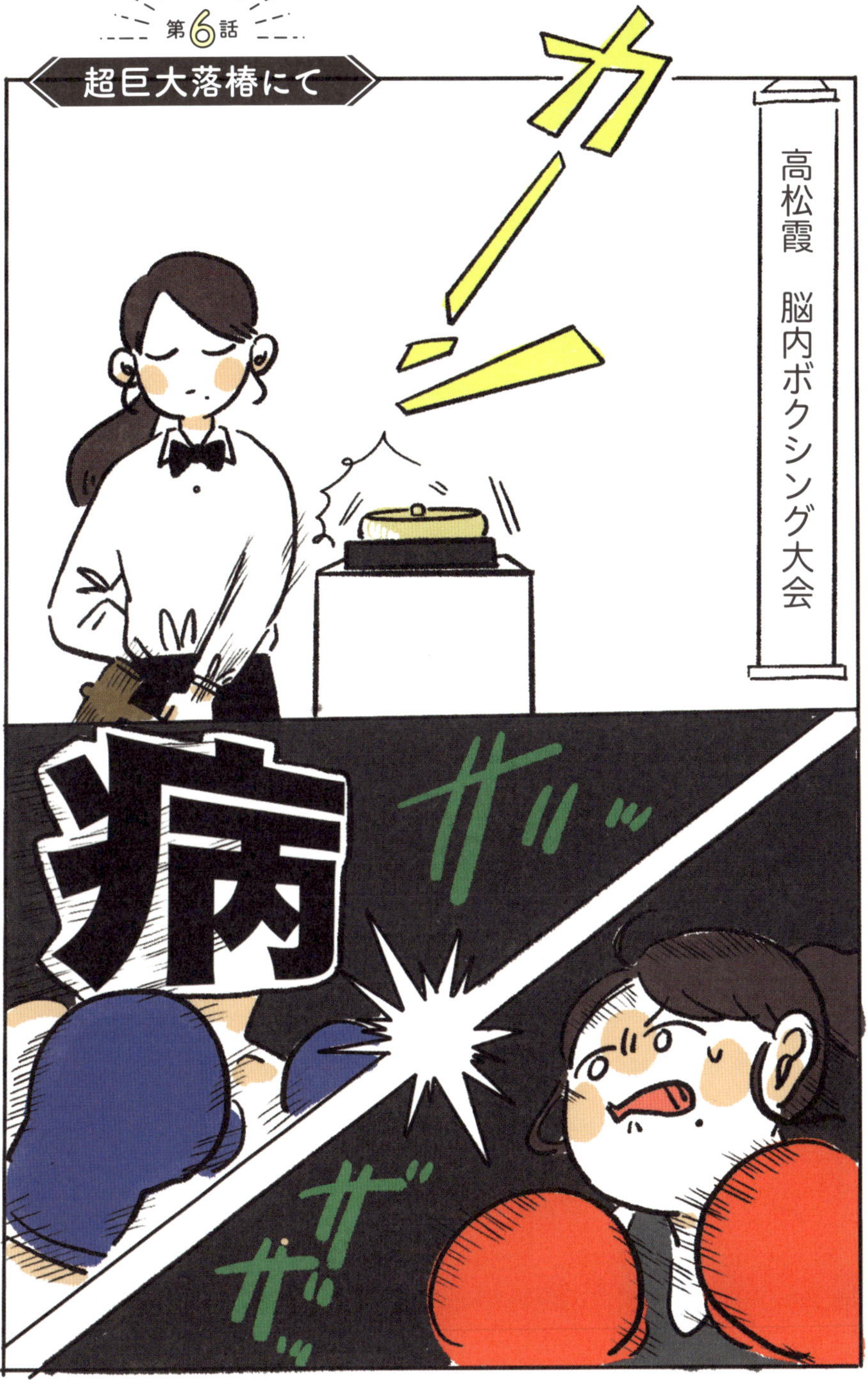

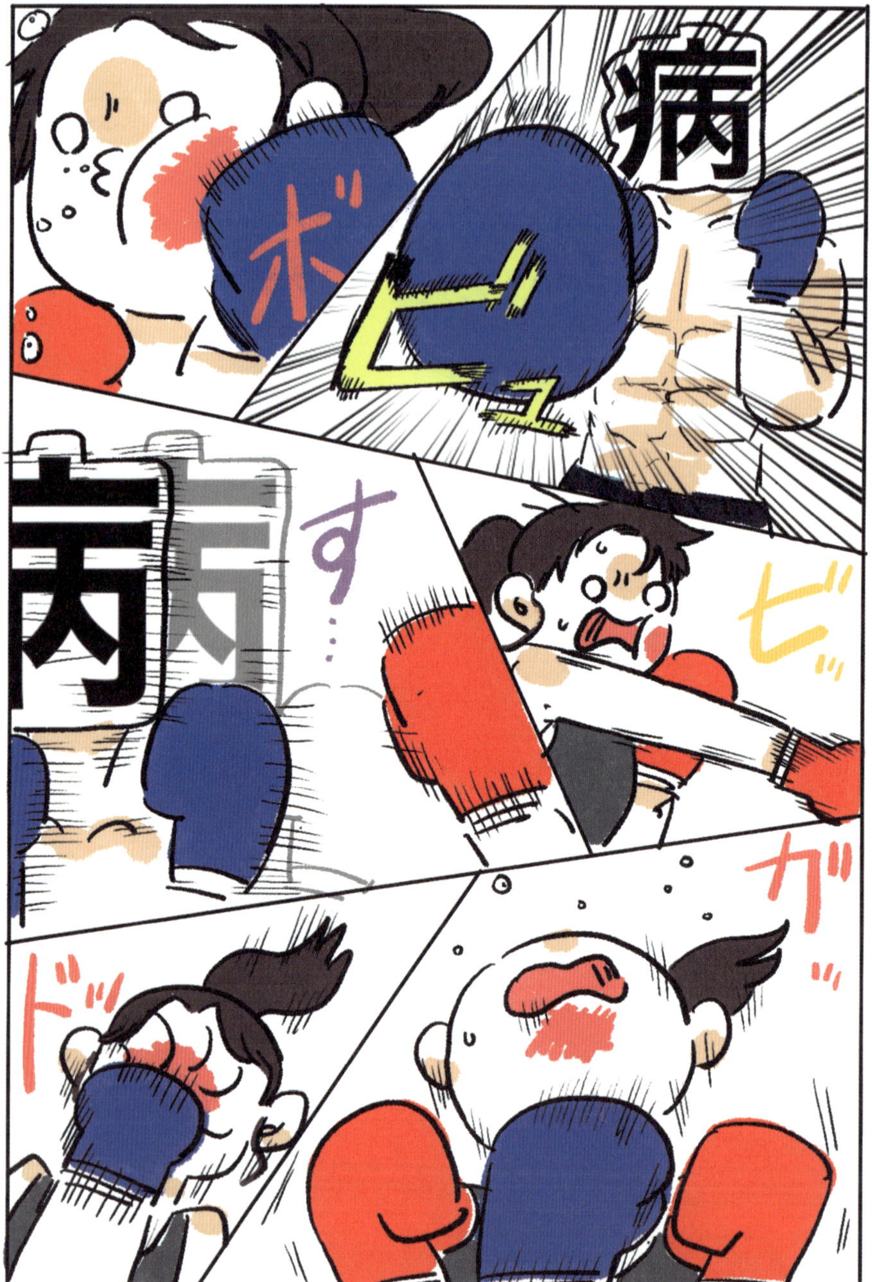
病
ボ
ビュ
病
病
す…
ビビッ
ガガ
ドッ

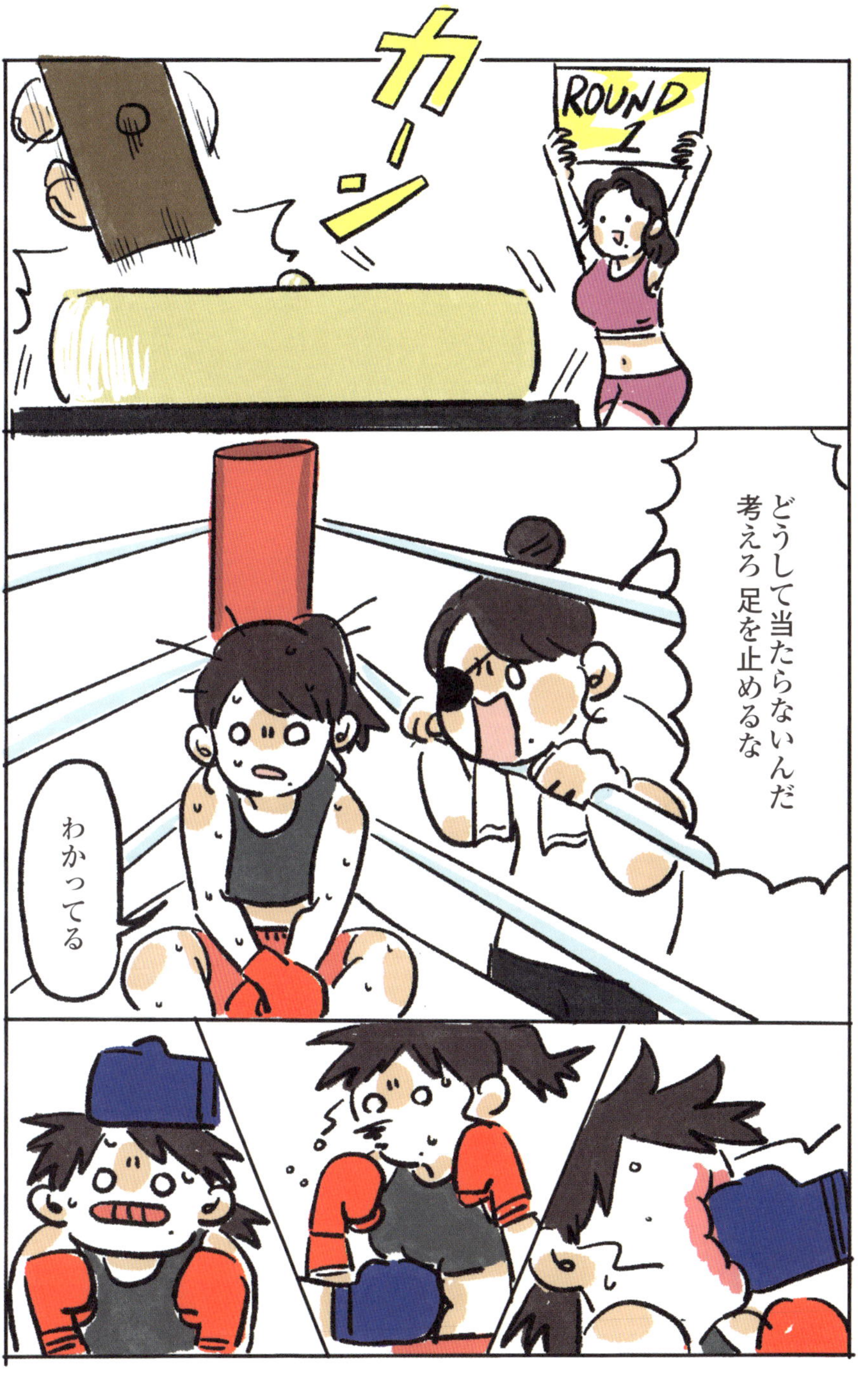
カーン
ROUND 1
どうして当たらないんだ 考えろ 足を止めるな
わかってる

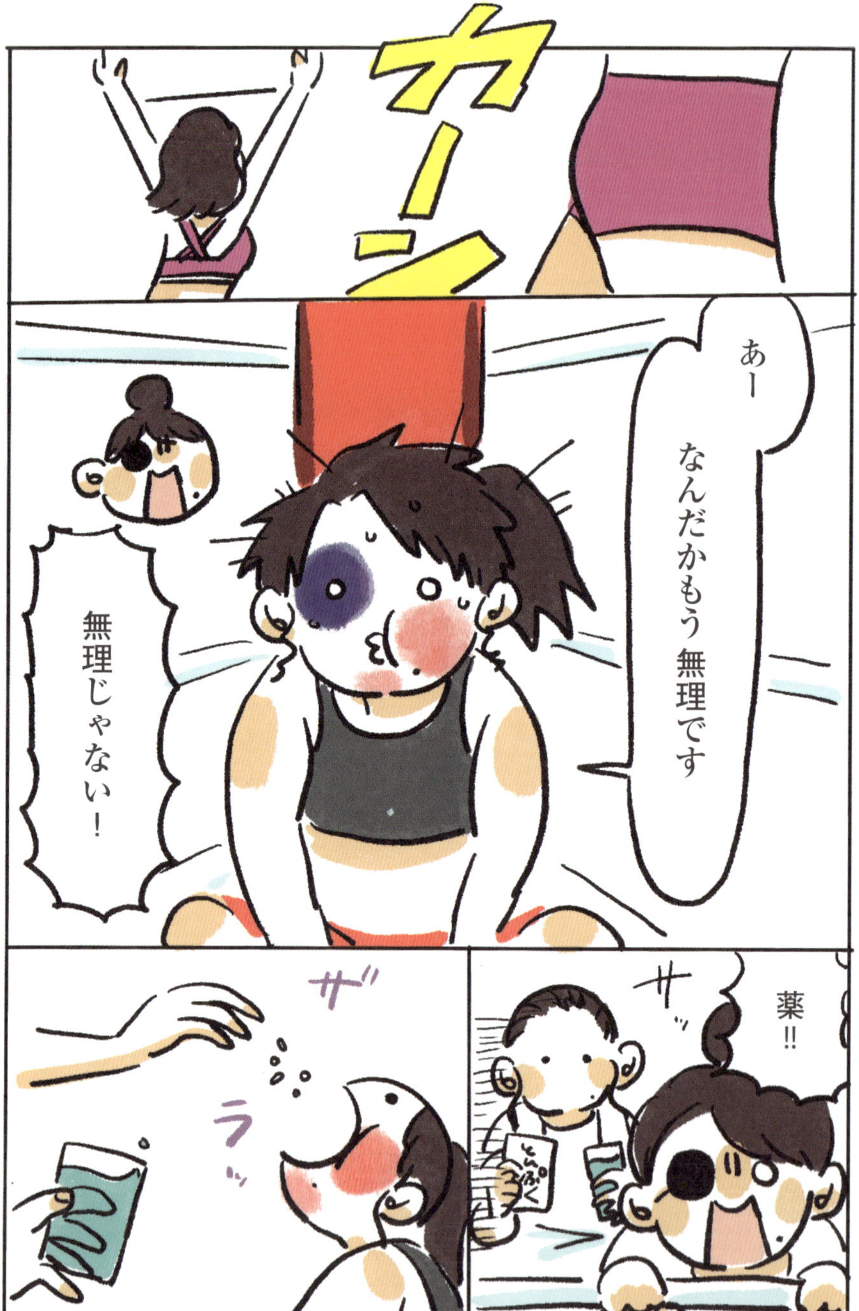
カーン
あー
なんだかもう無理です
無理じゃない!
サッ
薬!!
とんぷく
ザラッ

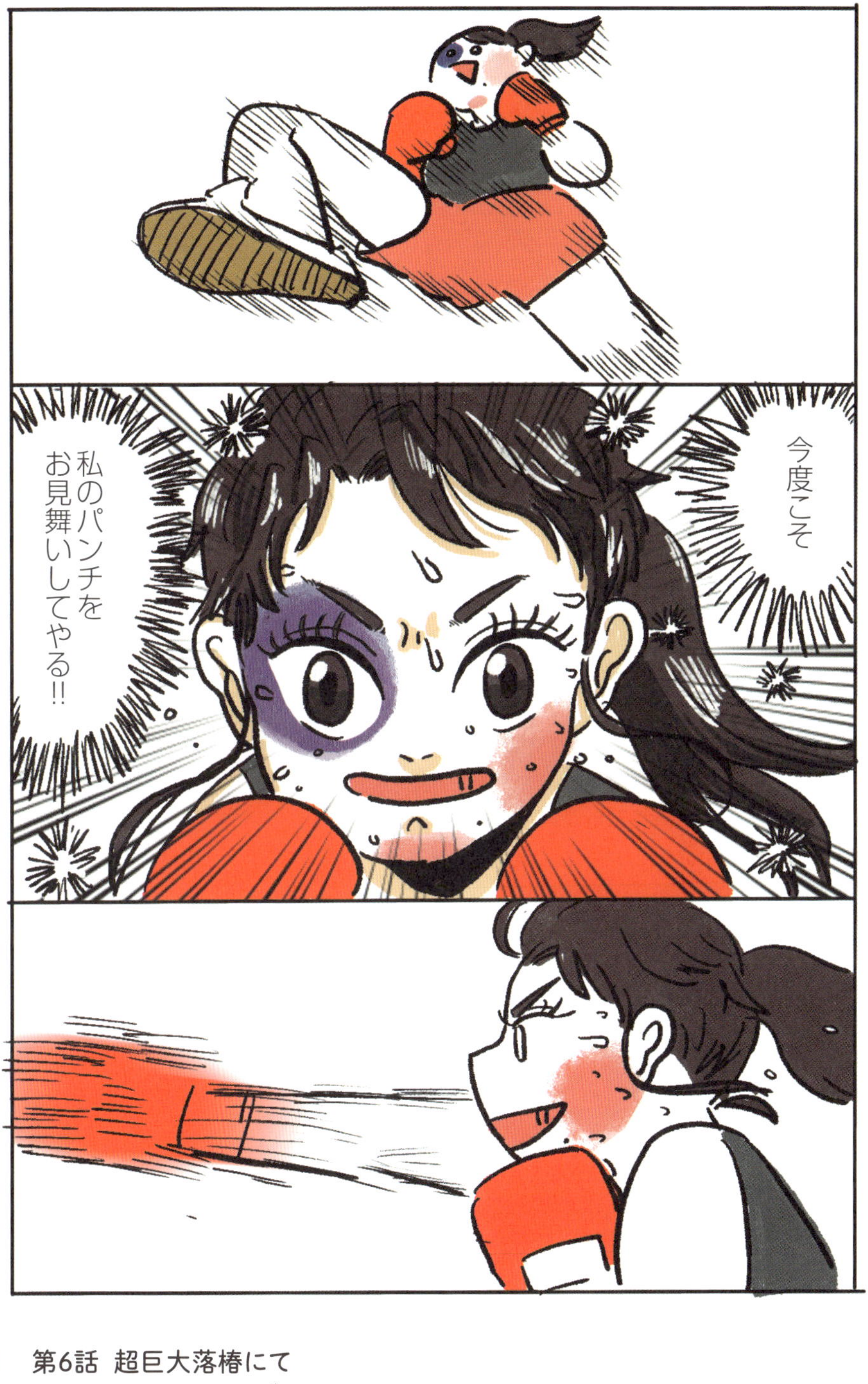
今度こそ
私のパンチを
お見舞いしてやる!!

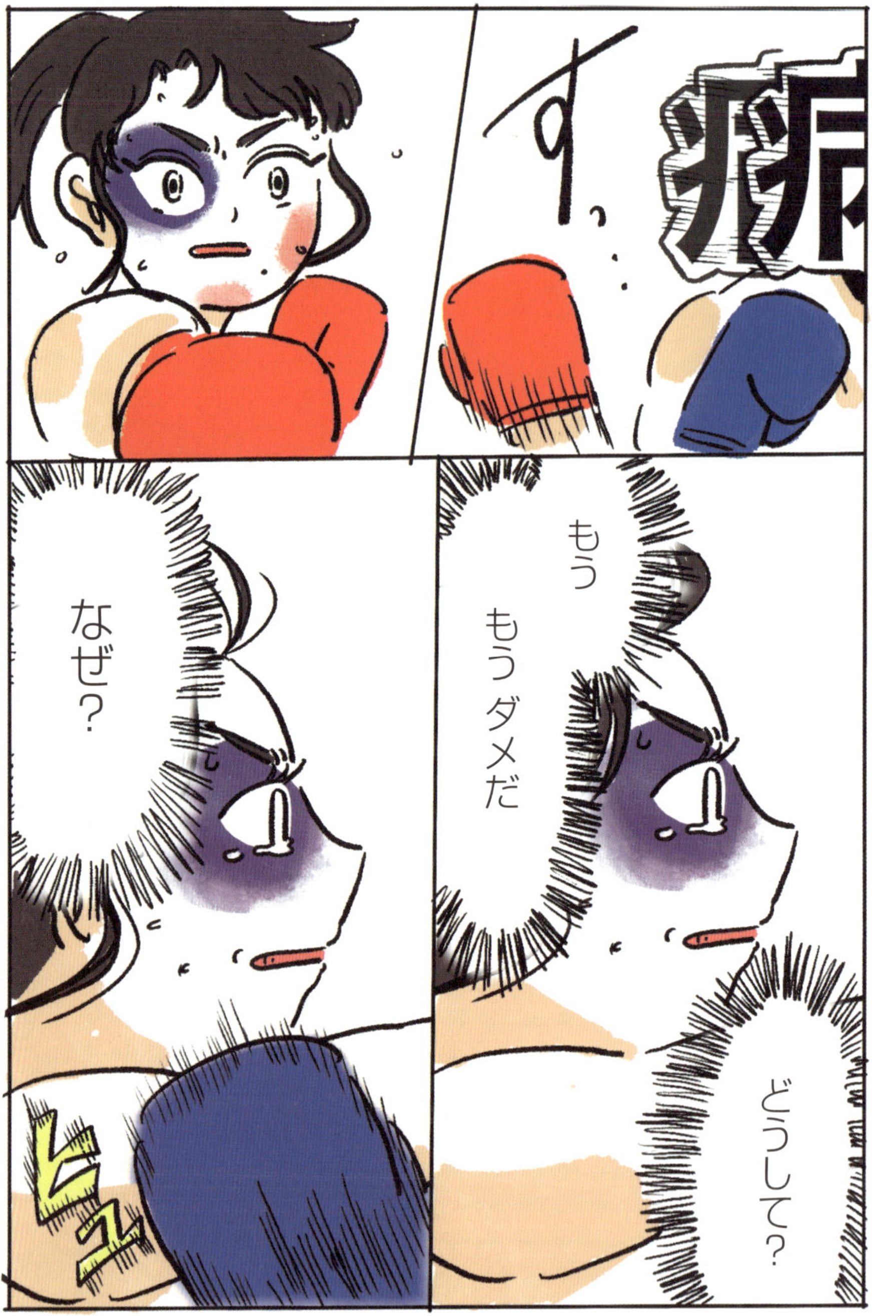
すっ
もう
もうダメだ
どうして?
なぜ?
ヒュ

病
ズゴゴ

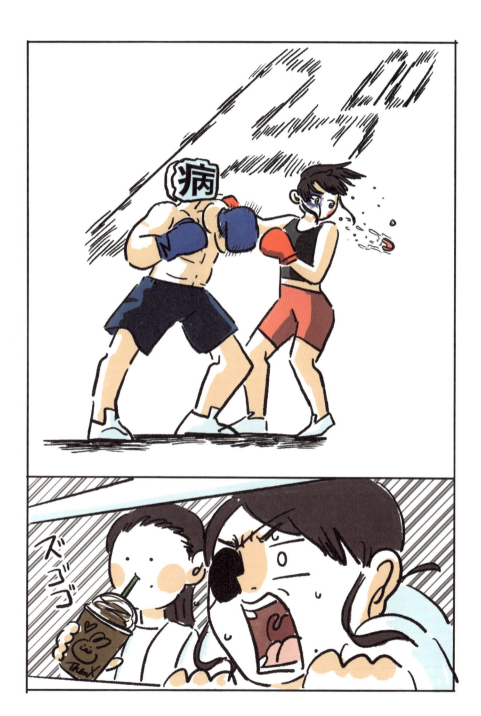

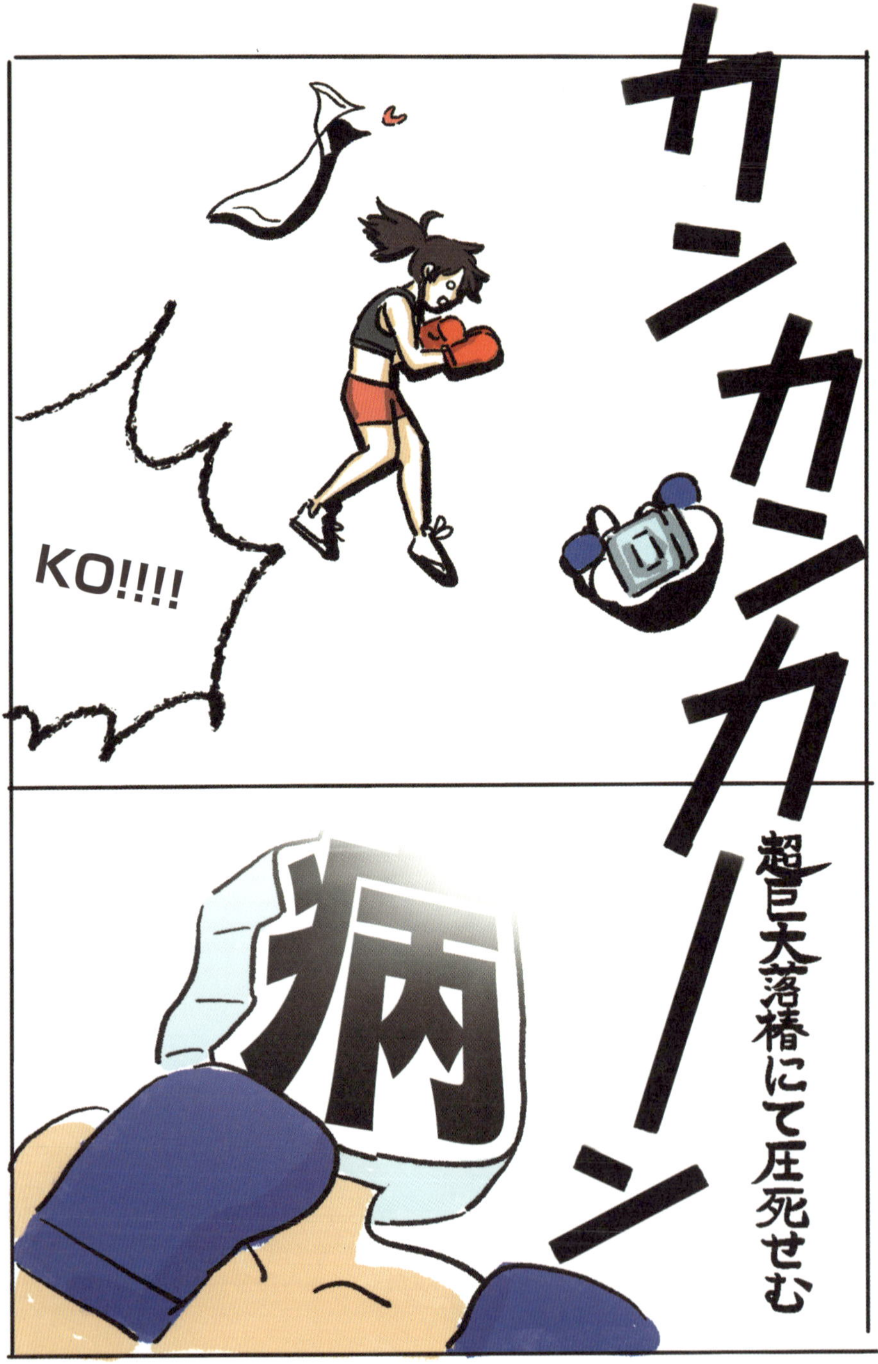

カンカンカーン
KO!!!!
病
超巨大落椿にて圧死せむ

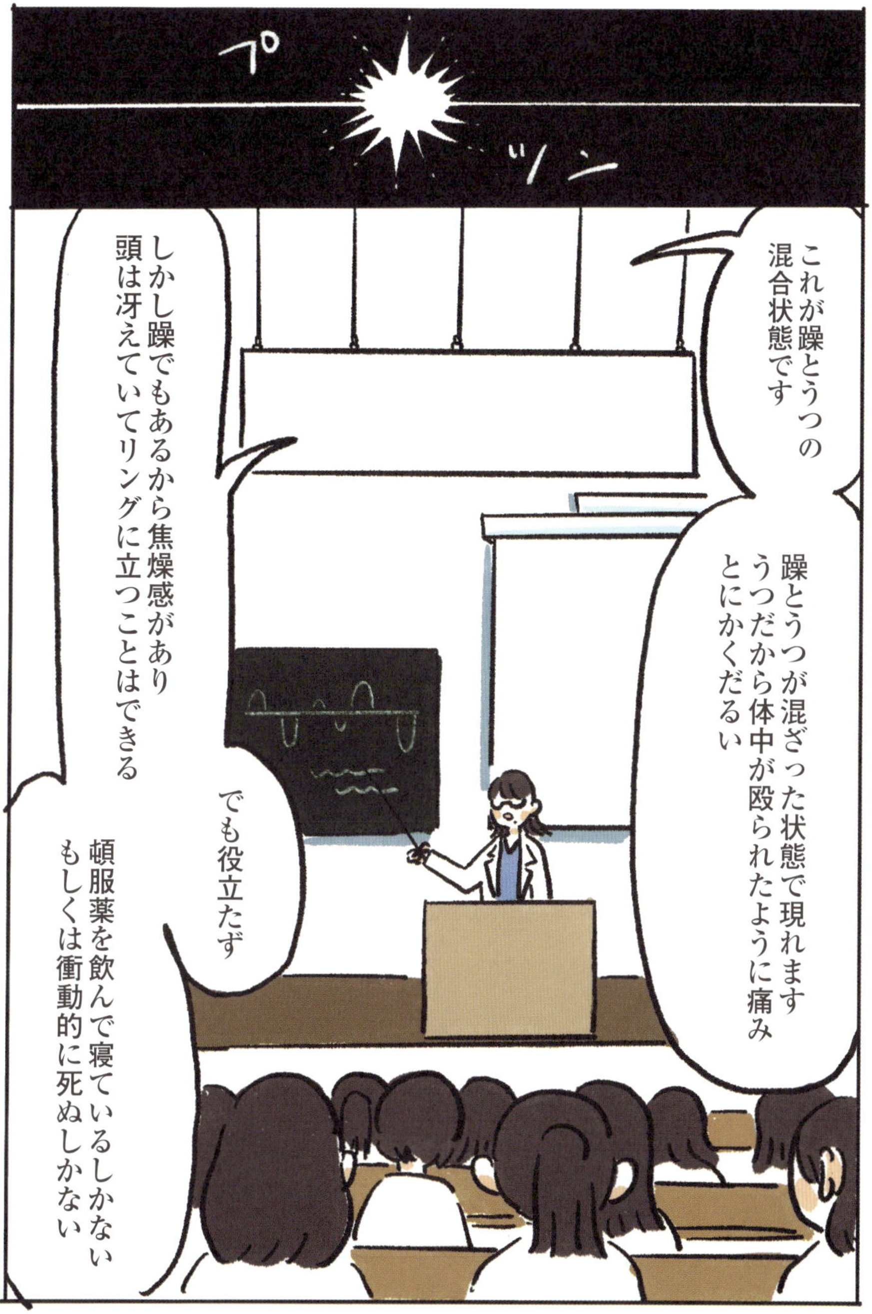
プツン
これが躁とうつの混合状態です
躁とうつが混ざった状態で現れます
うつだから体中が殴られたように痛み
とにかくだるい
しかし躁でもあるから焦燥感があり
頭は冴えていてリングに立つことはできる
でも役立たず
頓服薬を飲んで寝ているしかない
もしくは衝動的に死ぬしかない

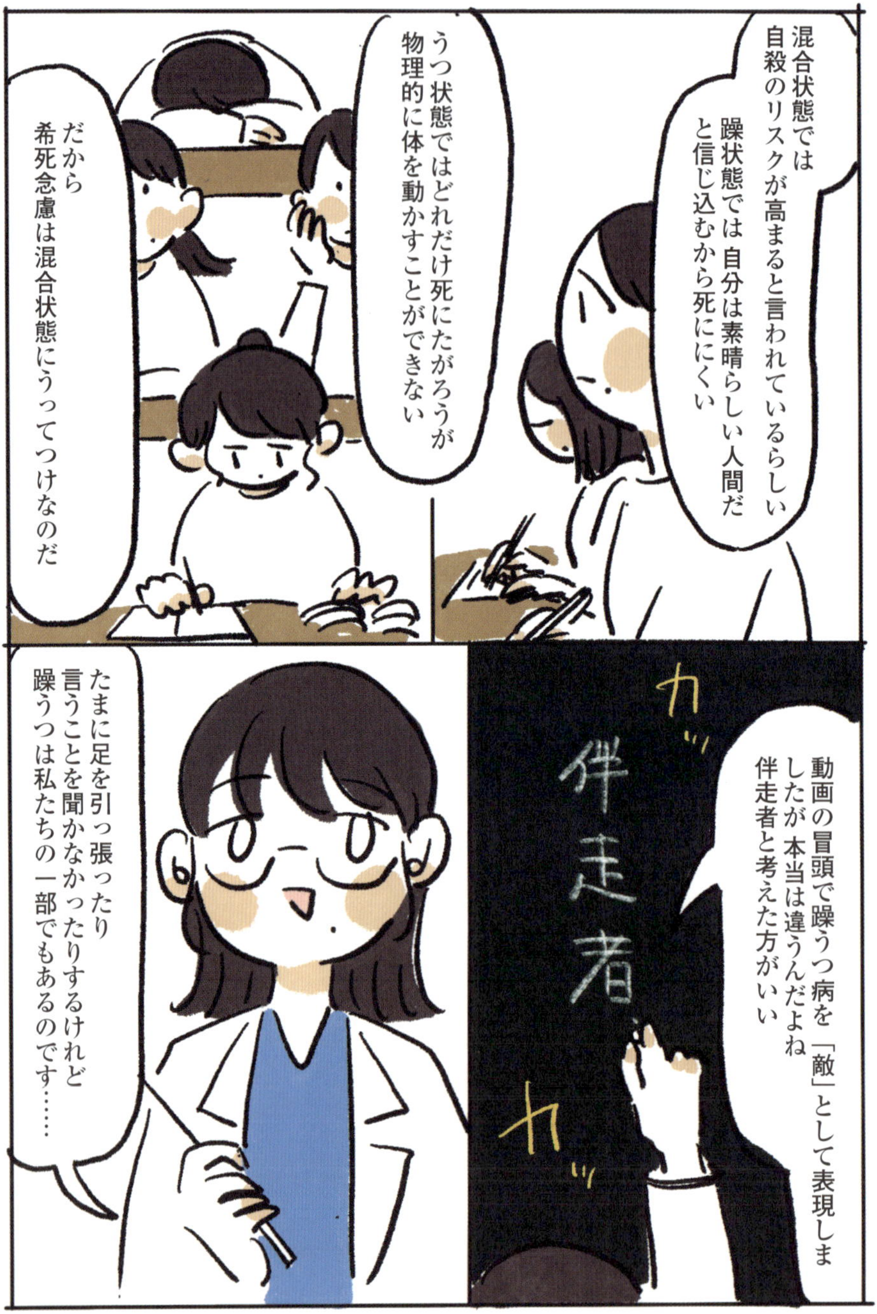
混合状態では自殺のリスクが高まると言われているらしい
躁状態では自分は素晴らしい人間だと信じ込むから死ににくい
うつ状態ではどれだけ死にたがろうが物理的に体を動かすことができない
だから希死念慮は混合状態にうってつけなのだ
動画の冒頭で躁うつ病を「敵」として表現しましたが本当は違うんだよね
伴走者と考えた方がいい
カッ
伴走者
カッ
たまに足を引っ張ったり言うことを聞かなかったりするけれど躁うつは私たちの一部でもあるのです……

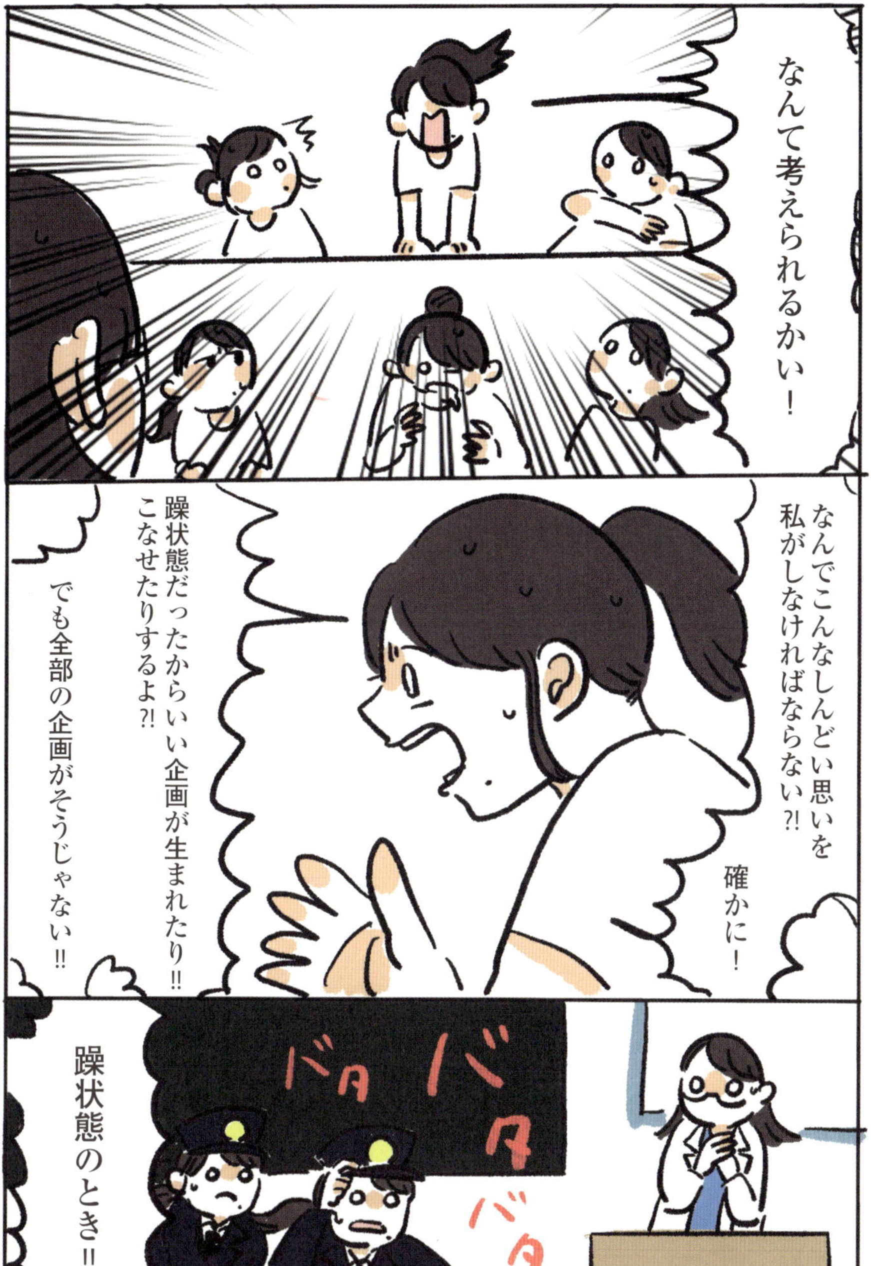
なんて考えられるかい！
なんでこんなしんどい思いを
私がしなければならない?!
確かに！
躁状態だったからいい企画が生まれたり!!
こなせたりするよ?!
でも全部の企画がそうじゃない!!
躁状態のとき!!
バタ
バタ
バタ

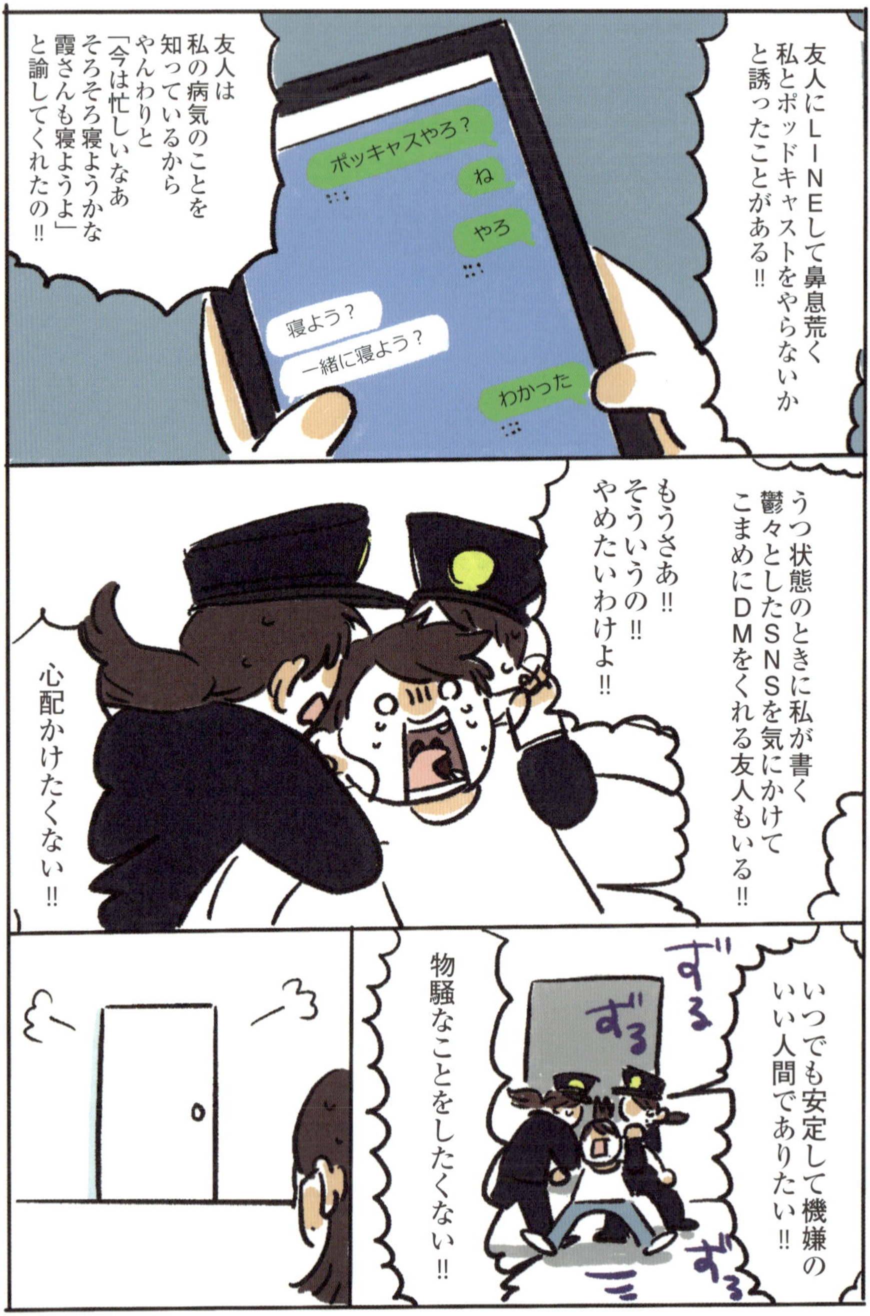
友人にLINEして鼻息荒く
私とポッドキャストをやらないか
と誘ったことがある‼
ポッキャスやろ？
ね
やろ
寝よう？
一緒に寝よう？
わかった
友人は
私の病気のことを
知っているから
やんわりと
「今は忙しいなあ
そろそろ寝ようかな
霞さんも寝ようよ」
と諭してくれたの‼
うつ状態のときに私が書く
鬱々としたSNSを気にかけて
こまめにDMをくれる友人もいる‼
もうさあ‼
そういうの‼
やめたいわけよ‼
心配かけたくない‼
いつでも安定して機嫌の
いい人間でありたい‼
ずる
ずる
ずる
物騒なことをしたくない‼

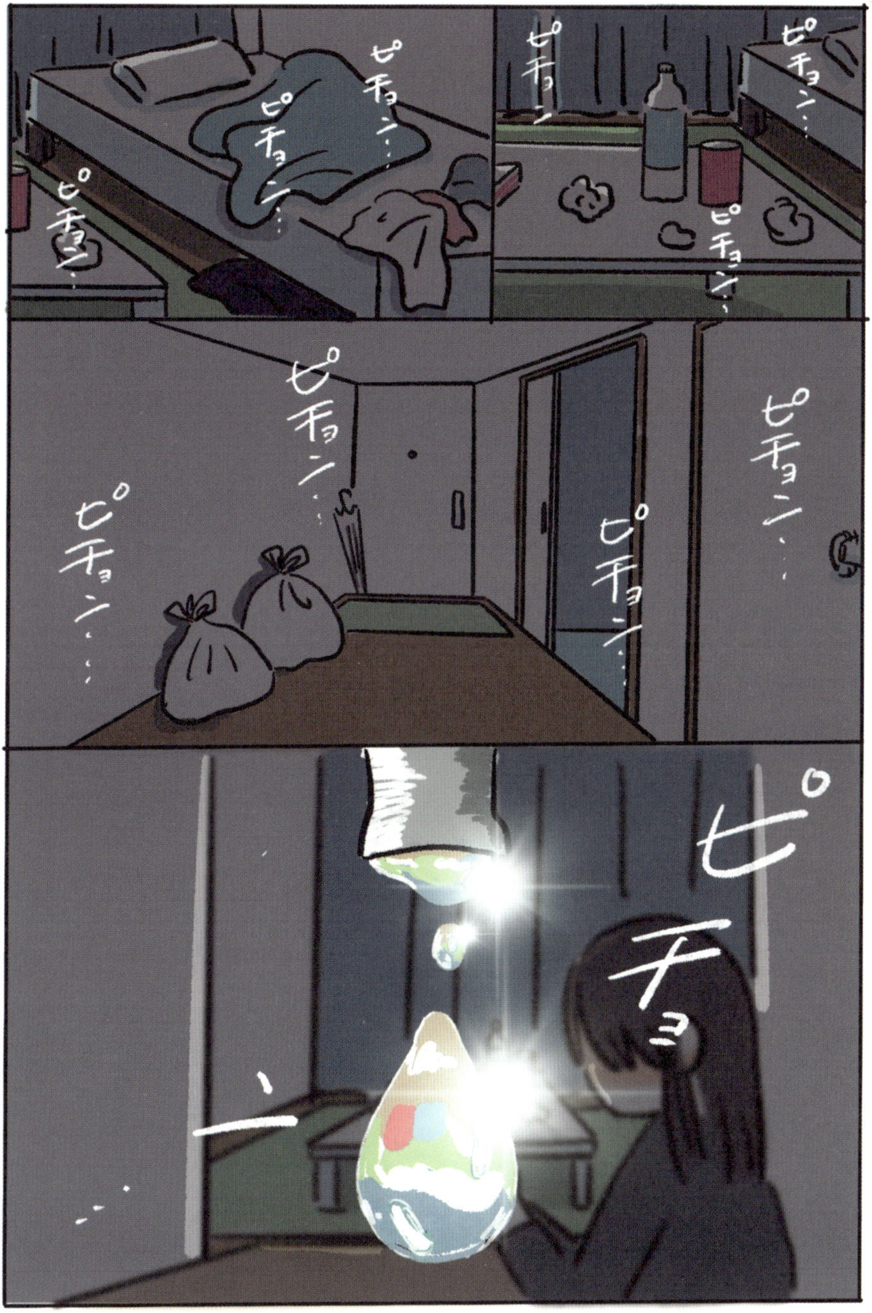
ピチョン・・
ピチョン
ピチョン・・・
ピチョン・・・
ピチョン・・・
ピチョン・・
ピチョン・・・
ピチョン・・・
ピチョン・・・
ピチョン・・・
ピチョン・・・

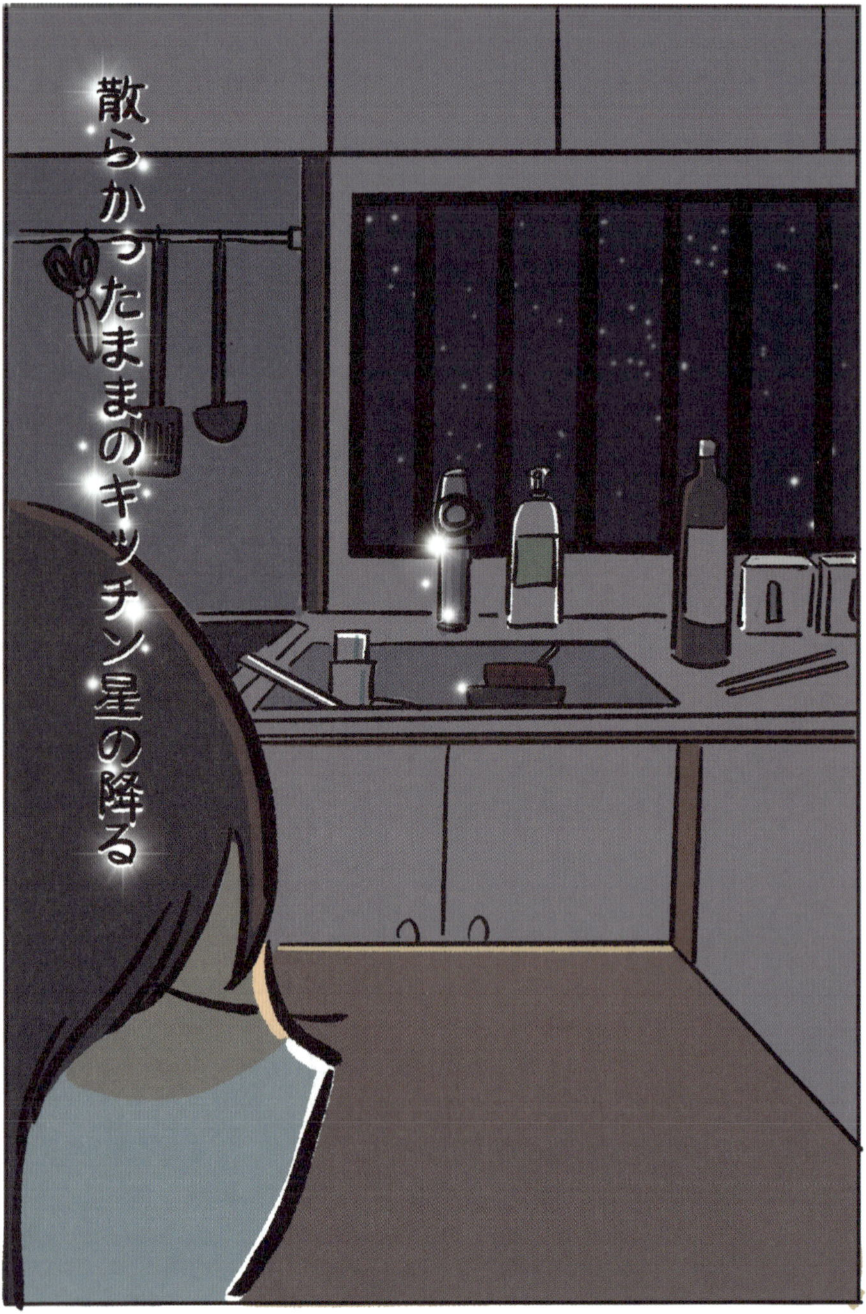
散らかったままのキッチン星の降る

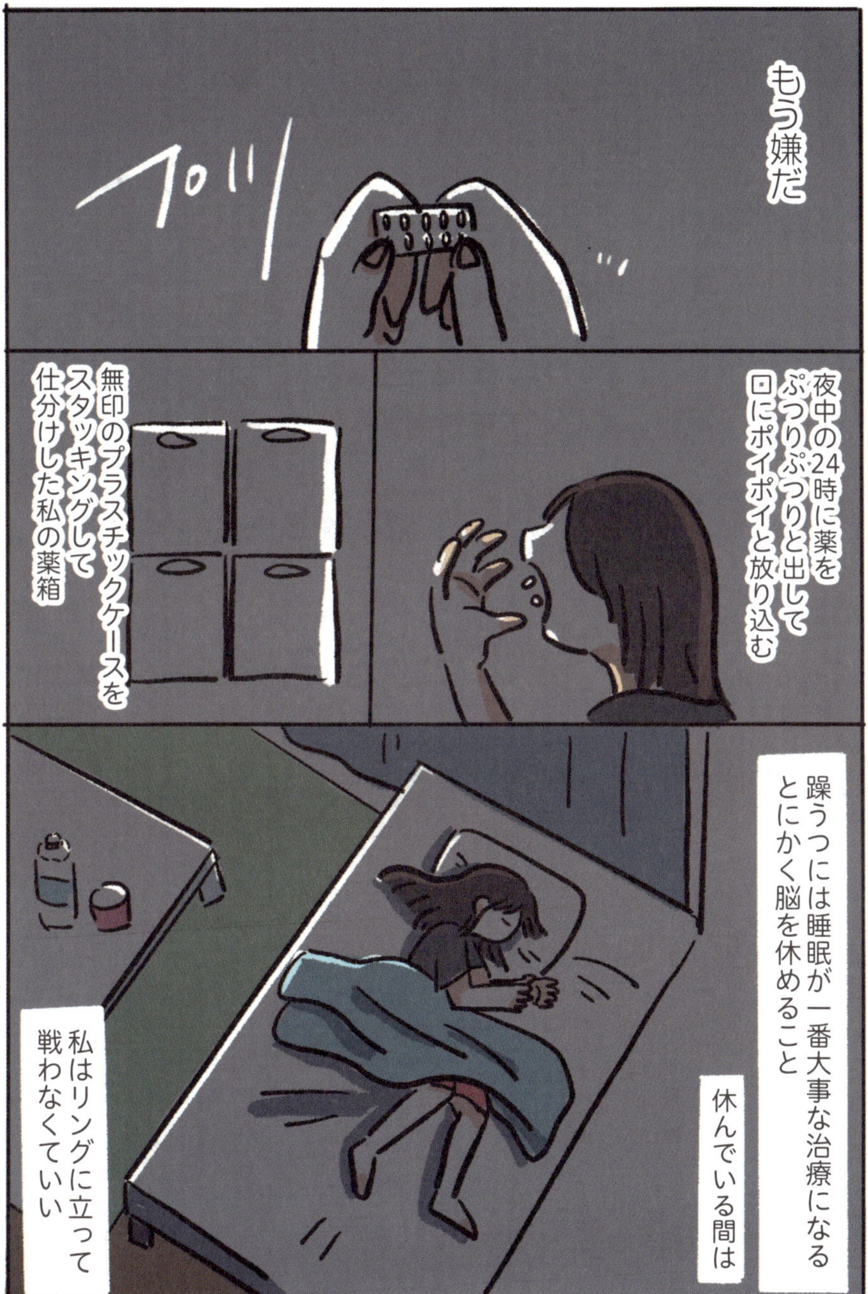
もう嫌だ
プロリ
夜中の24時に薬を
ぷつりぷつりと出して
口にポイポイと放り込む
無印のプラスチックケースを
スタッキングして
仕分けした私の薬箱
躁うつには睡眠が一番大事な治療になる
とにかく脳を休めること
休んでいる間は
私はリングに立って
戦わなくていい

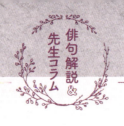

俳句解説＆先生コラム

P.096
超巨大落椿にて圧死せむ

高山れおな（1968〜） 落椿（おちつばき）で春。超巨大な落椿によって圧死するという。まだ寒い時期に咲き始め、暖かくなりポトリと落ちる。そして殺される。この世のものではないような香りが漂う甘美な句である。高山には「変」な句が多い。〈麿、変？〉という短律もあれば、〈日の春をさすがいづこも野は厠〉という其角《きかく》の本歌取りもある。

P.102
散らかったままのキッチン星の降る

高松霞 星が降るのだから夜である。キッチンが散らかっているのだから、部屋全体も散らかっているに違いない。シンクが、水滴が、ピカリと光る。

Dr.Masuda's column

このシーンは素晴らしく、諦観の体現だと思いました。
躁うつの波に抗うのではなく、身を世界に委ねること。過去の先人たちは、委ねる対象に神や仏を選び、彼らの慈悲を信じたのでしょう。が、現代人の僕らにそのような存在を感じたり、信じることができるのでしょうか？
薬を飲み、脳を休める。それ以上の最適解がないという事実のみに身を任せ、ただ横になる。部屋は散らかり、蛇口もしっかり止められていない。けど、そこから垂れる水滴のなんと美しいことか。
このような美の発見に高松さんの「凄まじさ」を感じました。

益田先生

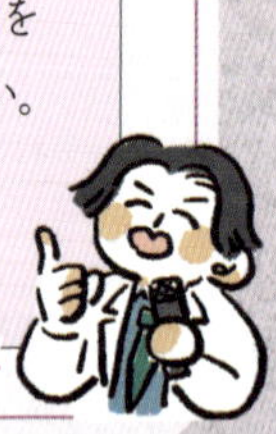

第7話

私も入れて私たち

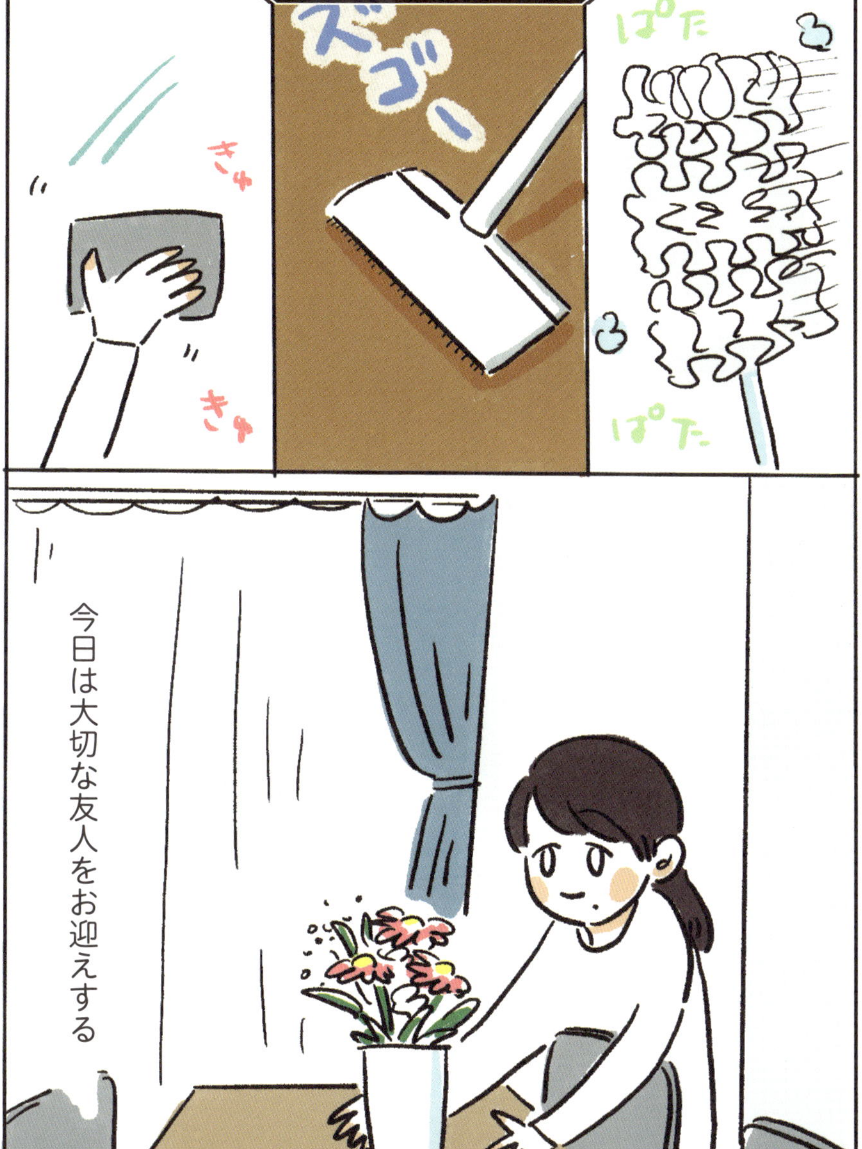
ぱた
ぱた
ズゴー
きゅ
きゅ
今日は大切な友人をお迎えする

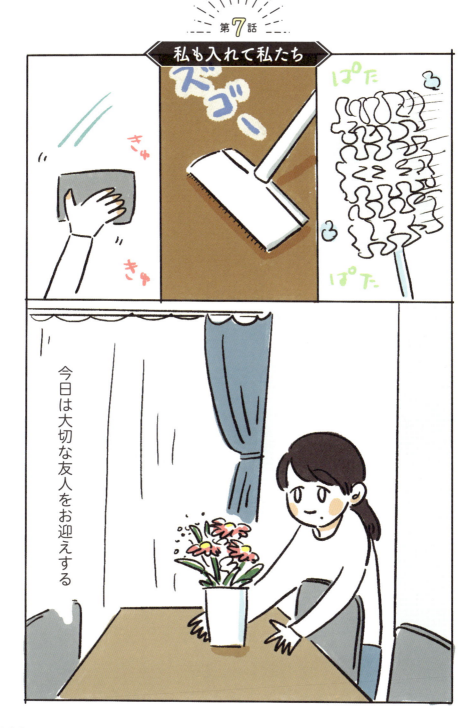

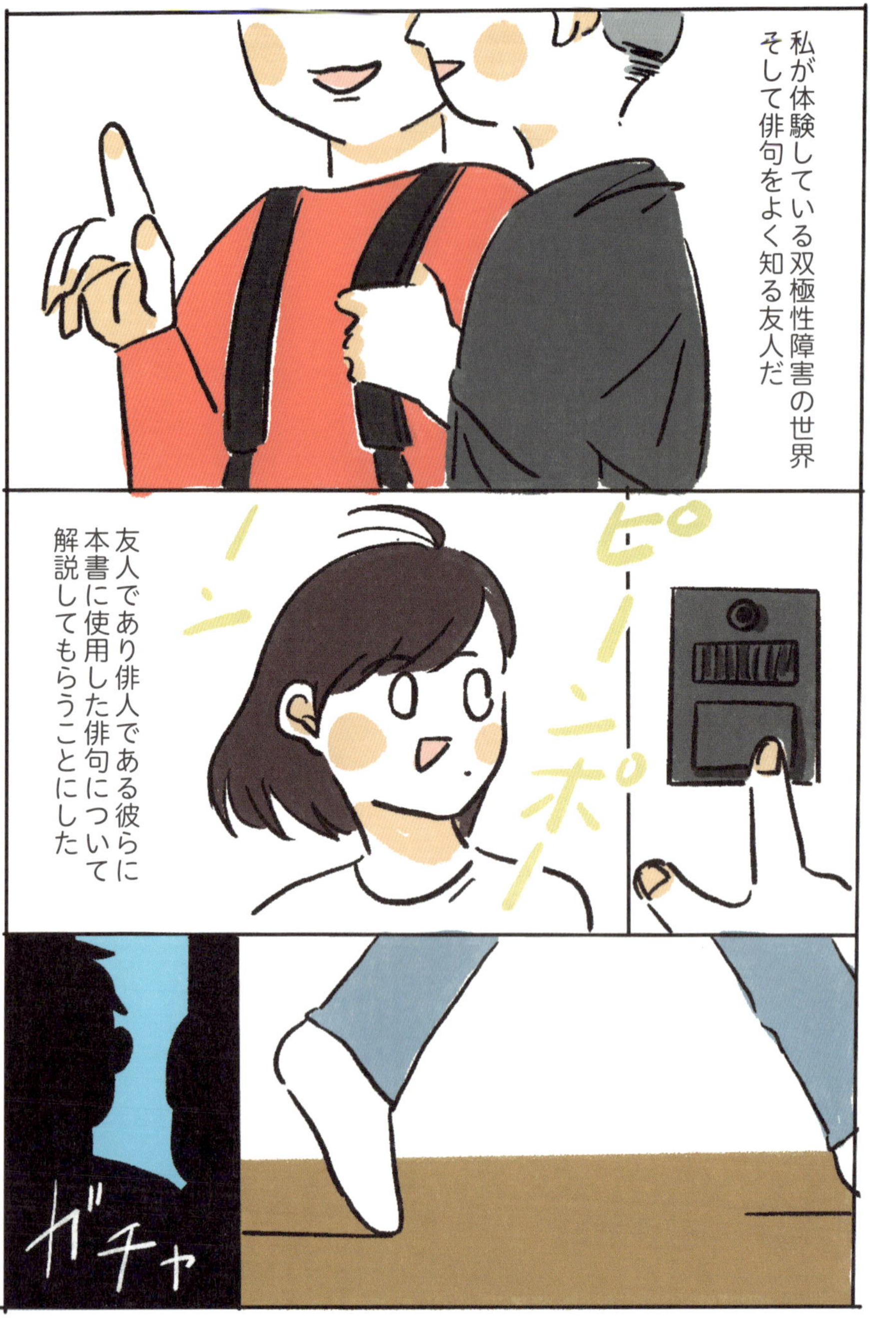
私が体験している双極性障害の世界
そして俳句をよく知る友人だ
ピーンポーン
友人であり俳人である彼らに
本書に使用した俳句について
解説してもらうことにした
ガチャ

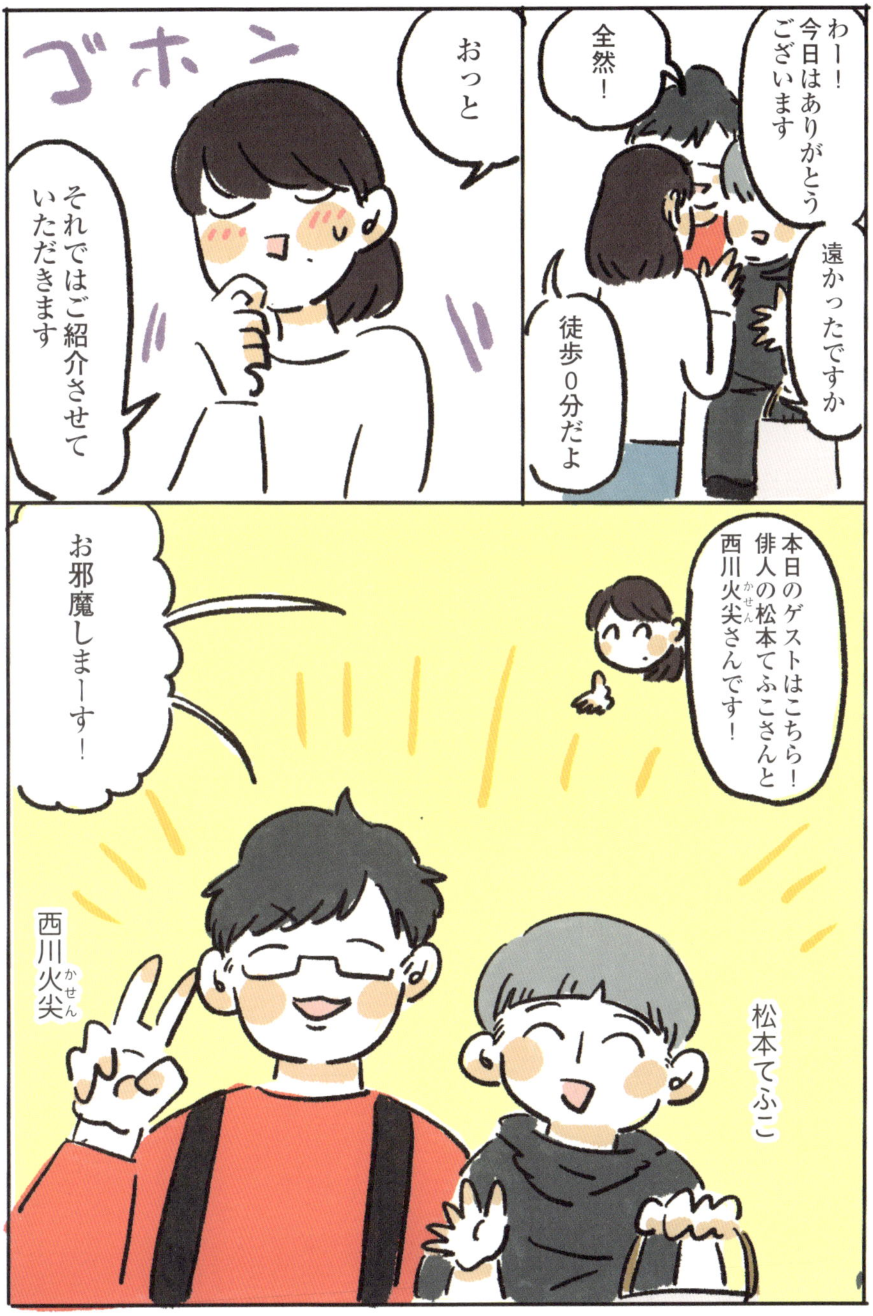
わー！今日はありがとうございます
全然！
遠かったですか
徒歩0分だよ
ゴホン
おっと
それではご紹介させていただきます
本日のゲストはこちら！俳人の松本てふこさんと西川火尖《かせん》さんです！
お邪魔しまーす！
西川火尖《かせん》
松本てふこ

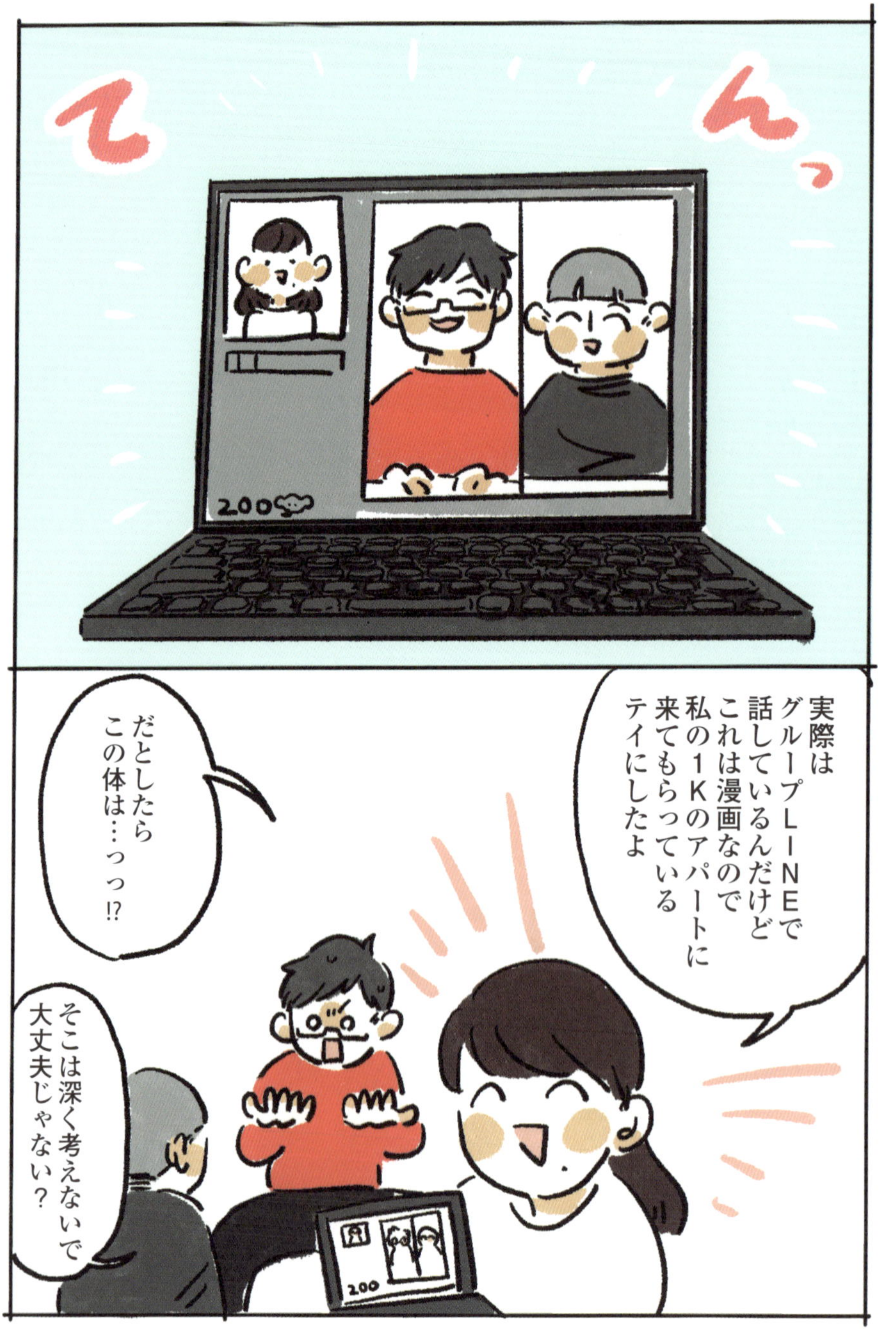
て　ん
実際はグループLINEで話しているんだけどこれは漫画なので私の1Kのアパートに来てもらっているテイにしたよ
だとしたらこの体は…っっ⁉
そこは深く考えないで大丈夫じゃない？

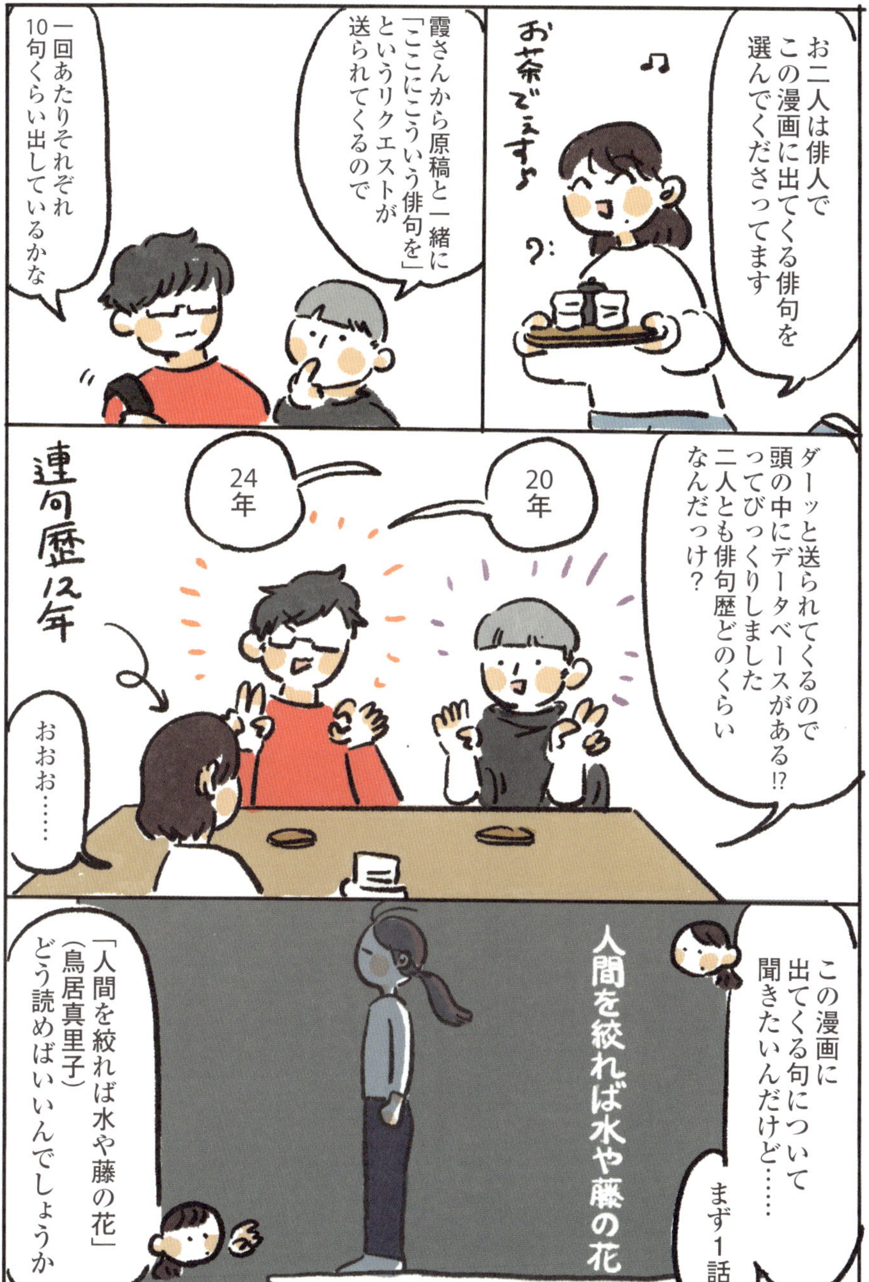

お二人は俳人でこの漫画に出てくる俳句を選んでくださってます
お茶です♪
霞さんから原稿と一緒に「ここにこういう俳句を」というリクエストが送られてくるので
一回あたりそれぞれ10句くらい出しているかな
ダーッと送られてくるので頭の中にデータベースがある⁉ってびっくりしました
二人とも俳句歴どのくらいなんだっけ？
20年
24年
連句歴12年
おおお……
この漫画に出てくる句について聞きたいんだけど……
まず1話
人間を絞れば水や藤の花
「人間を絞れば水や藤の花」（鳥居真里子）どう読めばいいんでしょうか

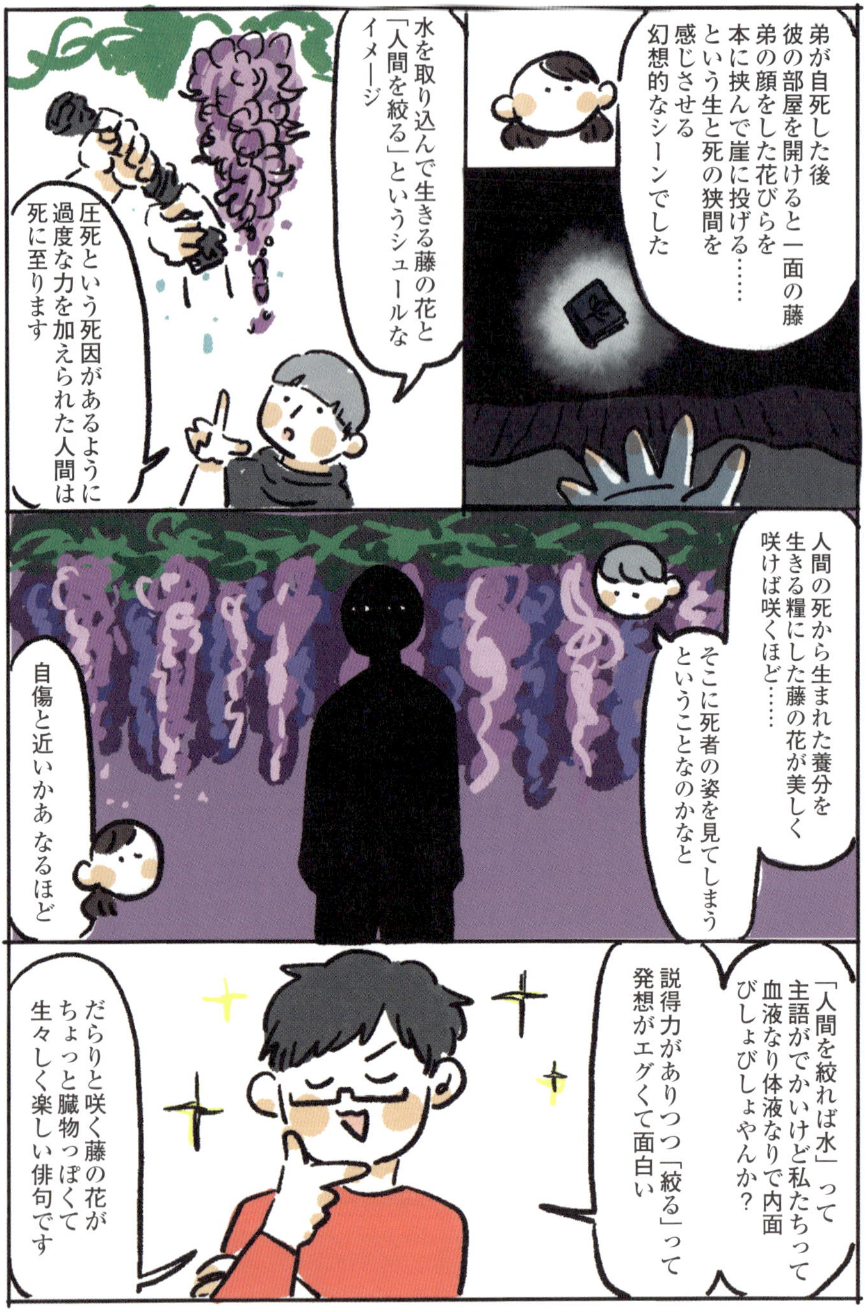

弟が自死した後
彼の部屋を開けると一面の藤
弟の顔をした花びらを
本に挟んで崖に投げる……
という生と死の狭間を
感じさせる
幻想的なシーンでした
水を取り込んで生きる藤の花と
「人間を絞る」というシュールな
イメージ
圧死という死因があるように
過度な力を加えられた人間は
死に至ります
人間の死から生まれた養分を
生きる糧にした藤の花が美しく
咲けば咲くほど……
そこに死者の姿を見てしまう
ということなのかなと
自傷と近いかあ なるほど
「人間を絞れば水」って
主語がでかいけど私たちって
血液なり体液なりで内面
びしょびしょやんか？
説得力がありつつ「絞る」って
発想がエグくて面白い
だらりと咲く藤の花が
ちょっと臓物っぽくて
生々しく楽しい俳句です

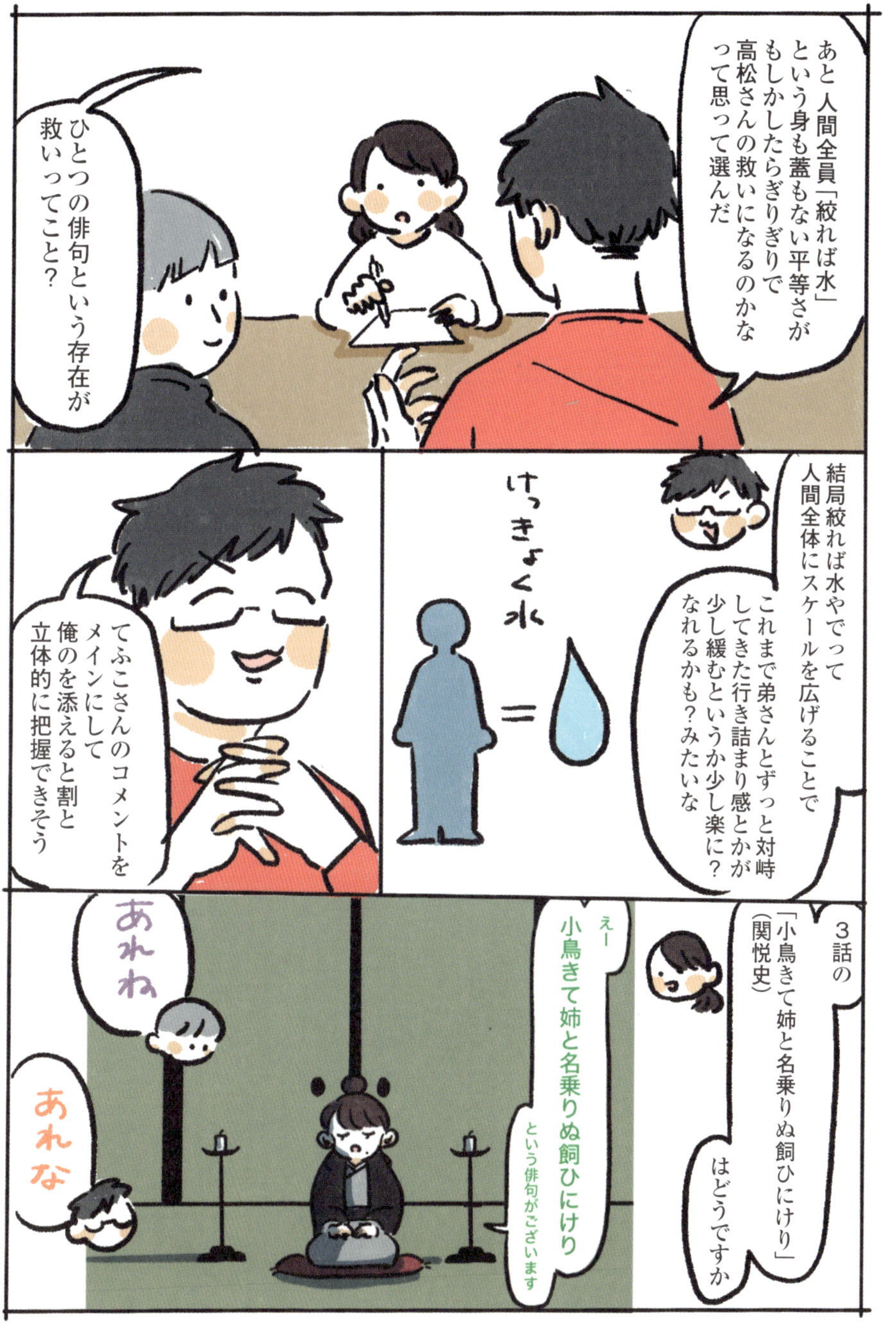
あと人間全員「絞れば水」という身も蓋もない平等さがもしかしたらぎりぎりで高松さんの救いになるのかなって思って選んだ
ひとつの俳句という存在が救いってこと？
結局絞れば水やでって人間全体にスケールを広げることで
これまで弟さんとずっと対峙してきた行き詰まり感とかが少し緩むというか少し楽に？なれるかも？みたいな
けっきょく水
てふこさんのコメントをメインにして俺のを添えると割と立体的に把握できそう
3話の「小鳥きて姉と名乗りぬ飼ひにけり」（関悦史）はどうですか
えー
小鳥きて姉と名乗りぬ飼ひにけり
という俳句がございます
あれね
あれな

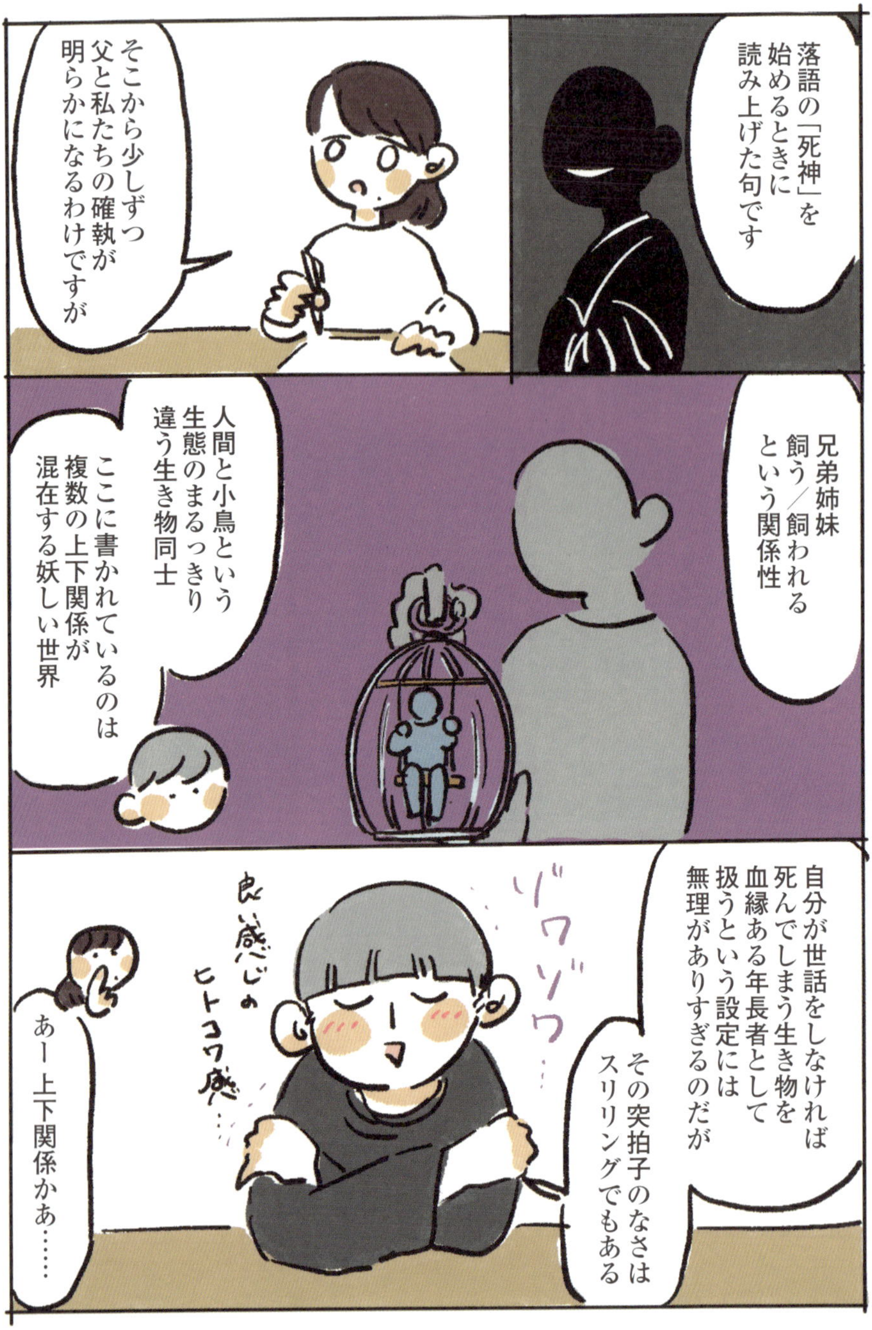
落語の「死神」を始めるときに読み上げた句です
そこから少しずつ父と私たちの確執が明らかになるわけですが
兄弟姉妹 飼う／飼われるという関係性
人間と小鳥という生態のまるっきり違う生き物同士
ここに書かれているのは複数の上下関係が混在する妖しい世界
自分が世話をしなければ死んでしまう生き物を血縁ある年長者として扱うという設定には無理がありすぎるのだが
その突拍子のなさはスリリングでもある
ゾワゾワ…
良い感じのヒトコワ感…
あー上下関係かぁ……

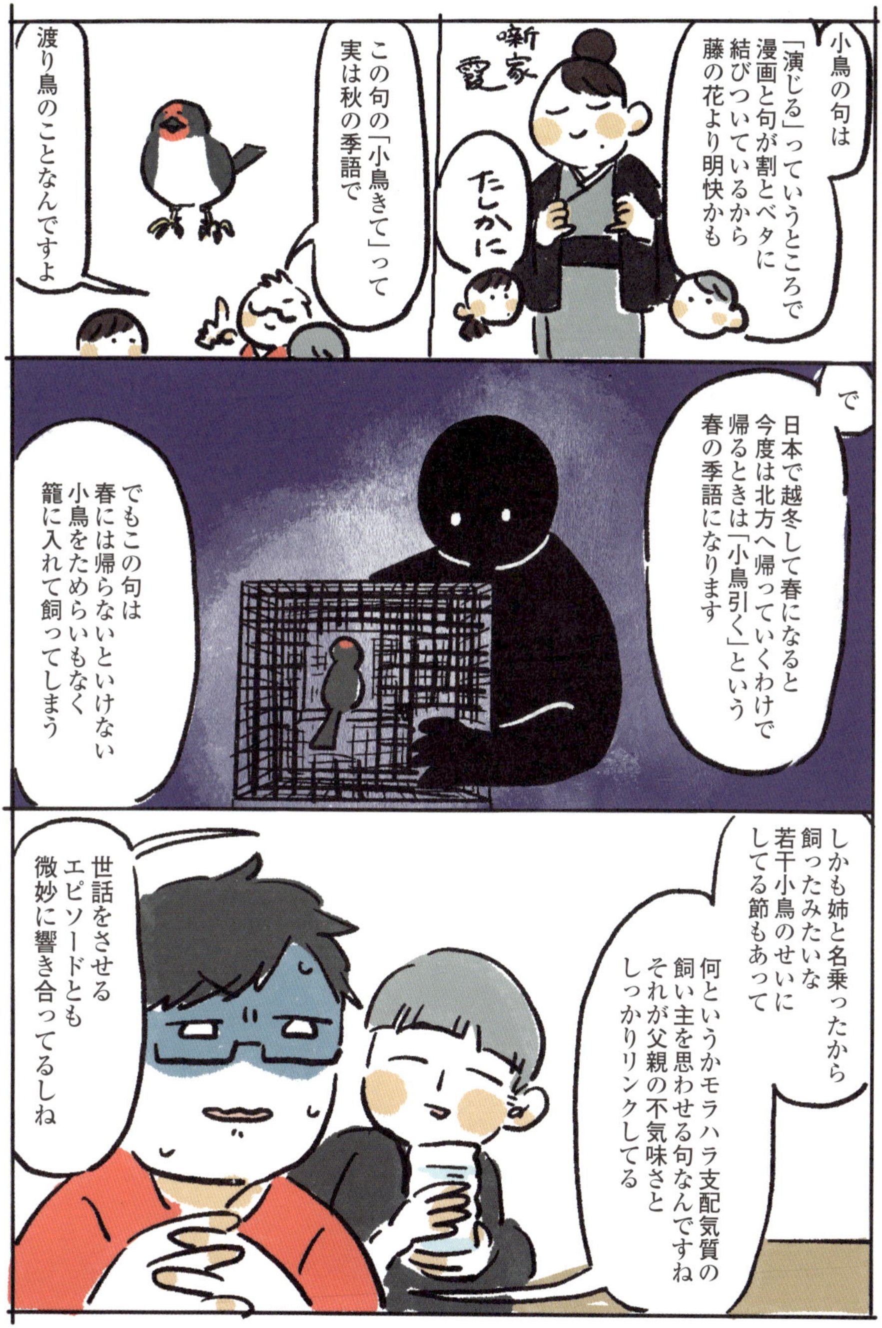
小鳥の句は
「演じる」っていうところで漫画と句が割とベタに結びついているから藤の花より明快かも
噺家 霞
たしかに
この句の「小鳥きて」って実は秋の季語で
渡り鳥のことなんですよ
で
日本で越冬して春になると今度は北方へ帰っていくわけで帰るときは「小鳥引く」という春の季語になります
でもこの句は春には帰らないといけない小鳥をためらいもなく籠に入れて飼ってしまう
しかも姉と名乗ったから飼ったみたいな若干小鳥のせいにしてる節もあって
何というかモラハラ支配気質の飼い主を思わせる句なんですね
それが父親の不気味さとしっかりリンクしてる
世話をさせるエピソードとも微妙に響き合ってるしね

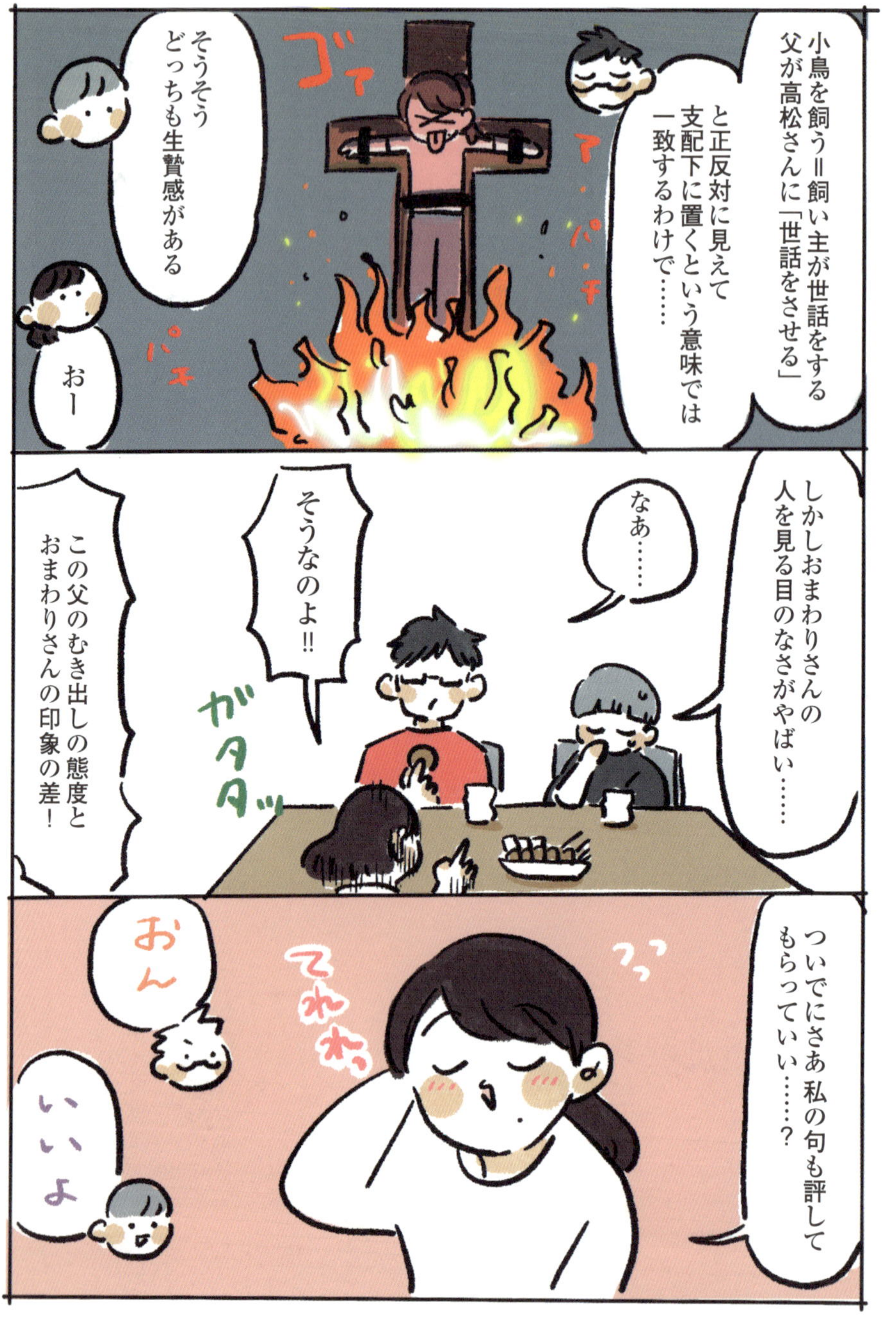

小鳥を飼う＝飼い主が世話をする
父が高松さんに「世話をさせる」
と正反対に見えて
支配下に置くという意味では
一致するわけで……
ゴァ
ァ
パチ
そうそう
どっちも生贄感がある
パチ
おー
しかしおまわりさんの
人を見る目のなさがやばい……
なあ……
そうなのよ‼
ガタタッ
この父のむき出しの態度と
おまわりさんの印象の差！
ついでにさあ私の句も評して
もらっていい……？
てれれっ
おん
いいよ

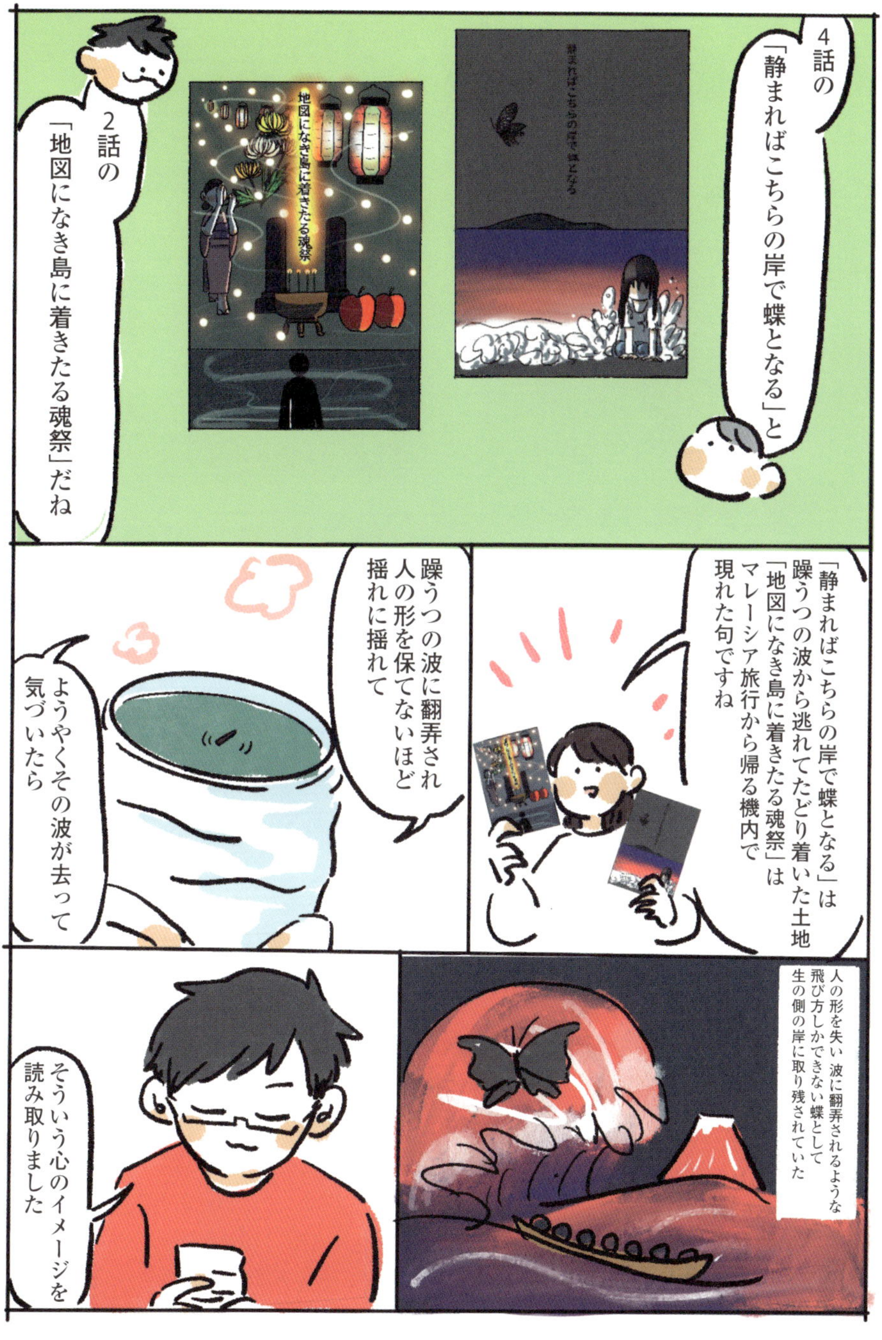
4話の「静まればこちらの岸で蝶となる」と
静まればこちらの岸で蝶となる
地図になき島に着きたる魂祭
2話の「地図になき島に着きたる魂祭」だね
「静まればこちらの岸で蝶となる」は躁うつの波から逃れてたどり着いた土地
「地図になき島に着きたる魂祭」はマレーシア旅行から帰る機内で現れた句ですね
躁うつの波に翻弄され人の形を保てないほど揺れに揺れて
ようやくその波が去って気づいたら
人の形を失い 波に翻弄されるような飛び方しかできない蝶として生の側の岸に取り残されていた
そういう心のイメージを読み取りました

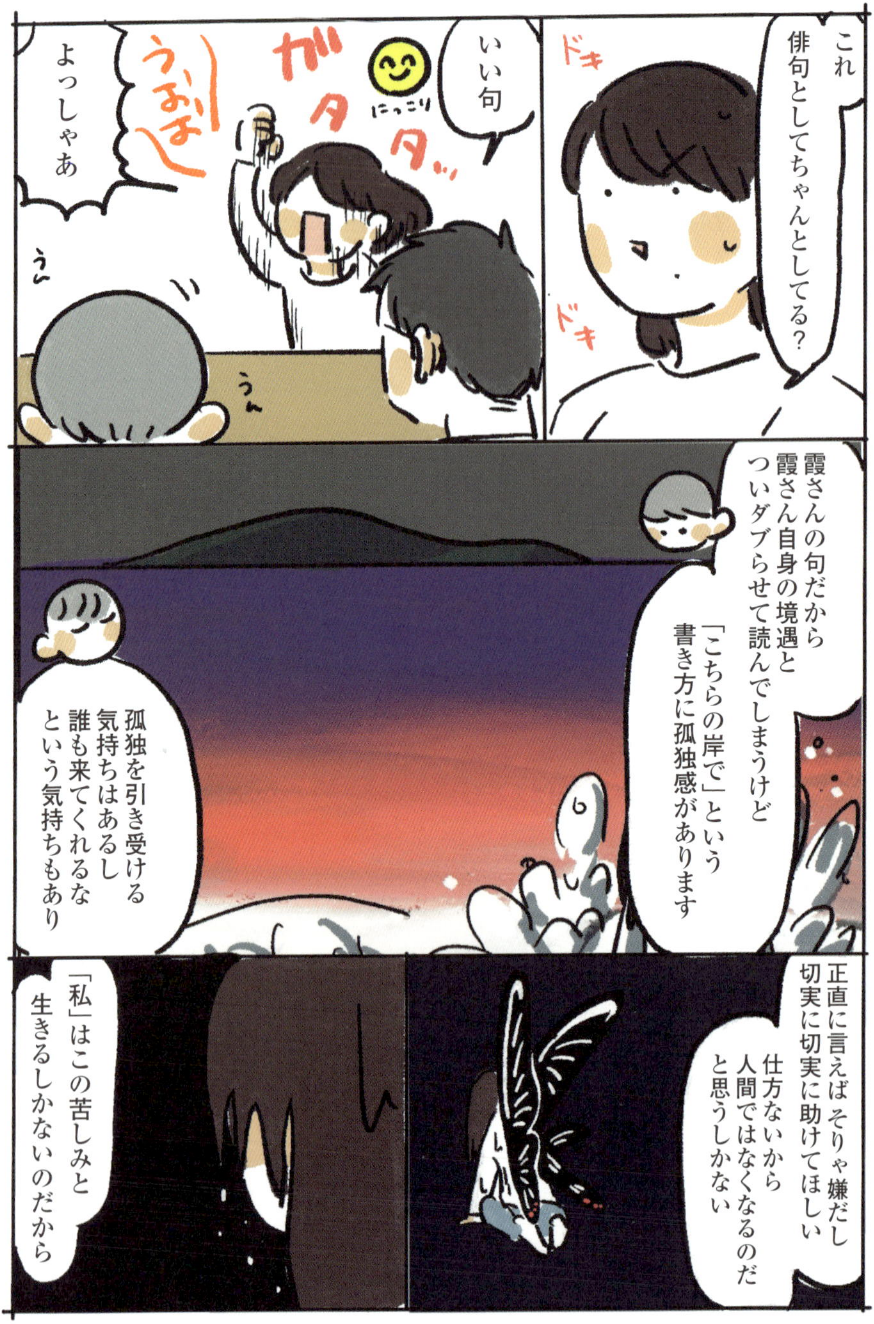
これ
俳句としてちゃんとしてる？
ドキ
ドキ
いい句
にっこり
ガタタッ
うおぉ
よっしゃあ
うん
うん
霞さんの句だから
霞さん自身の境遇と
ついダブらせて読んでしまうけど
「こちらの岸で」という
書き方に孤独感があります
孤独を引き受ける
気持ちはあるし
誰も来てくれるな
という気持ちもあり
正直に言えば そりゃ嫌だし
切実に切実に助けてほしい
仕方ないから
人間ではなくなるのだ
と思うしかない
「私」はこの苦しみと
生きるしかないのだから

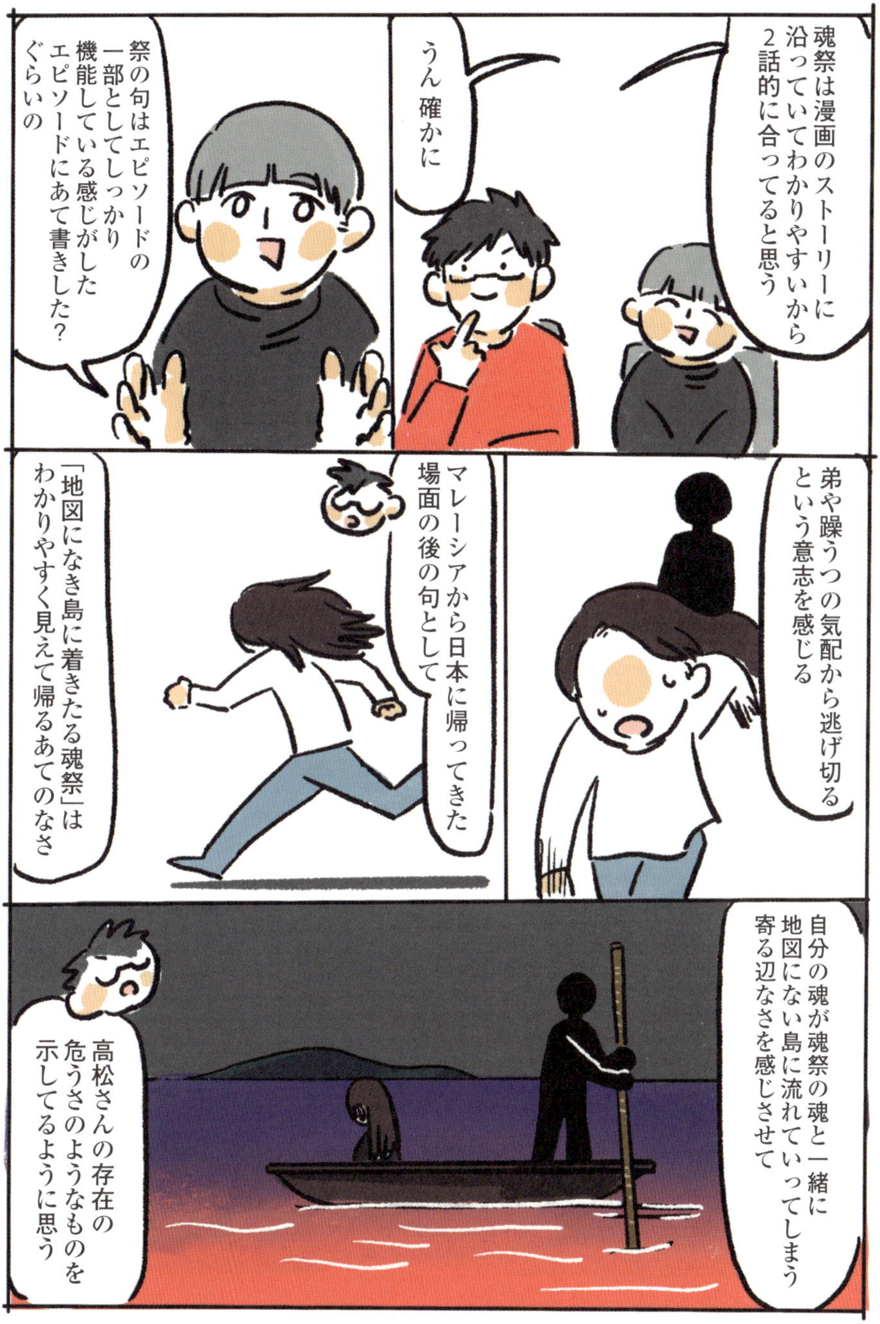
魂祭は漫画のストーリーに沿っていてわかりやすいから2話的に合ってると思う
うん 確かに
祭の句はエピソードの一部としてしっかり機能している感じがしたエピソードにあて書きした?ぐらいの
弟や躁うつの気配から逃げ切るという意志を感じる
マレーシアから日本に帰ってきた場面の後の句として
「地図になき島に着きたる魂祭」はわかりやすく見えて帰るあてのなさ
自分の魂が魂祭の魂と一緒に地図にない島に流れていってしまう寄る辺なさを感じさせて
高松さんの存在の危うさのようなものを示してるように思う

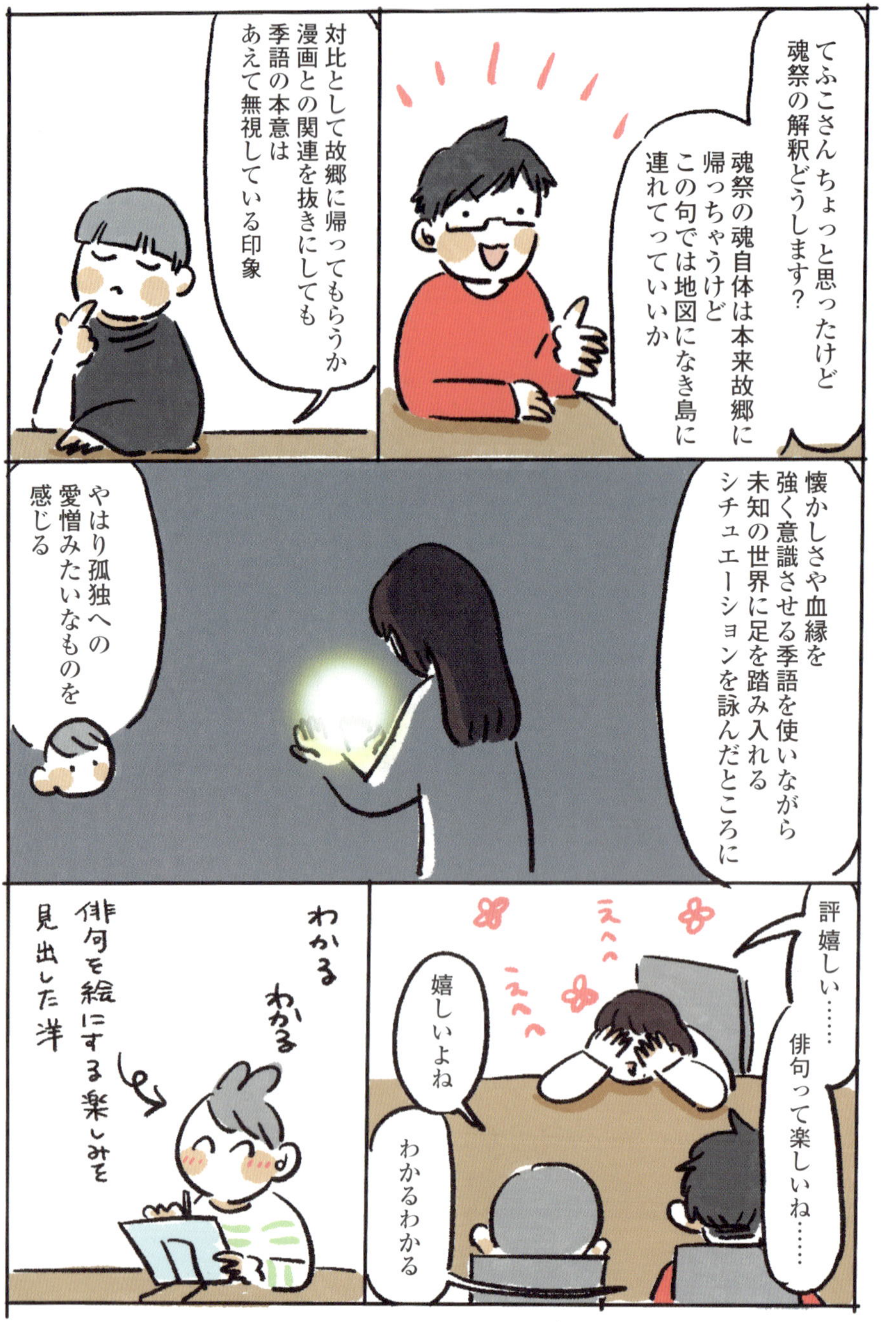
てふこさんちょっと思ったけど
魂祭の解釈どうします？
魂祭の魂自体は本来故郷に
帰っちゃうけど
この句では地図になき島に
連れてってていいか
対比として故郷に帰ってもらうか
漫画との関連を抜きにしても
季語の本意は
あえて無視している印象
懐かしさや血縁を
強く意識させる季語を使いながら
未知の世界に足を踏み入れる
シチュエーションを詠んだところに
やはり孤独への
愛憎みたいなものを
感じる
評
嬉しい……
俳句って楽しいね……
えへへ
えへへ
嬉しいよね
わかるわかる
わかる
わかる
俳句を絵にする楽しみを
見出した洋

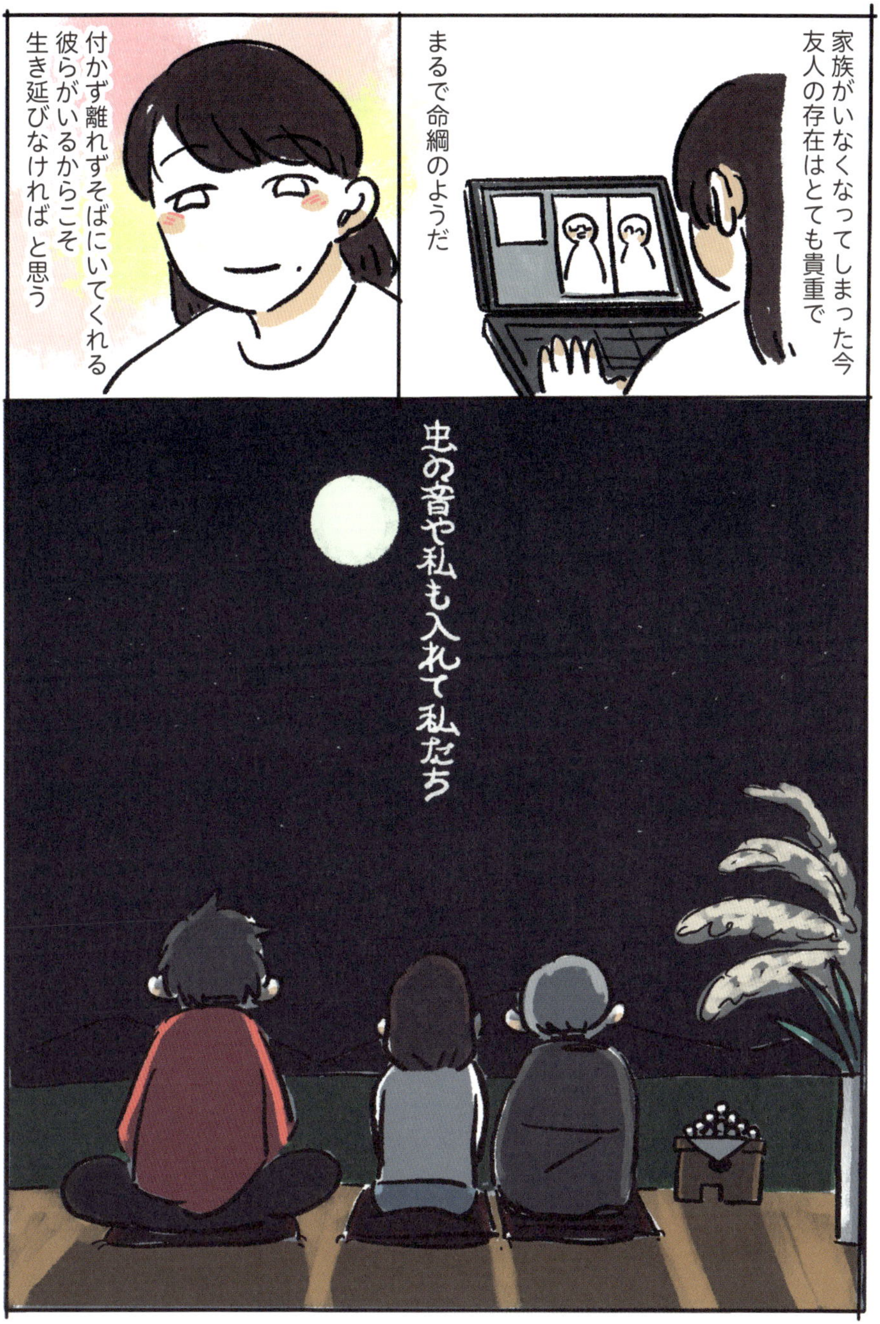
家族がいなくなってしまった今
友人の存在はとても貴重で
まるで命綱のようだ
付かず離れずそばにいてくれる
彼らがいるからこそ
生き延びなければ と思う
虫の音や私も入れて私たち

俳句解説&先生コラム

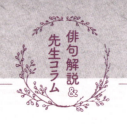

P.119▼

虫の音や私も入れて私たち

野口る理（1986〜）「虫の音」で秋。その音色に私も私たちも包まれていく。「私」が「私たち」になる楽しさや面白さは、（陳腐な言い方になってしまうが、しかし）かけがえのないものだ。野口の句はとにかく可愛い。奇をてらわず、素直で優しい句が、日常のアクセントになっているかのようだ。〈初雪やリボン逃げ出すかたちして〉〈梅雨寒し忍者は二時に眠くなる〉

Dr.Masuda's column

わかり合える友人、仲間がいることは素晴らしい。
しかし、大人になってから「ただ友人を作る」のは難しく、何かフックがなければ（高松さんの場合は俳句）、達成し得ないものでしょう。そして深い理解を得るには、人間理解が深い人たち、その道に長けている人らでないと難しい。
芸術のみならず、スポーツなど様々な活動があるので、何か見つけ、その世界になんとかしがみついてみてください。

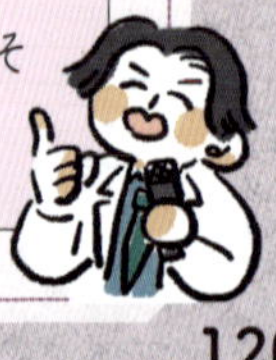

益田先生

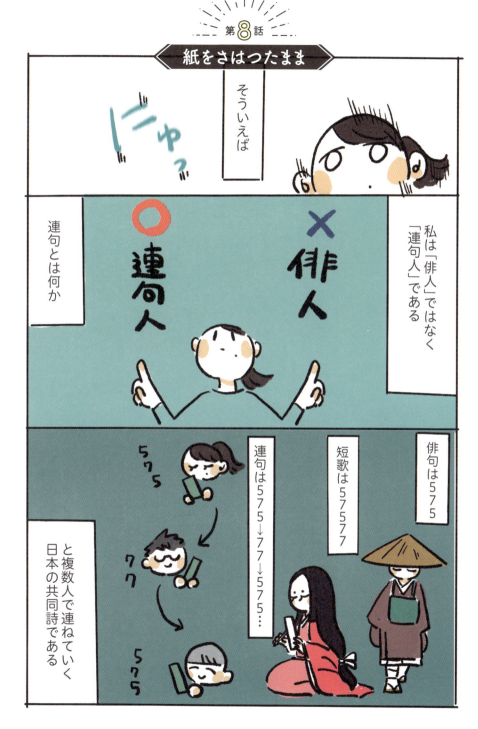

第8話

紙をさはつたまま

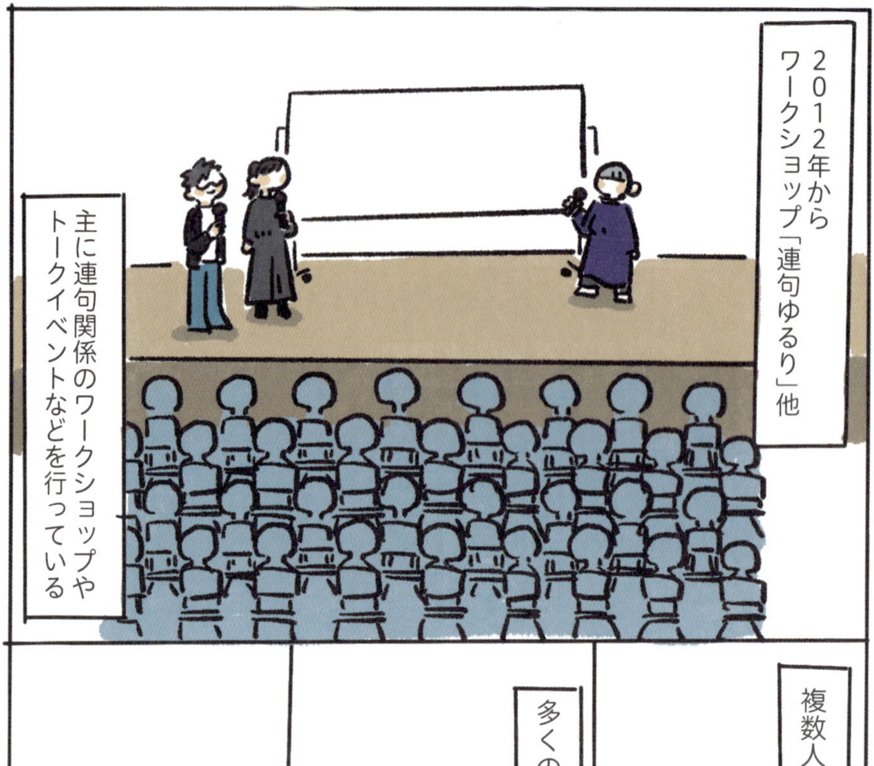
2012年から
ワークショップ「連句ゆるり」他
主に連句関係のワークショップやトークイベントなどを行っている
複数人で行うワークショップ
多くの観客を入れるイベント
パチ
パチ
パチ

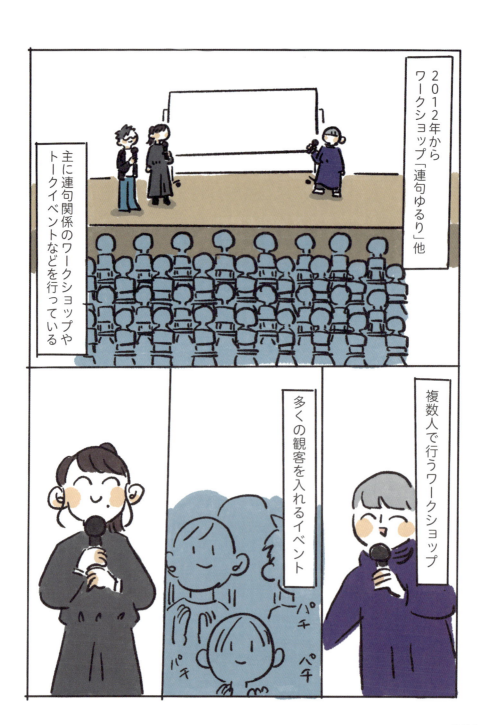

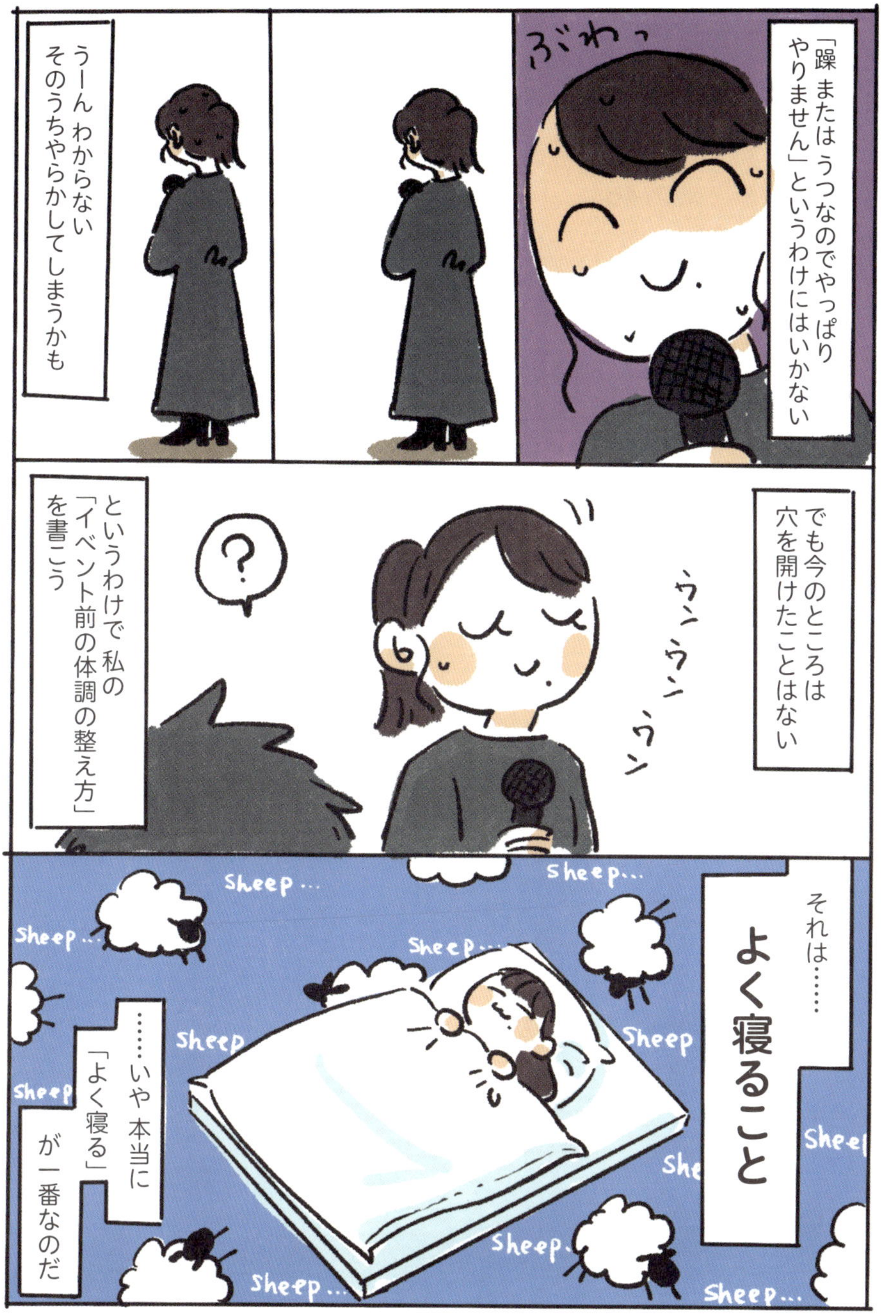
ぶわっ
「躁またはうつなのでやっぱりやりません」というわけにはいかない
うーん わからない
そのうちやらかしてしまうかも
でも今のところ
穴を開けたことはない
ウン ウン ウン
?
というわけで私の
「イベント前の体調の整え方」
を書こう
Sheep…
それは……
よく寝ること
……いや本当に
「よく寝る」
が一番なのだ

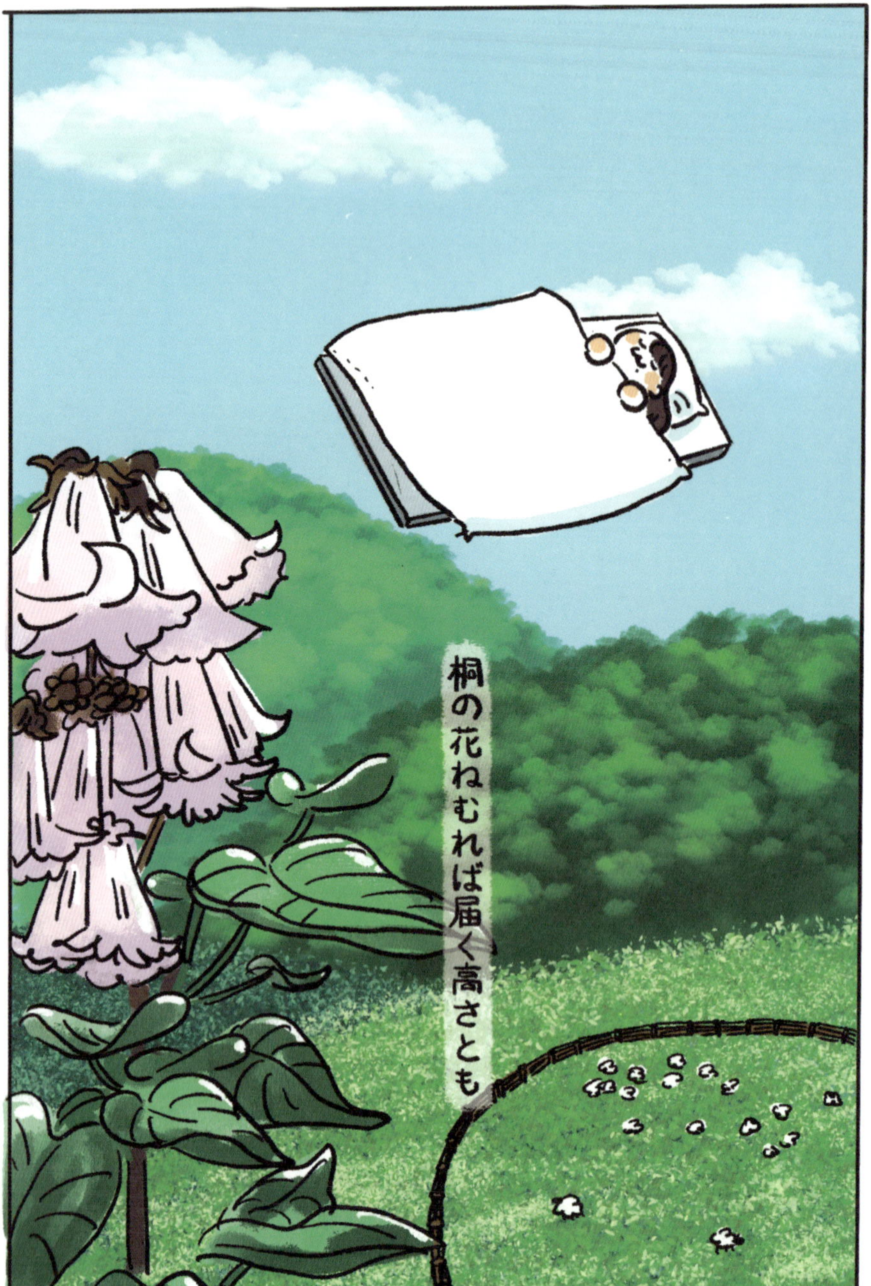
桐の花ねむれば届く高さとも

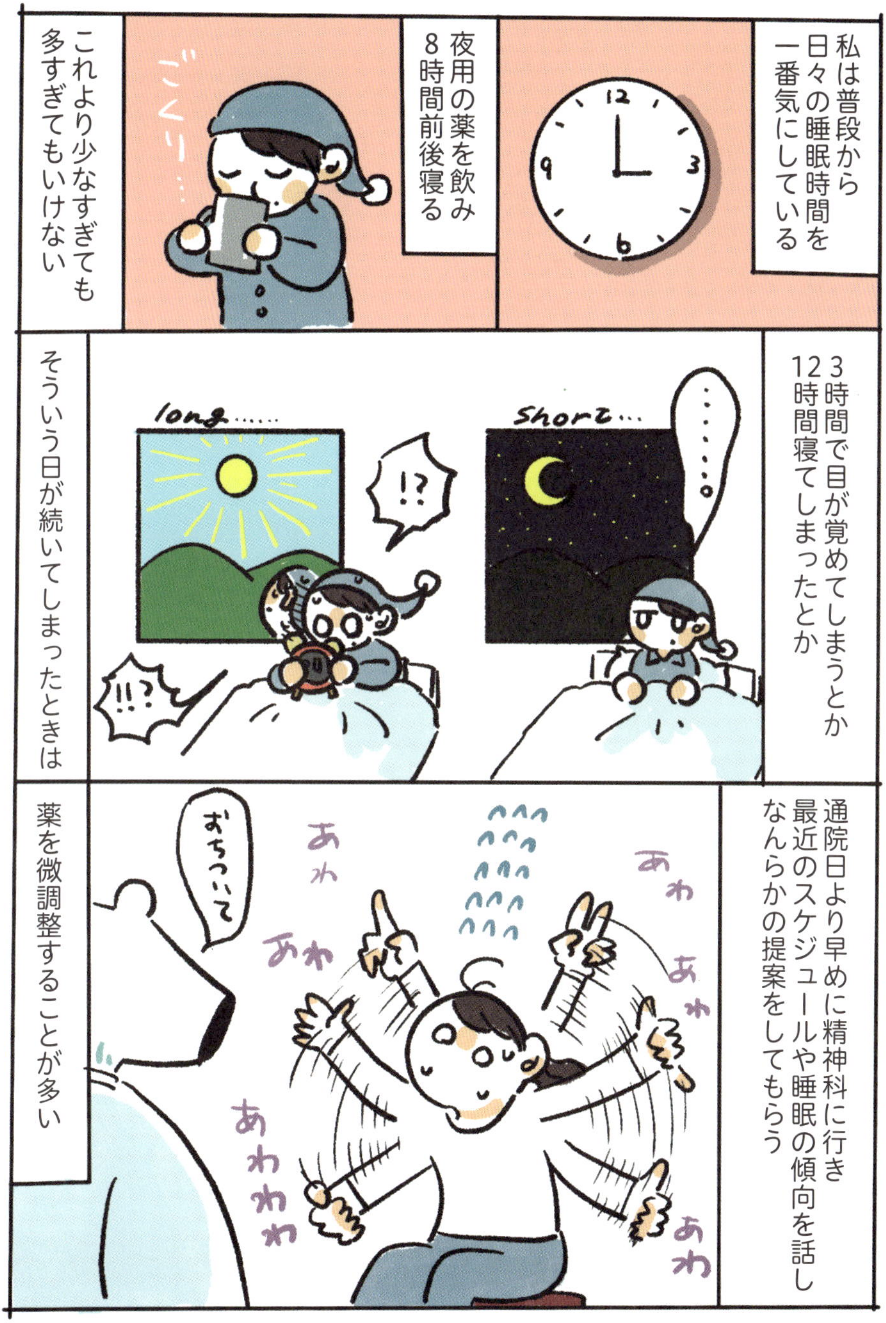
私は普段から
日々の睡眠時間を
一番気にしている
12
3
6
9
夜用の薬を飲み
8時間前後寝る
ごくり…
これより少なすぎても
多すぎてもいけない
3時間で目が覚めてしまうとか
12時間寝てしまったとか
short…
……。
long……
!?
!!?
そういう日が続いてしまったときは
通院日より早めに精神科に行き
最近のスケジュールや睡眠の傾向を話し
なんらかの提案をしてもらう
おちついて
あわ
ああああ
あわ
あわ
あわ
あわわわわ
あわ
薬を微調整することが多い

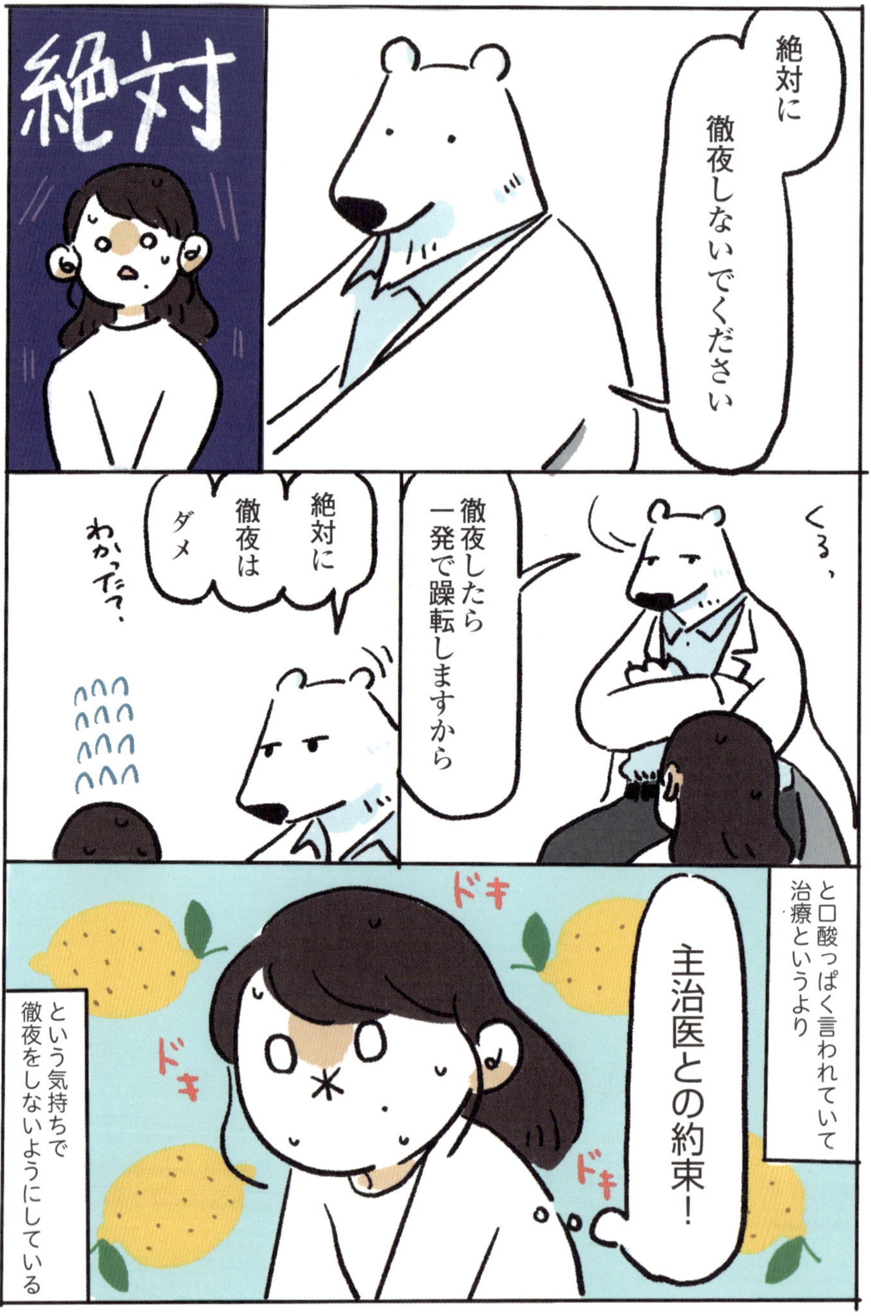
絶対に
徹夜しないでください
絶対
くる、
徹夜したら
一発で躁転しますから
絶対に
徹夜は
ダメ
わかった?、
と口酸っぱく言われていて
治療というより
主治医との約束!
ドキ
ドキ
ドキ
という気持ちで
徹夜をしないようにしている

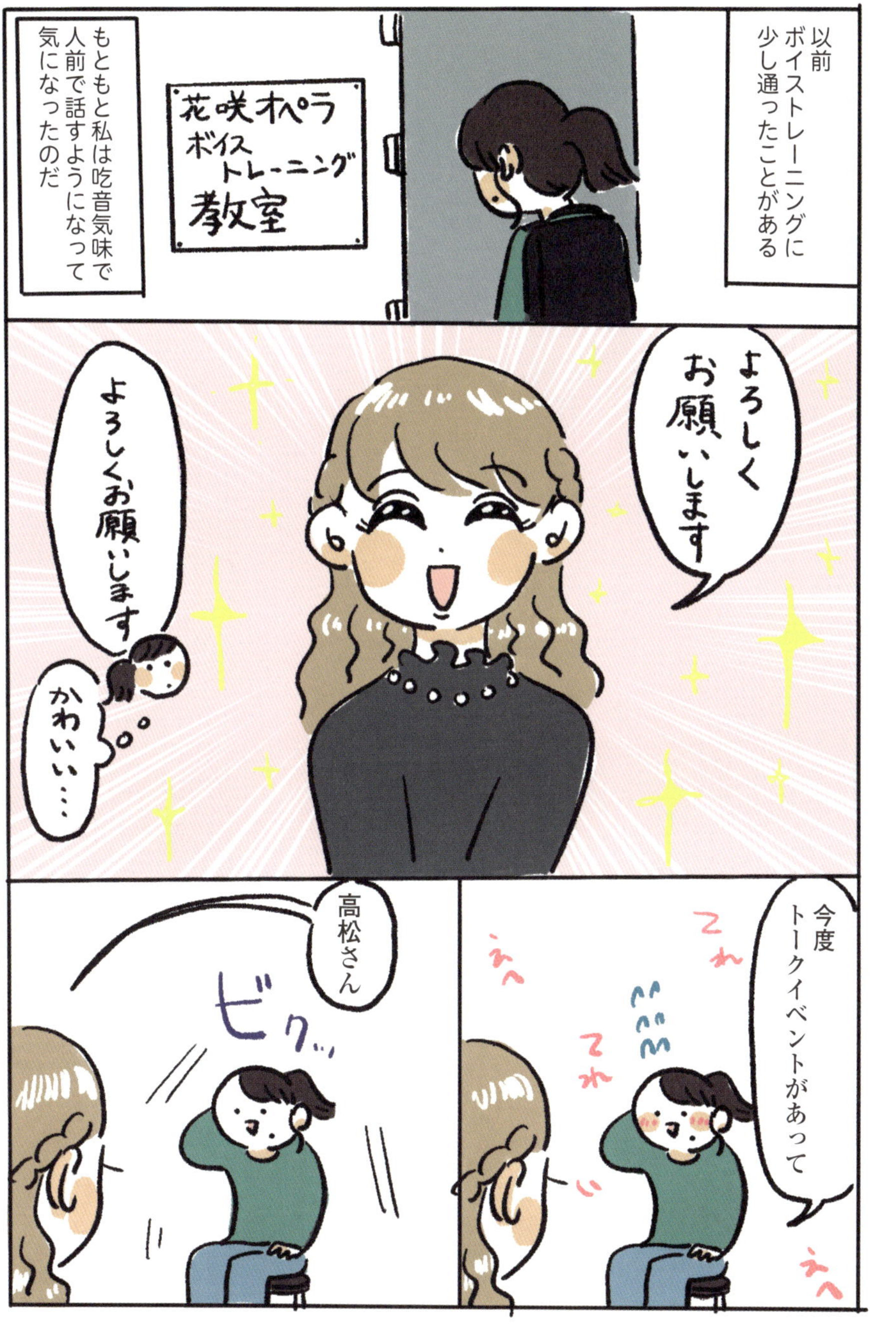
以前
ボイストレーニングに少し通ったことがある
花咲オペラ
ボイストレーニング
教室
もともと私は吃音気味で人前で話すようになって気になったのだ
よろしくお願いします
よろしくお願いします
かわいい…
今度トークイベントがあって
てれ
てれ
えへ
えへ
高松さん
ビクッ

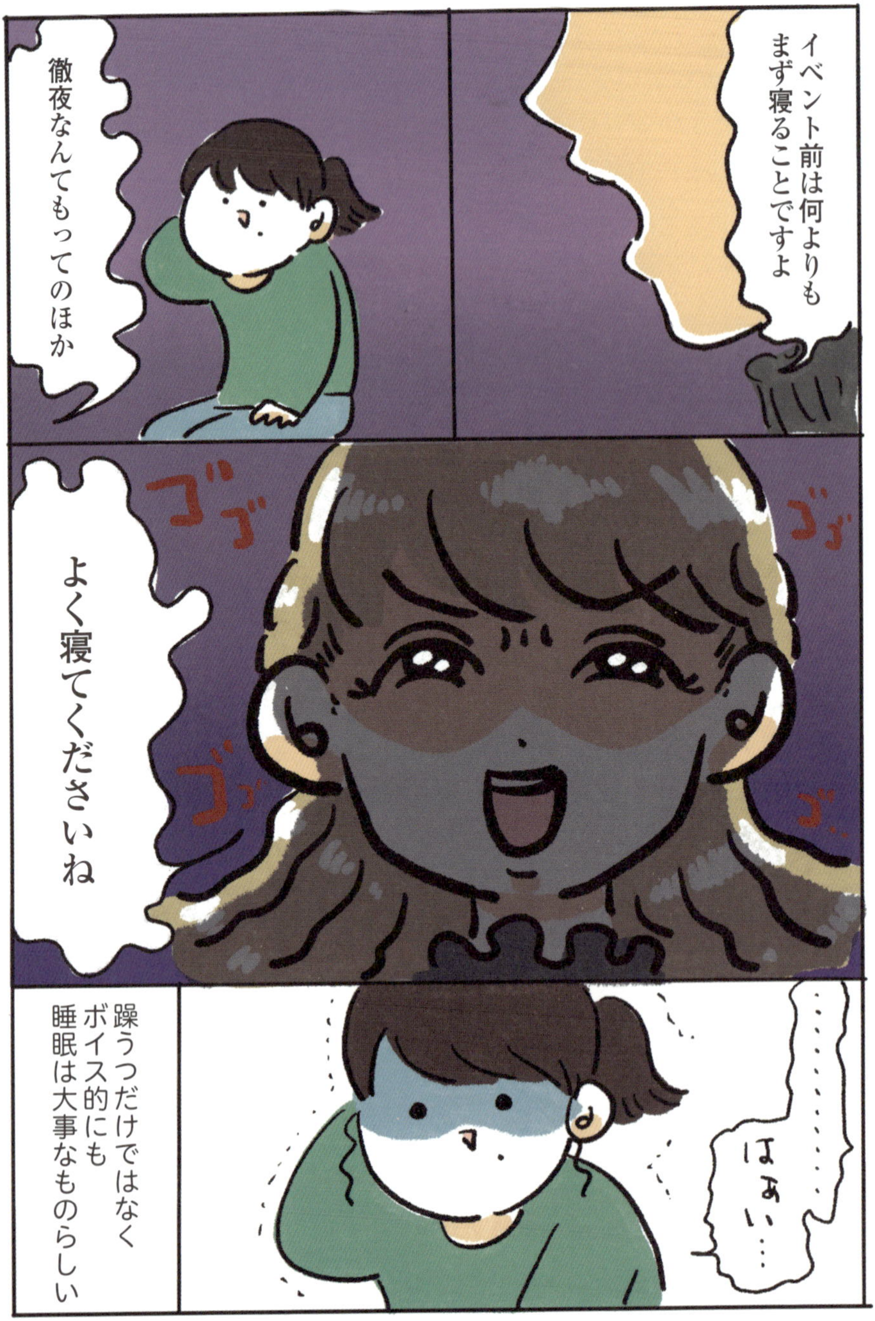
イベント前は何よりも
まず寝ることですよ
徹夜なんてもってのほか
ゴゴ
ゴゴ
よく寝てくださいね
ゴゴ
ゴゴ
…………
はあい…
躁うつだけではなく
ボイス的にも
睡眠は大事なものらしい

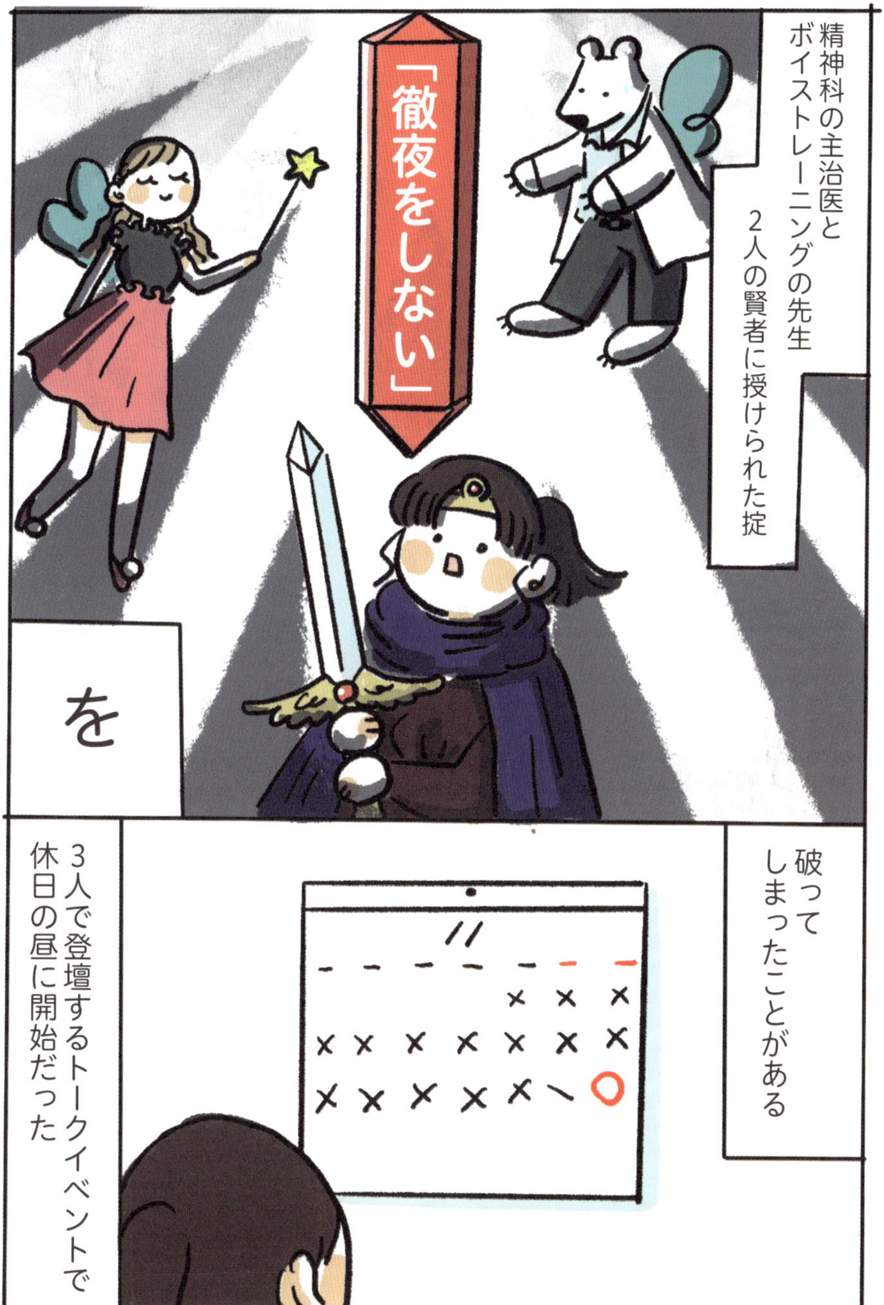
精神科の主治医と
ボイストレーニングの先生
2人の賢者に授けられた掟
「徹夜をしない」
を
破って
しまったことがある
11
3人で登壇するトークイベントで
休日の昼に開始だった

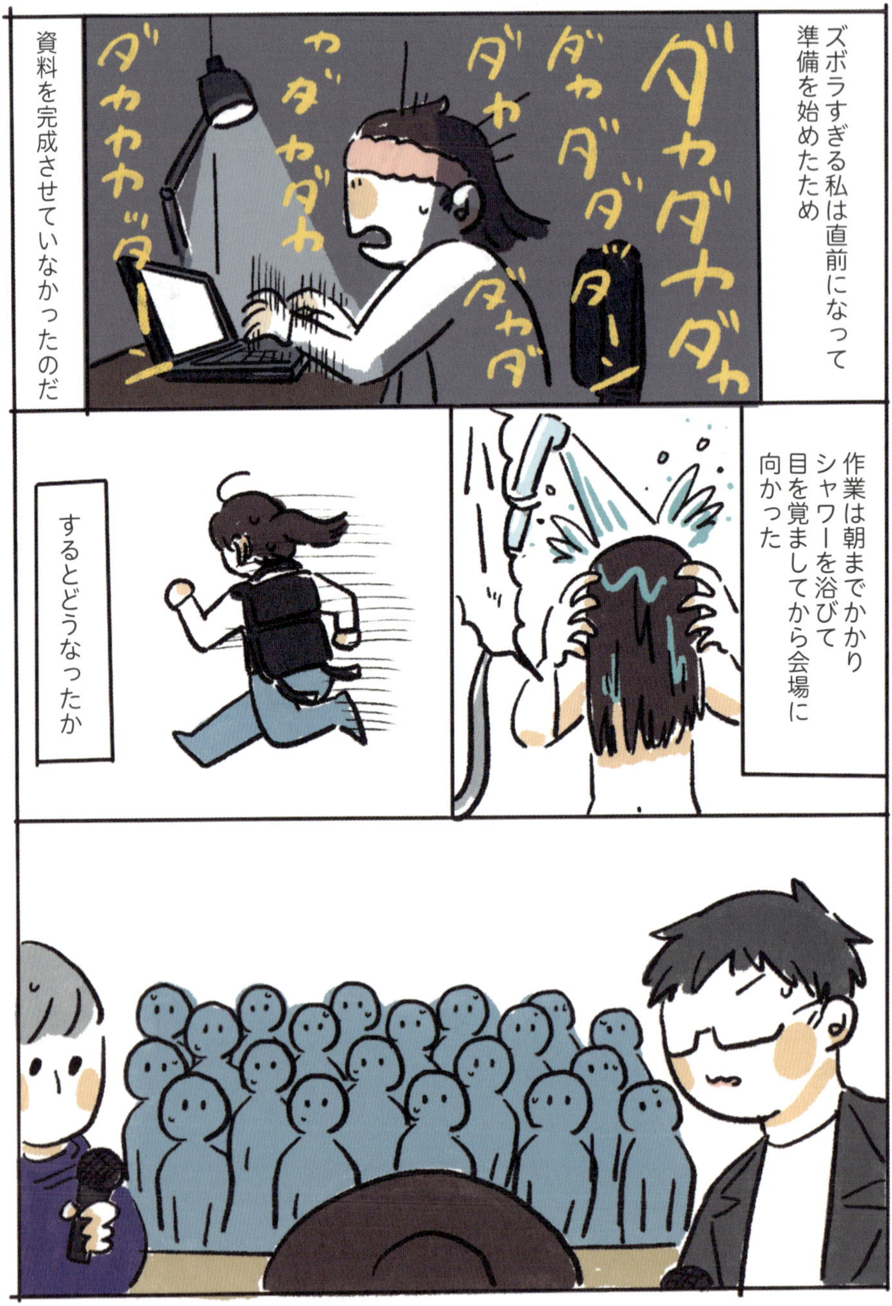
ズボラすぎる私は直前になって準備を始めたため
資料を完成させていなかったのだ
作業は朝までかかりシャワーを浴びて目を覚ましてから会場に向かった
するとどうなったか

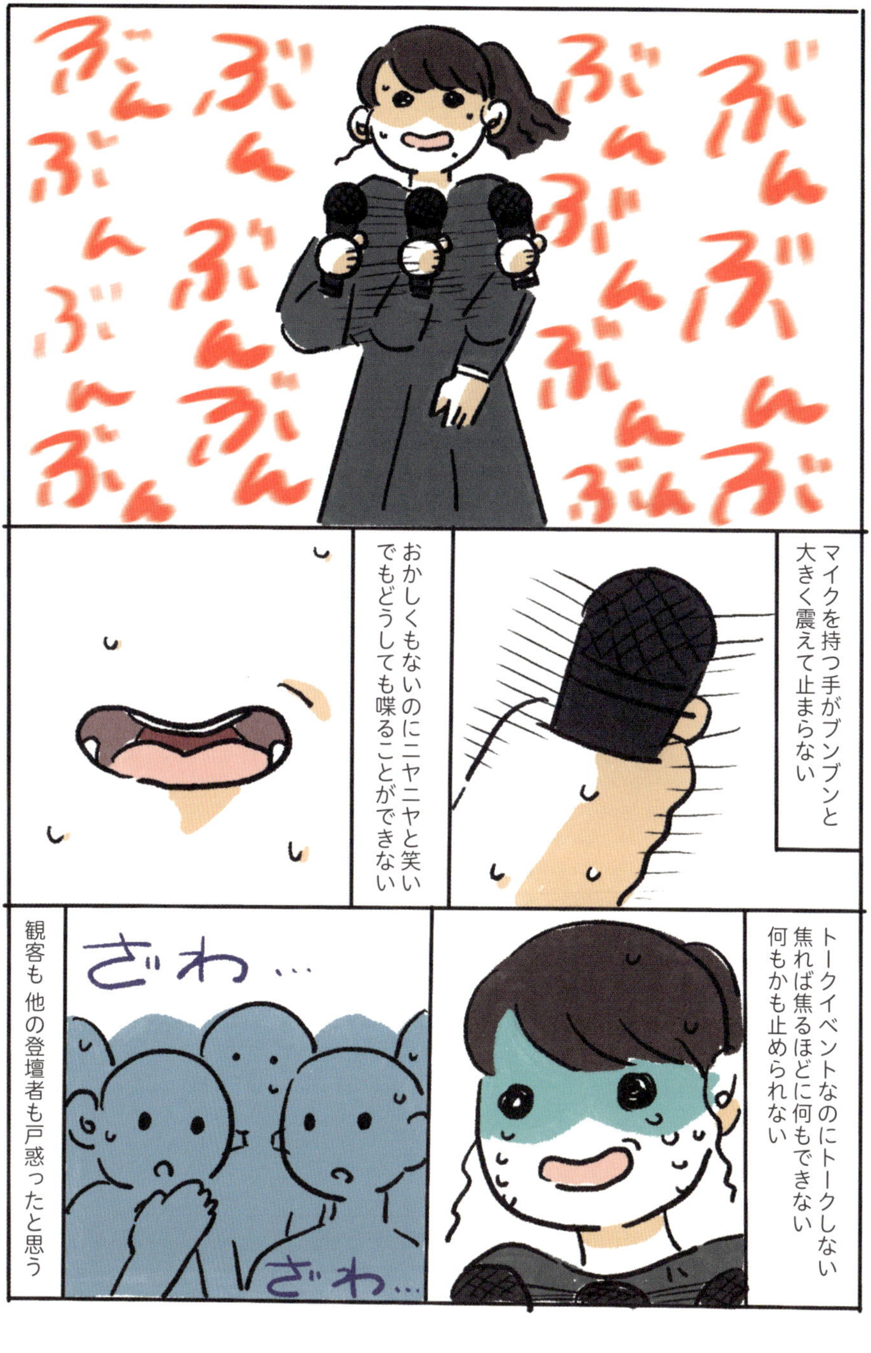
ぶんぶんぶんぶん
マイクを持つ手がブンブンと大きく震えて止まらない
おかしくもないのにニヤニヤと笑い
でもどうしても喋ることができない
トークイベントなのにトークしない
焦れば焦るほどに何もできない
何もかも止められない
ざわ…
ざわ…
観客も 他の登壇者も戸惑ったと思う

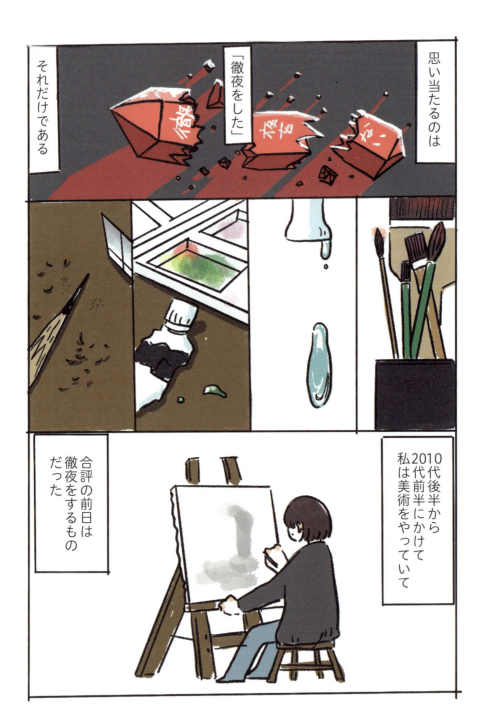

思い当たるのは
「徹夜をした」
それだけである
10代後半から
20代前半にかけて
私は美術をやっていて
合評の前日は
徹夜をするもの
だった

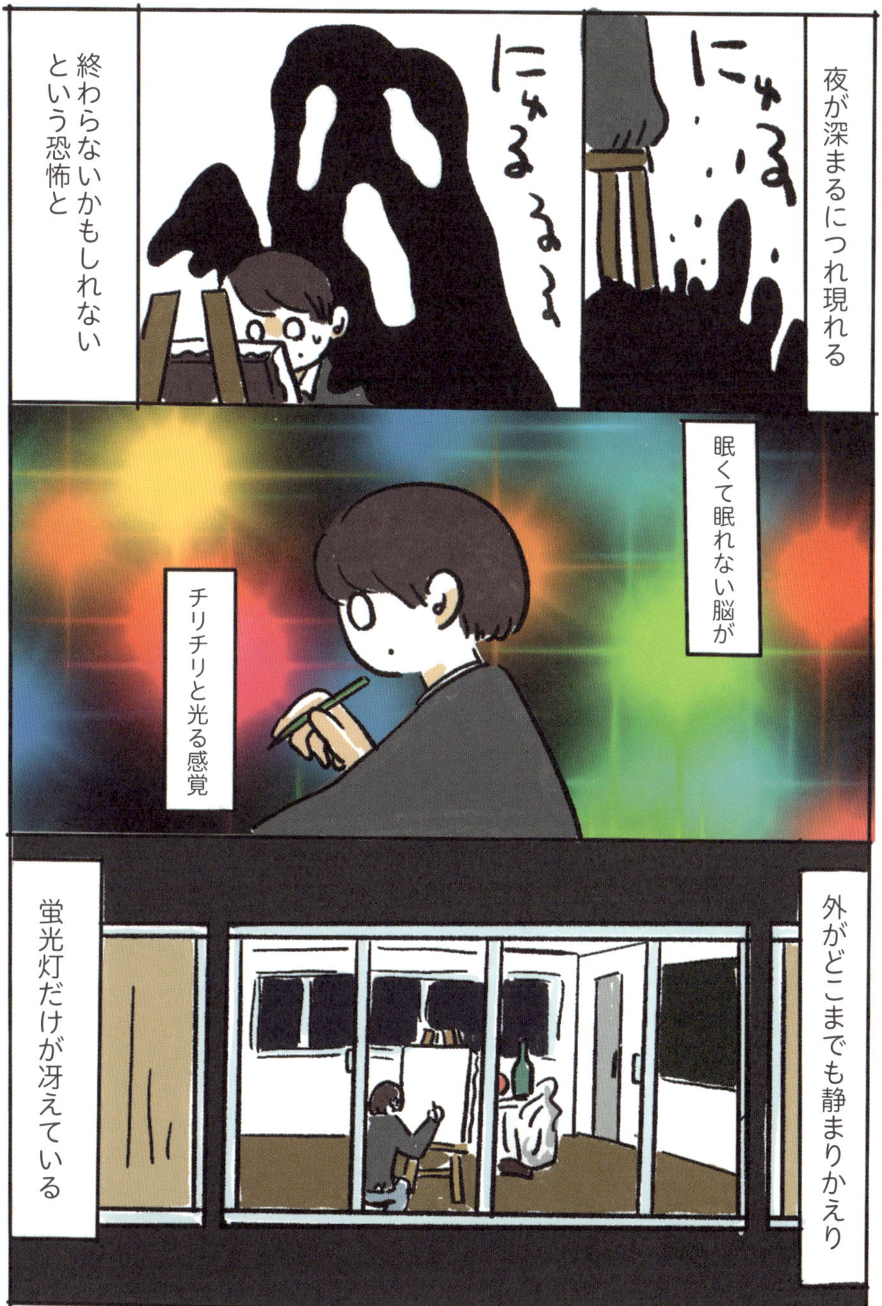
夜が深まるにつれ現れる
にゅるる
にゅるるるる
終わらないかもしれない
という恐怖と
眠くて眠れない脳が
チリチリと光る感覚
外がどこまでも静まりかえり
蛍光灯だけが冴えている

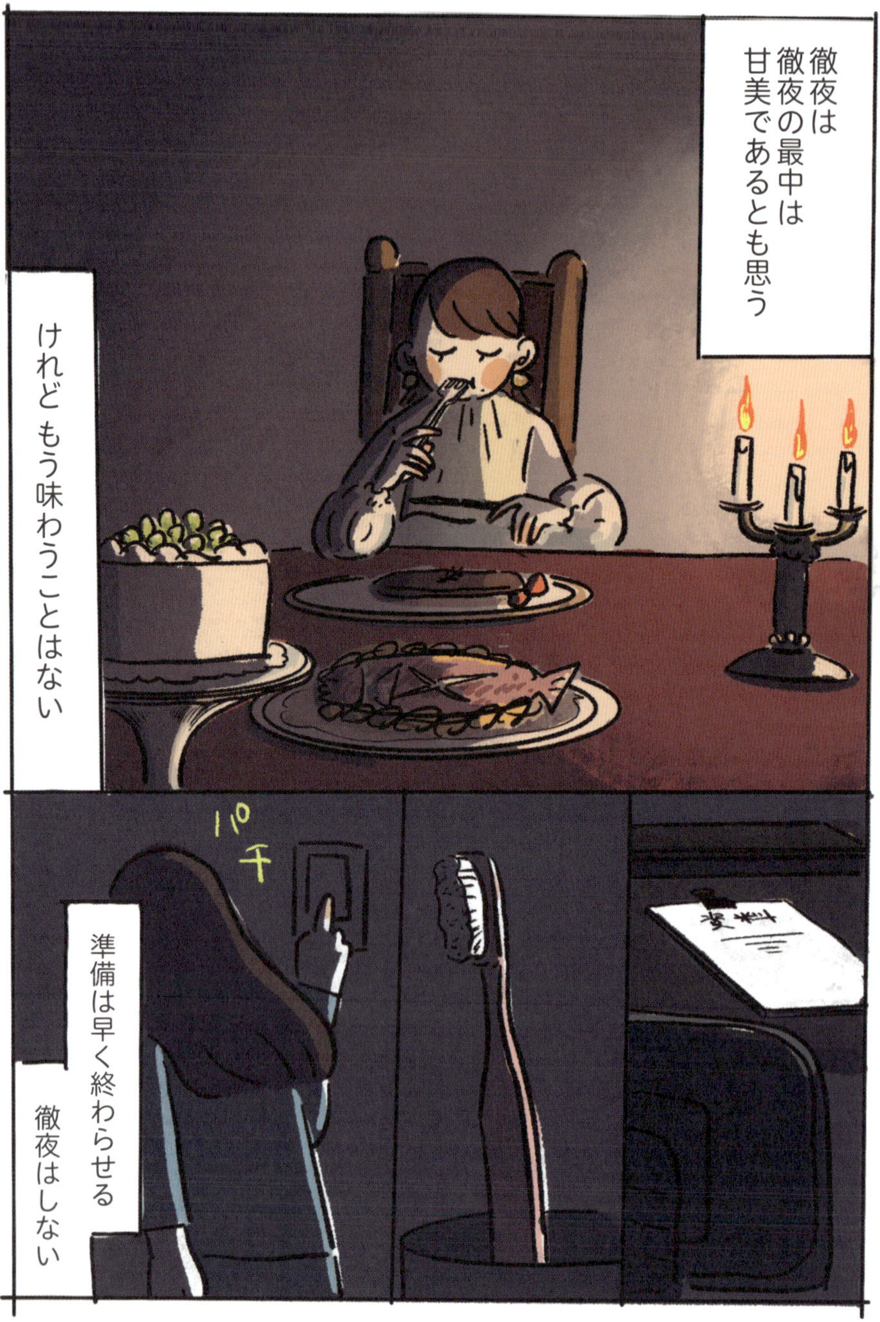
徹夜は
徹夜の最中は
甘美であるとも思う
けれどもう味わうことはない
パチ
準備は早く終わらせる
徹夜はしない

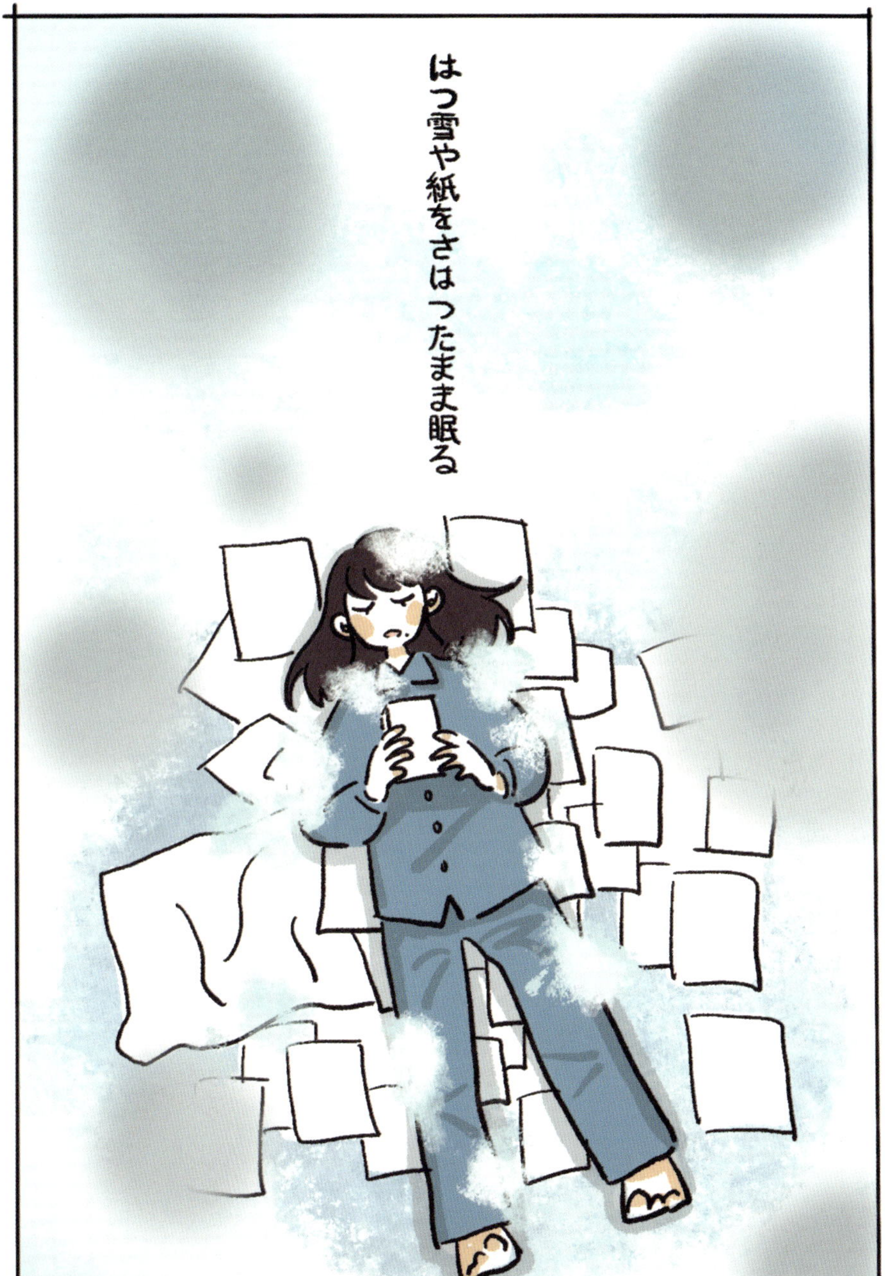
はつ雪や紙をさはつたまま眠る

P.124

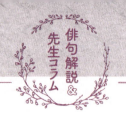

桐の花ねむれば届く高さとも

高柳克弘（1980〜） 桐の花は高いところに咲く。「ねむれば届く高さ」とは、どういうことだろう。夢の中ではふわふわと背が高くなるのだろうか。高柳の句には幸せがある。自身の幸せを優しく丁寧に包むように句が書かれているのだ。〈ぶらんこを押してぼんやり父である〉〈キューピーの翼小さしみなみかぜ〉

P.135

はつ雪や紙をさはつたまま眠る

宮本佳世乃（1974〜） 「はつ雪や」で切れている。はつ雪の降ってきた寒い日に、屋内で紙を触ったまま眠る。しいんとする空気の気配がある。その静けさが魅力の句である。そう考えてみると、宮本の句は静かだ。騒いだり叫んだりすることはなく、物語が粛々と展開する。〈こどもつぎつぎ胡桃の谷へ入りゆく〉〈冬眠の患者に盗まるる両眼〉

Dr.Masuda's column

睡眠や食事、活動の合間に休息を取ること（場合によっては短時間の昼寝を取ること）は人間が生物として生きていくのに、必要なものです。それらを削ってしまうと、心身に影響が出始め、体の不調や自律神経の乱れが生じ、それから心身の病気に発展します。
そんなことは当然のことなのですが、現代人は自分が動物や生物であることを忘れ、頭だけで人間を理解しているかのようです。
睡眠は6時間、できれば8時間取ること。カロリーも1600kcal以上、適正の量を確保することが必要です。

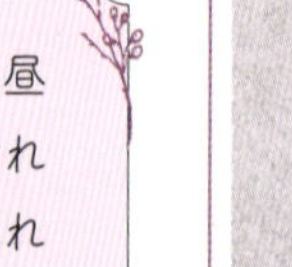

益田先生

第9話

ぽぽのあたりが火事ですよ

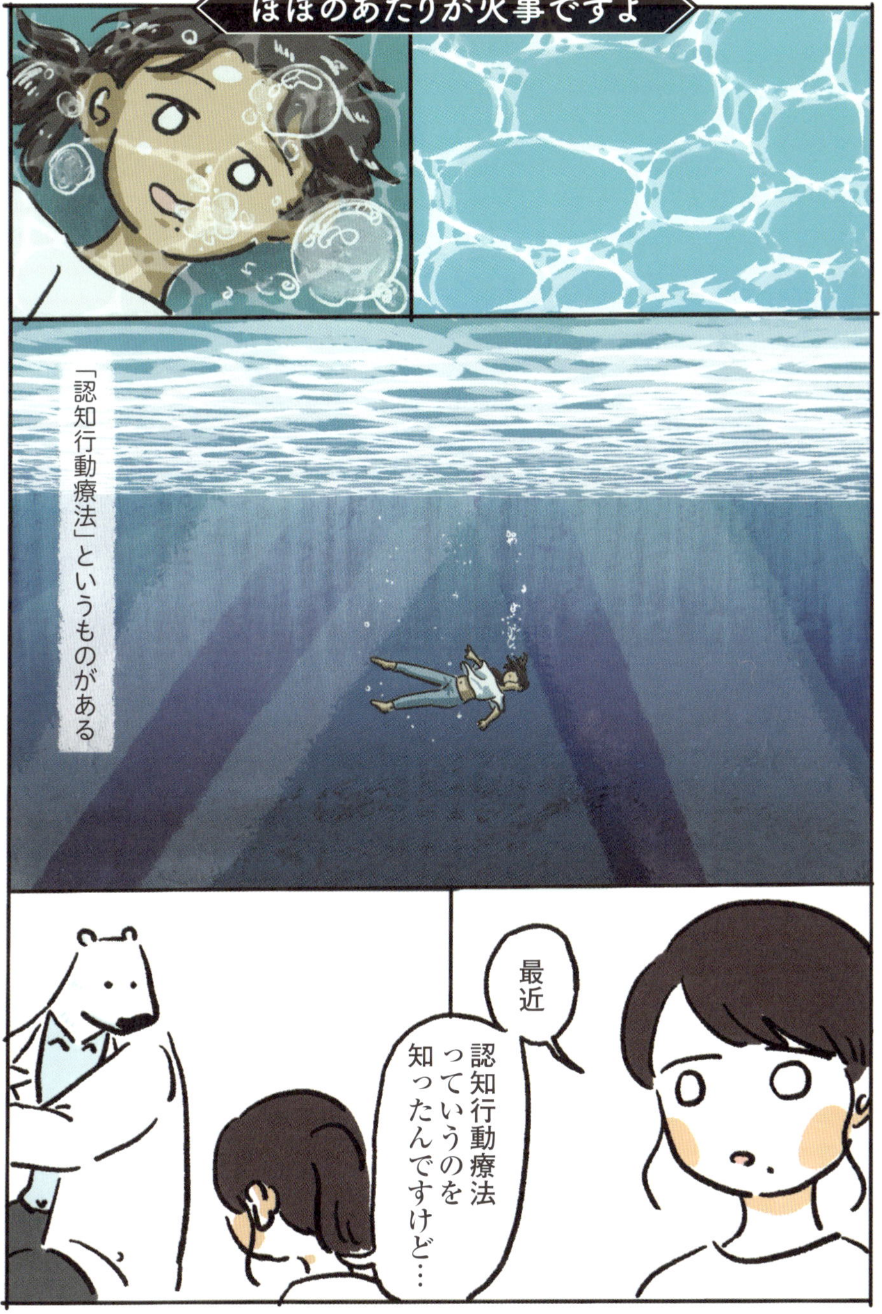
「認知行動療法」というものがある
最近
認知行動療法っていうのを知ったんですけど…

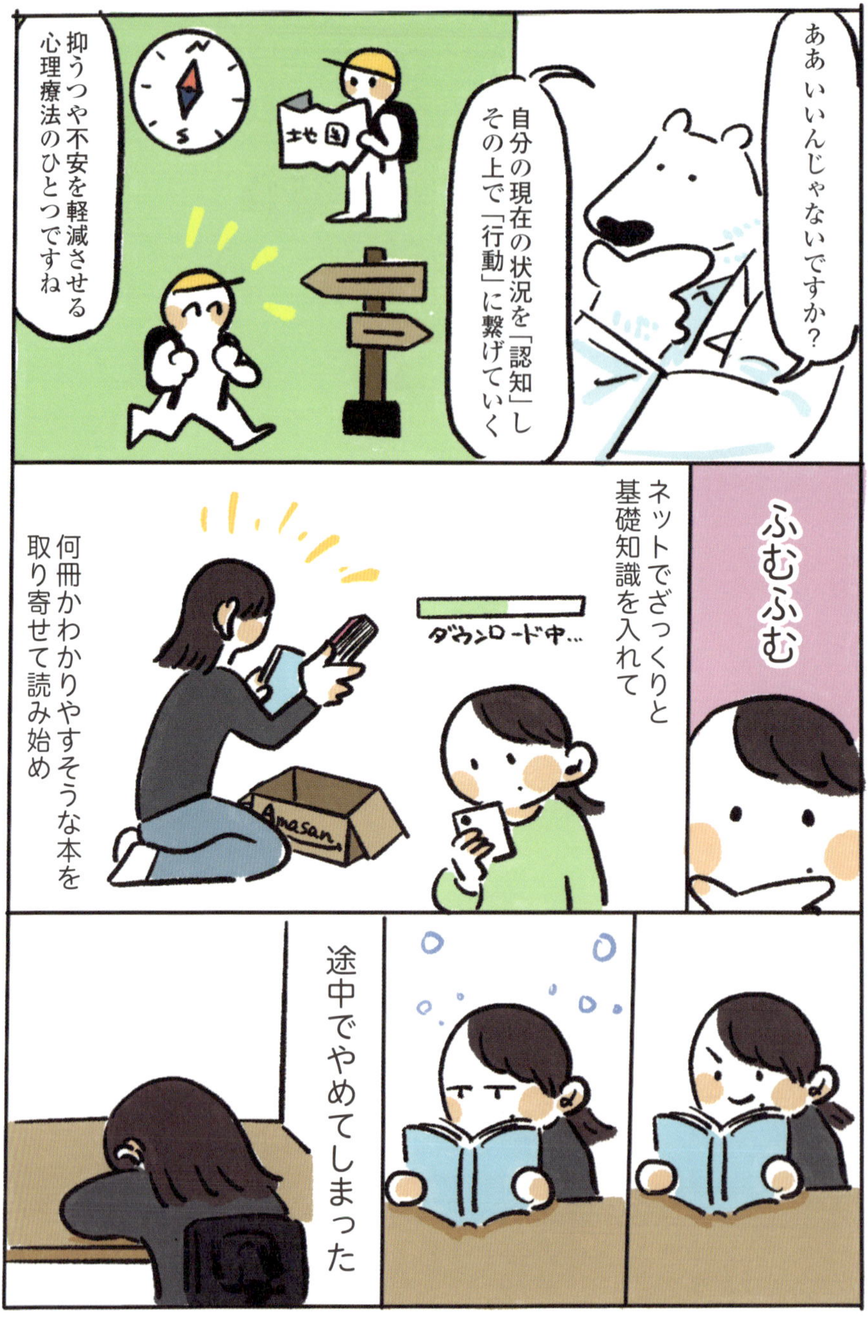
ああ いいんじゃないですか？
自分の現在の状況を「認知」し
その上で「行動」に繋げていく
抑うつや不安を軽減させる
心理療法のひとつですね
地図
ふむふむ
ネットでざっくりと
基礎知識を入れて
ダウンロード中…
何冊かわかりやすそうな本を
取り寄せて読み始め
Amasan
途中でやめてしまった

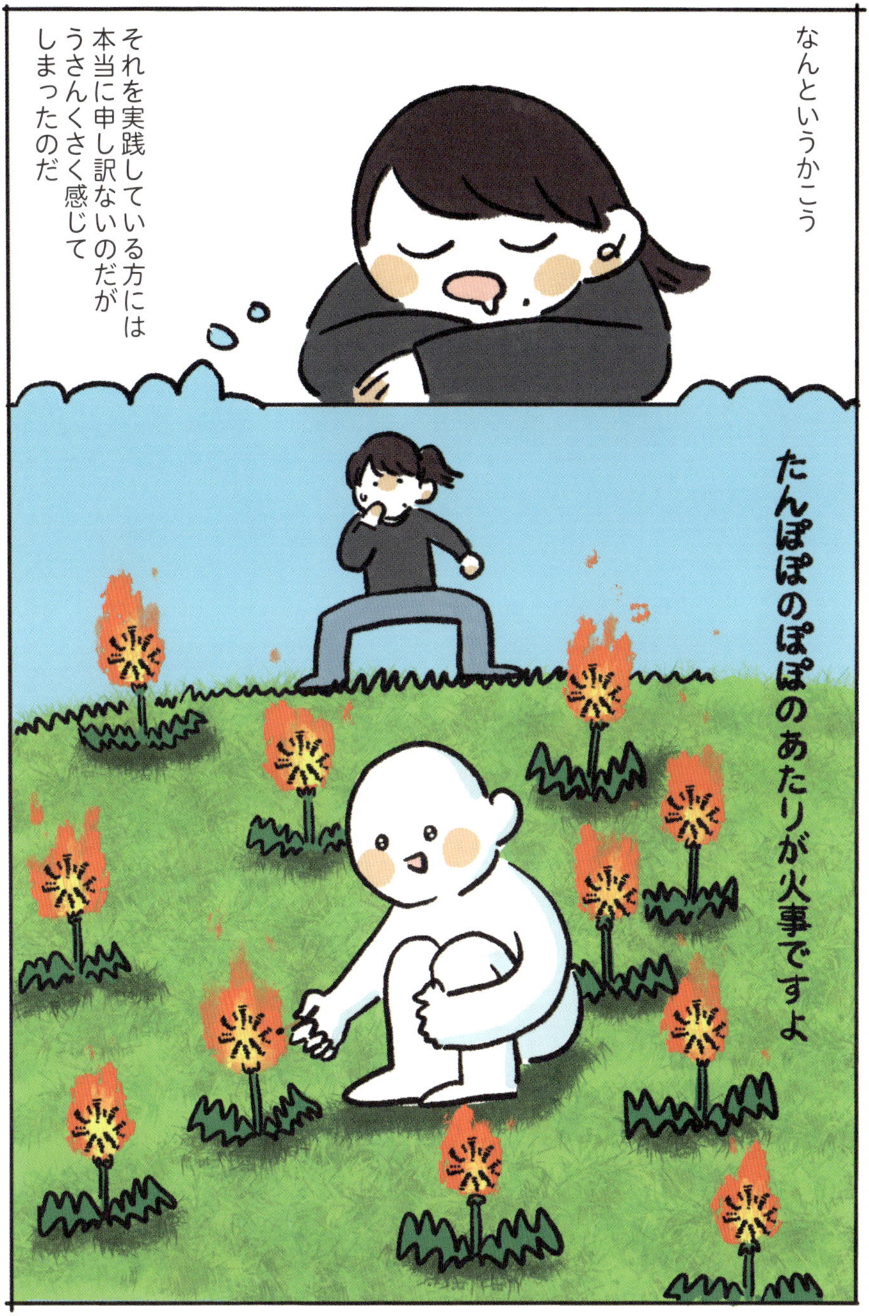
なんというかこう
それを実践している方には
本当に申し訳ないのだが
うさんくさく感じて
しまったのだ
たんぽぽのぽぽのあたりが火事ですよ

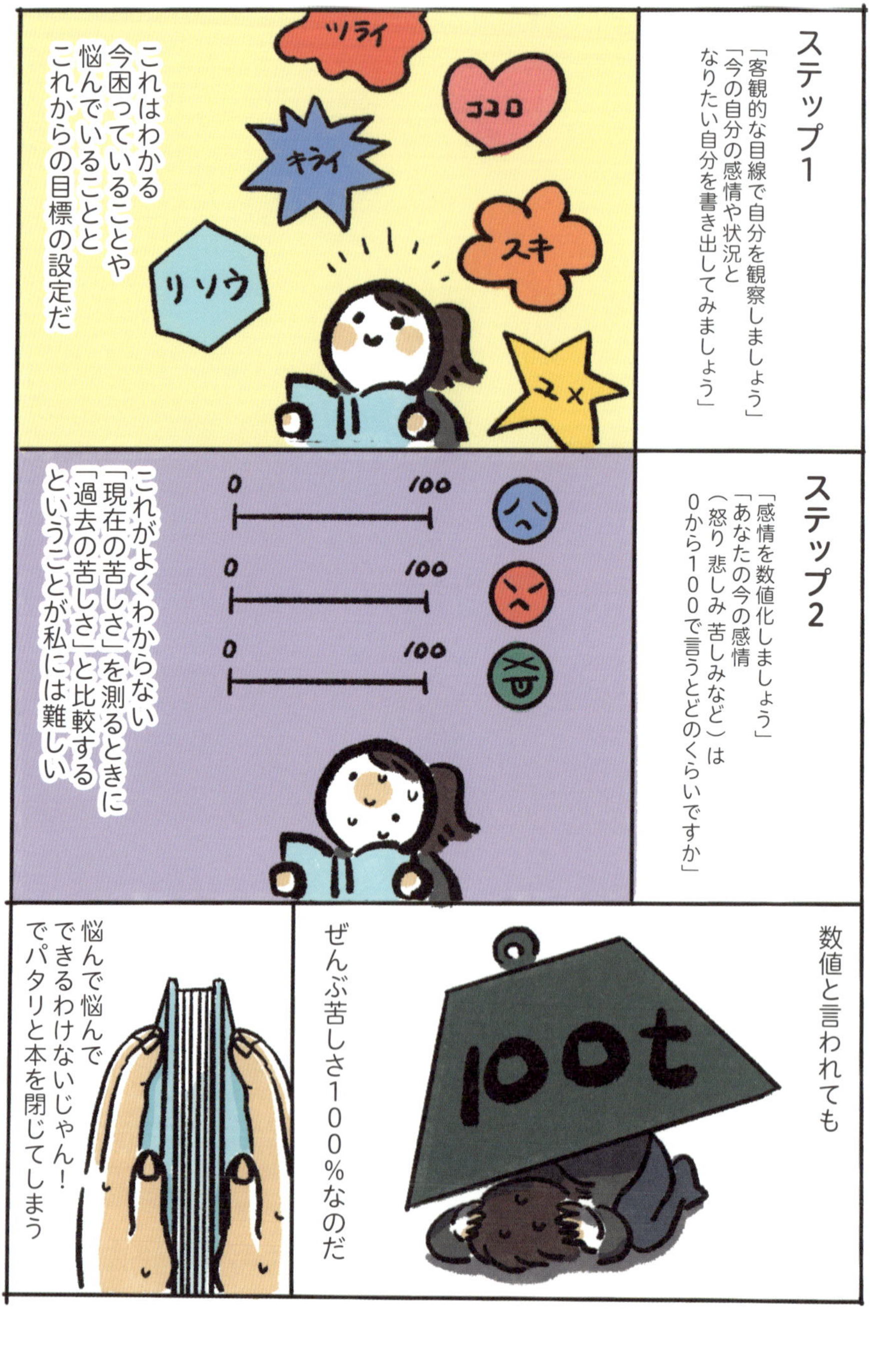
ステップ1
「客観的な目線で自分を観察しましょう」
「今の自分の感情や状況となりたい自分を書き出してみましょう」
ツライ
ココロ
キライ
スキ
リソウ
ユメ
これはわかる
今困っていることや悩んでいることと
これからの目標の設定だ
ステップ2
「感情を数値化しましょう」
「あなたの今の感情（怒り 悲しみ 苦しみなど）は0から100で言うとどのくらいですか」
0 100
0 100
0 100
これがよくわからない
「現在の苦しさ」を測るときに
「過去の苦しさ」と比較する
ということが私には難しい
数値と言われても
100t
ぜんぶ苦しさ100%なのだ
悩んで悩んで
できるわけないじゃん！
でパタリと本を閉じてしまう

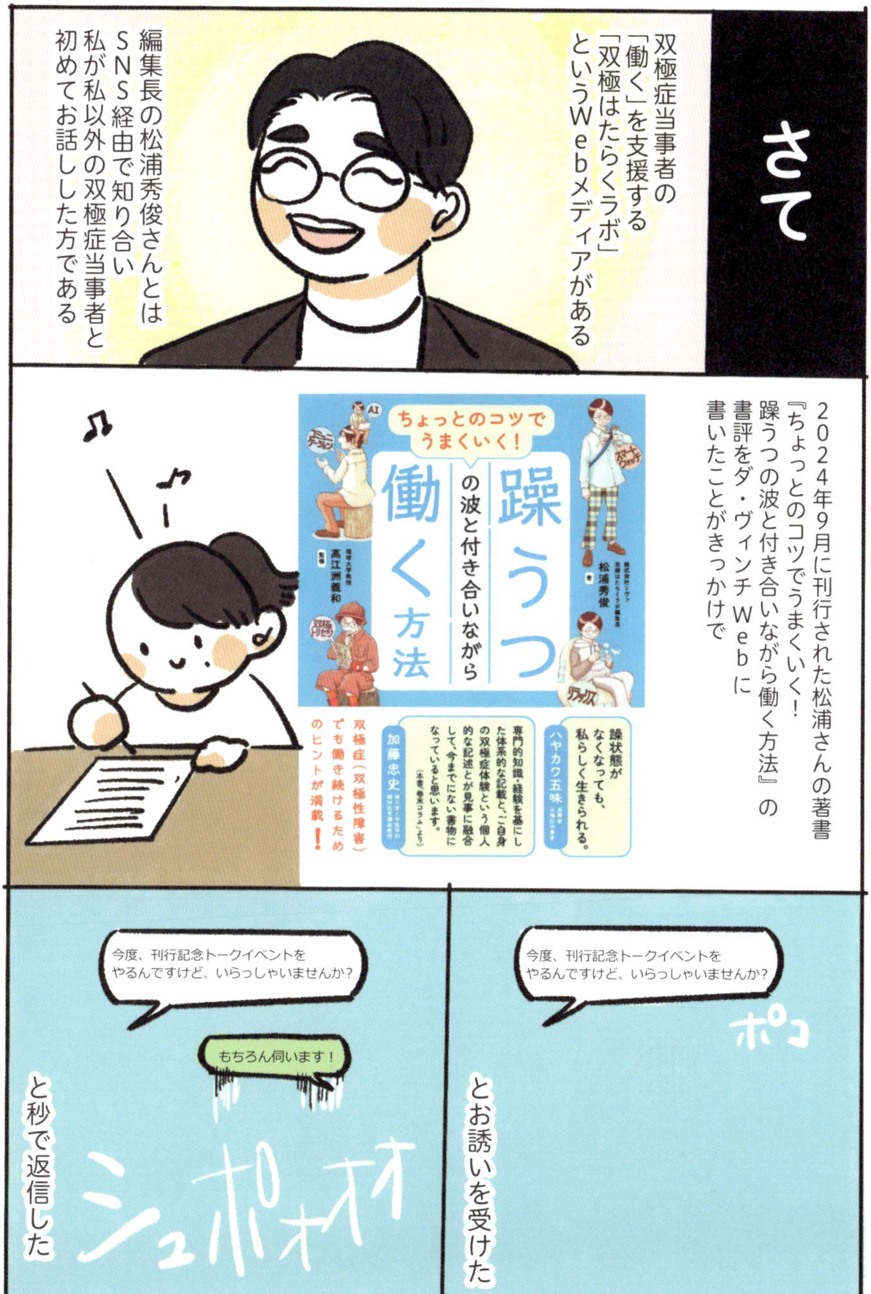
さて
双極症当事者の「働く」を支援する「双極はたらくラボ」というWebメディアがある
編集長の松浦秀俊さんとはSNS経由で知り合い私が私以外の双極症当事者と初めてお話しした方である
2024年9月に刊行された松浦さんの著書『ちょっとのコツでうまくいく！躁うつの波と付き合いながら働く方法』の書評をダ・ヴィンチWebに書いたことがきっかけで
ちょっとのコツでうまくいく！
躁うつの波と付き合いながら働く方法
松浦秀俊 著
高江洲義和 監修
躁状態がなくなっても、私らしく生きられる。
ハヤカワ五味
専門的知識・経験を基にした体系的な記載と、ご自身の双極症体験という個人的な記述とが見事に融合して、今までにない書物になっていると思います。（本書 巻末コラムより）
加藤忠史
双極症（双極性障害）でも働き続けるためのヒントが満載！
今度、刊行記念トークイベントをやるんですけど、いらっしゃいませんか？
ポコ
とお誘いを受けた
今度、刊行記念トークイベントをやるんですけど、いらっしゃいませんか？
もちろん伺います！
シュポォオオ
と秒で返信した

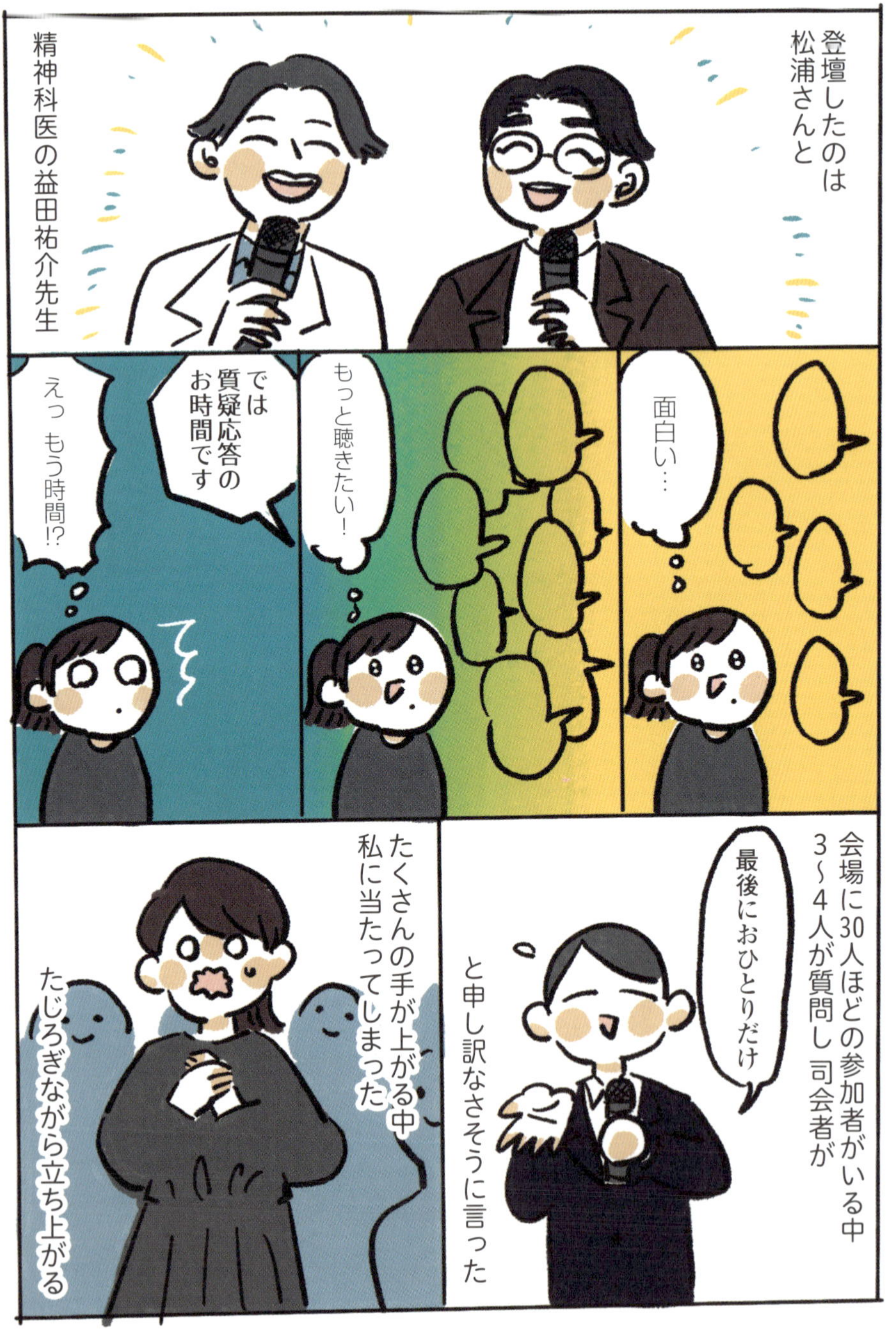
登壇したのは松浦さんと
精神科医の益田祐介先生
面白い…
もっと聴きたい！
では質疑応答のお時間です
えっ　もう時間!?
会場に30人ほどの参加者がいる中
3〜4人が質問し 司会者が
最後におひとりだけ
と申し訳なさそうに言った
たくさんの手が上がる中
私に当たってしまった
たじろぎながら立ち上がる

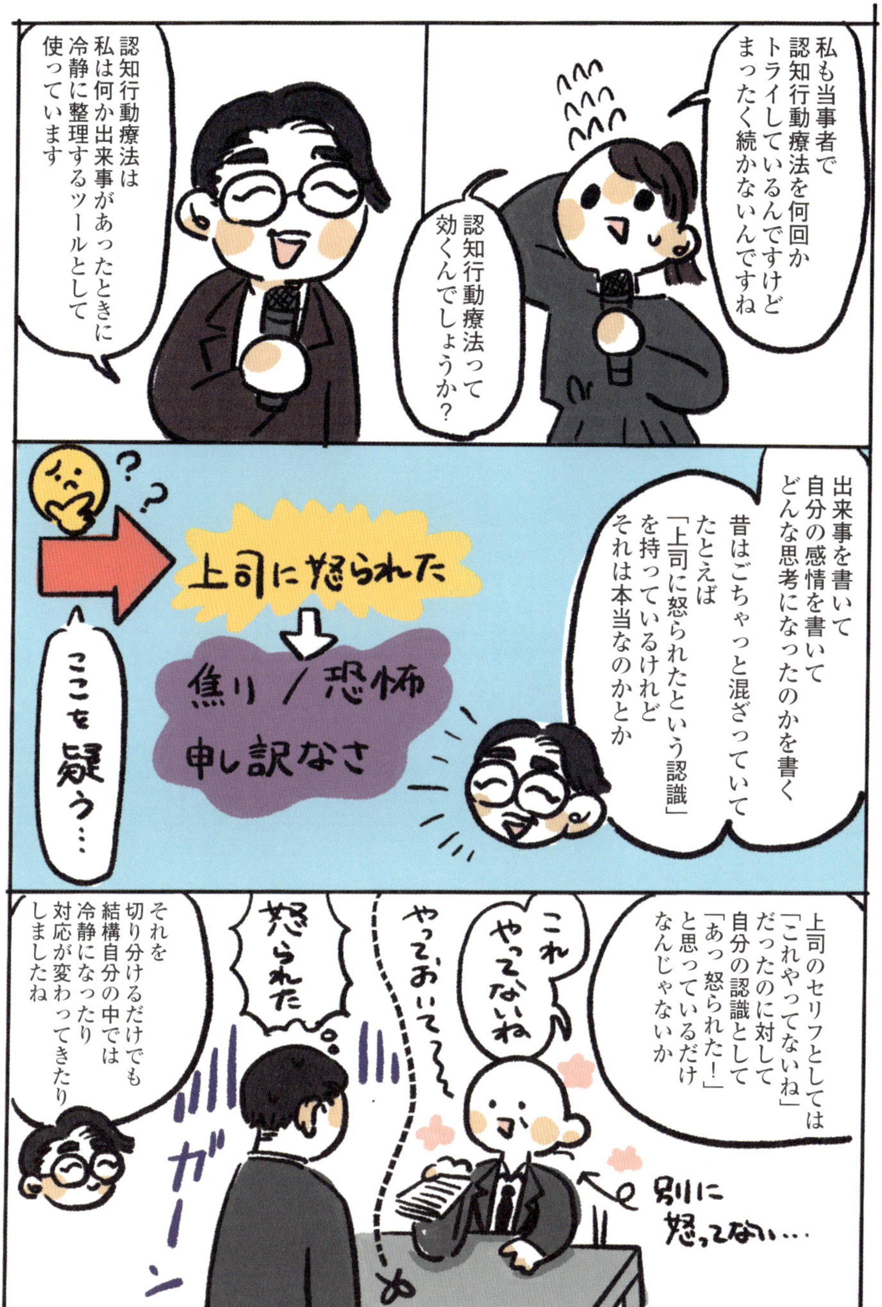
私も当事者で認知行動療法を何回かトライしているんですけどまったく続かないんですね
認知行動療法って効くんでしょうか？
認知行動療法は私は何か出来事があったときに冷静に整理するツールとして使っています
出来事を書いて自分の感情を書いてどんな思考になったのかを書く
昔はごちゃっと混ざっていて
たとえば「上司に怒られたという認識」を持っているけれどそれは本当なのかとか
上司に怒られた
焦り／恐怖
申し訳なさ
ここを疑う…
上司のセリフとしては「これやってないね」だったのに対して自分の認識として「あっ怒られた！」と思っているだけなんじゃないか
これやってないね
やっておいて〜
怒られた
ガーン
別に怒ってない…
それを切り分けるだけでも結構自分の中では冷静になったり対応が変わってきたりしましたね

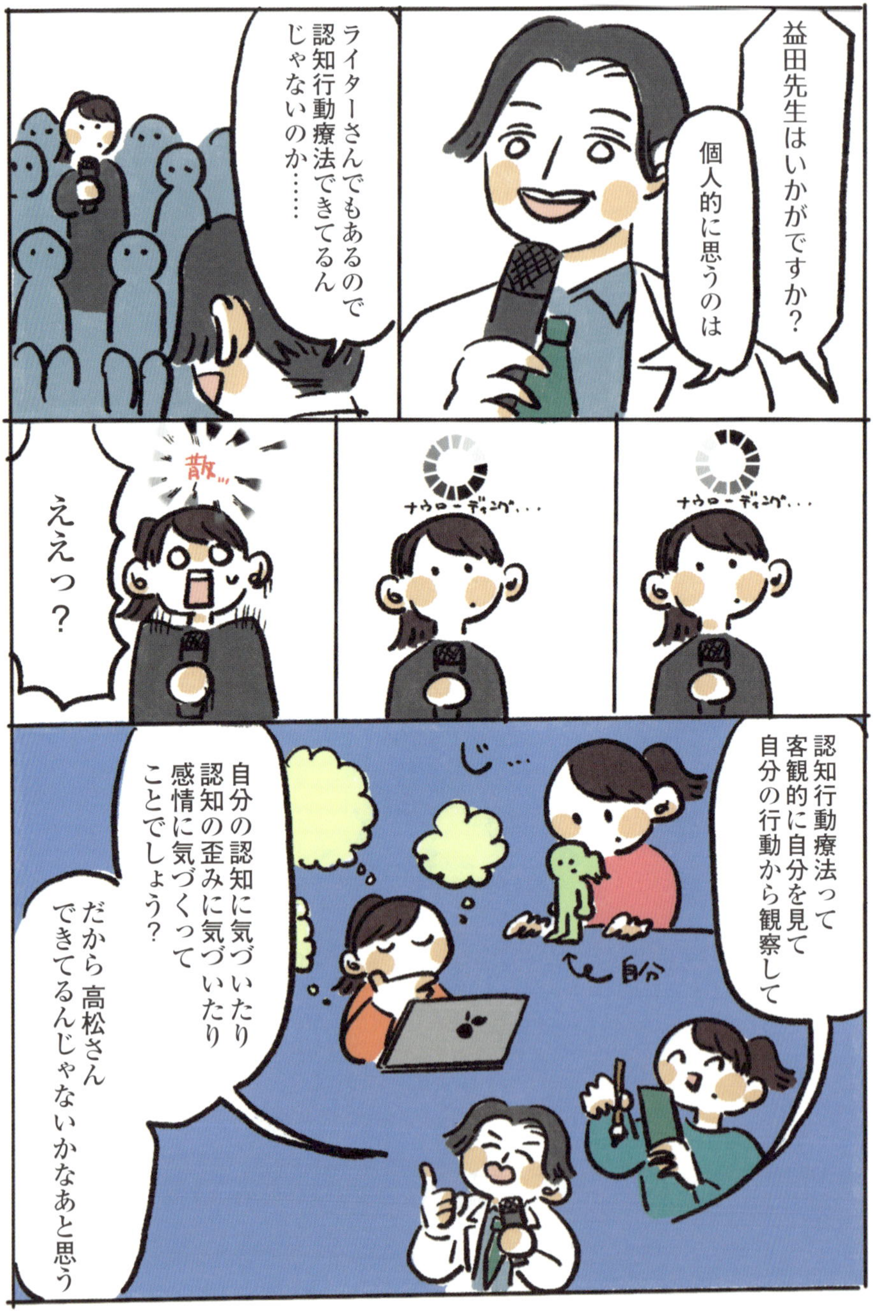
益田先生はいかがですか？
個人的に思うのは
ライターさんでもあるので認知行動療法できてるんじゃないのか……
ナウローディング・・・
ナウローディング・・・
散…
ええっ？
認知行動療法って客観的に自分を見て自分の行動から観察して
じ…
自分
自分の認知に気づいたり認知の歪みに気づいたり感情に気づくってことでしょう？
だから高松さんできてるんじゃないかなあと思う

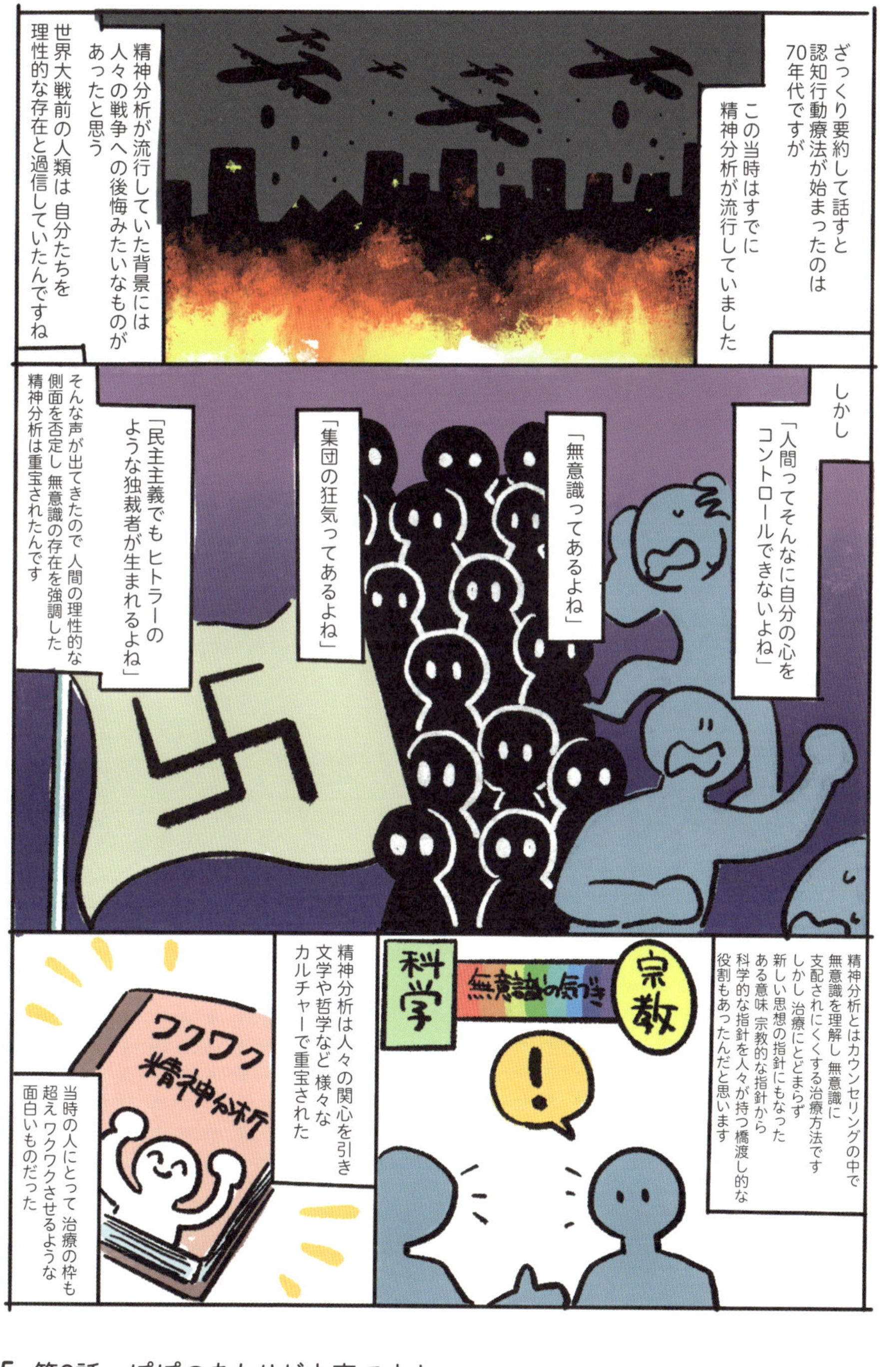
ざっくり要約して話すと認知行動療法が始まったのは70年代ですが
この当時はすでに精神分析が流行していました
精神分析が流行していた背景には人々の戦争への後悔みたいなものがあったと思う
世界大戦前の人類は自分たちを理性的な存在と過信していたんですね
しかし
「人間ってそんなに自分の心をコントロールできないよね」
「無意識ってあるよね」
「集団の狂気ってあるよね」
「民主主義でもヒトラーのような独裁者が生まれるよね」
そんな声が出てきたので人間の理性的な側面を否定し無意識の存在を強調した精神分析は重宝されたんです
精神分析とはカウンセリングの中で無意識を理解し無意識に支配されにくくする治療方法です
しかし治療にとどまらず新しい思想の指針にもなった
ある意味宗教的な指針から科学的な指針を人々が持つ橋渡し的な役割もあったんだと思います
科学
無意識の気づき
宗教
!
精神分析は人々の関心を引き文学や哲学など様々なカルチャーで重宝された
ワクワク精神分析
当時の人にとって治療の枠も超えワクワクさせるような面白いものだった

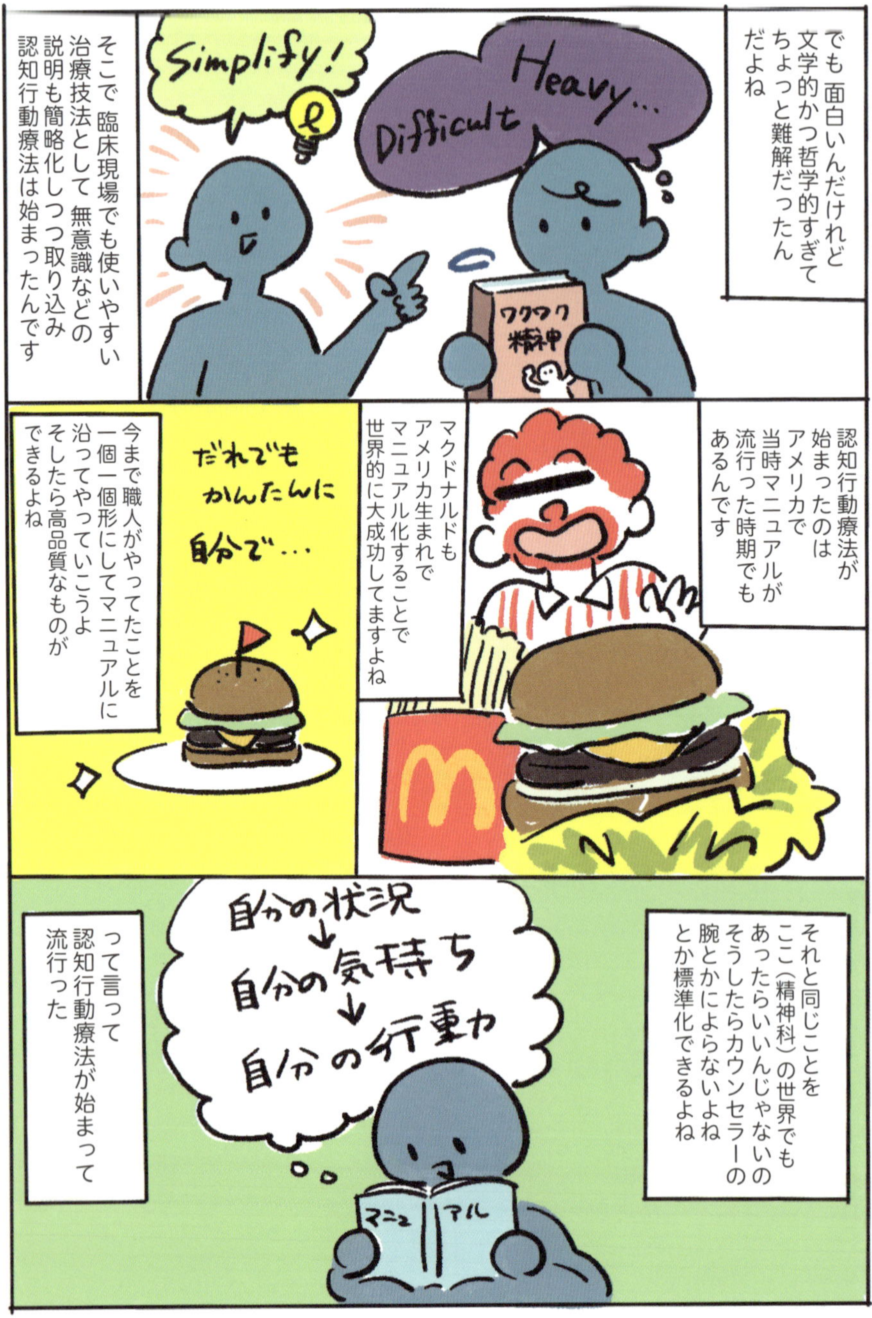

でも面白いんだけれど
文学的かつ哲学的すぎて
ちょっと難解だったん
だよね
Heavy…
Difficult
Simplify!
ワクワク
精神
そこで臨床現場でも使いやすい
治療技法として無意識などの
説明も簡略化しつつ取り込み
認知行動療法は始まったんです
認知行動療法が
始まったのは
アメリカで
当時マニュアルが
流行った時期でも
あるんです
マクドナルドも
アメリカ生まれで
マニュアル化することで
世界的に大成功してますよね
だれでも
かんたんに
自分で…
今まで職人がやってたことを
一個一個形にしてマニュアルに
沿ってやっていこうよ
そしたら高品質なものが
できるよね
それと同じことを
ここ（精神科）の世界でも
あったらいいんじゃないの
そうしたらカウンセラーの
腕とかによらないよね
とか標準化できるよね
自分の状況
自分の気持ち
自分の行動
マニュアル
って言って
認知行動療法が始まって
流行った

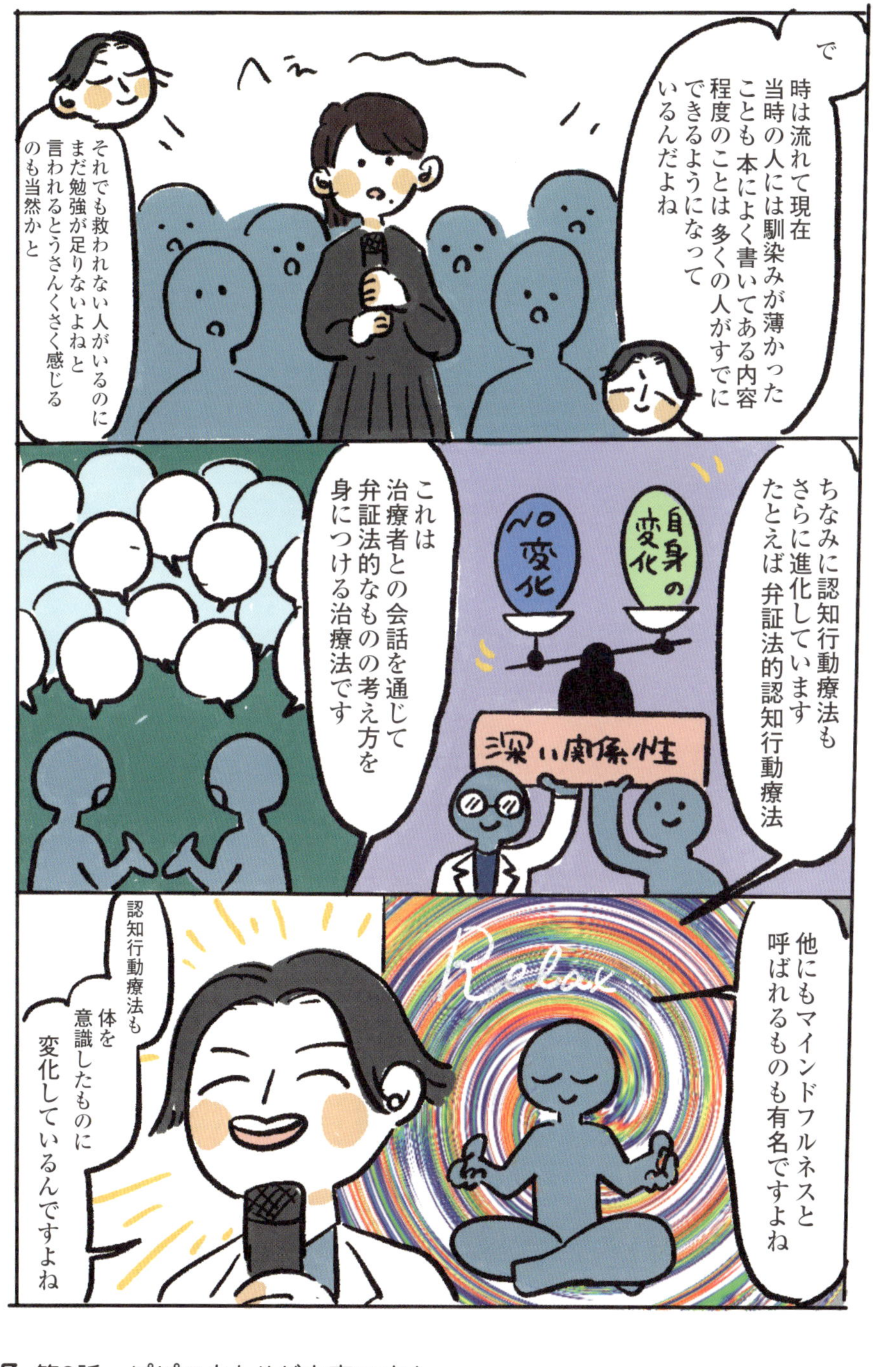
で
時は流れて現在
当時の人には馴染みが薄かった
ことも本によく書いてある内容
程度のことは多くの人がすでに
できるようになって
いるんだよね
へぇ〜
それでも救われない人がいるのに
まだ勉強が足りないよねと
言われるとうさんくさく感じる
のも当然かと
ちなみに認知行動療法も
さらに進化しています
たとえば 弁証法的認知行動療法
自身の変化
NO変化
深い関係性
これは
治療者との会話を通じて
弁証法的なものの考え方を
身につける治療法です
他にもマインドフルネスと
呼ばれるものも有名ですよね
Relax…
認知行動療法も
体を
意識したものに
変化しているんですよね

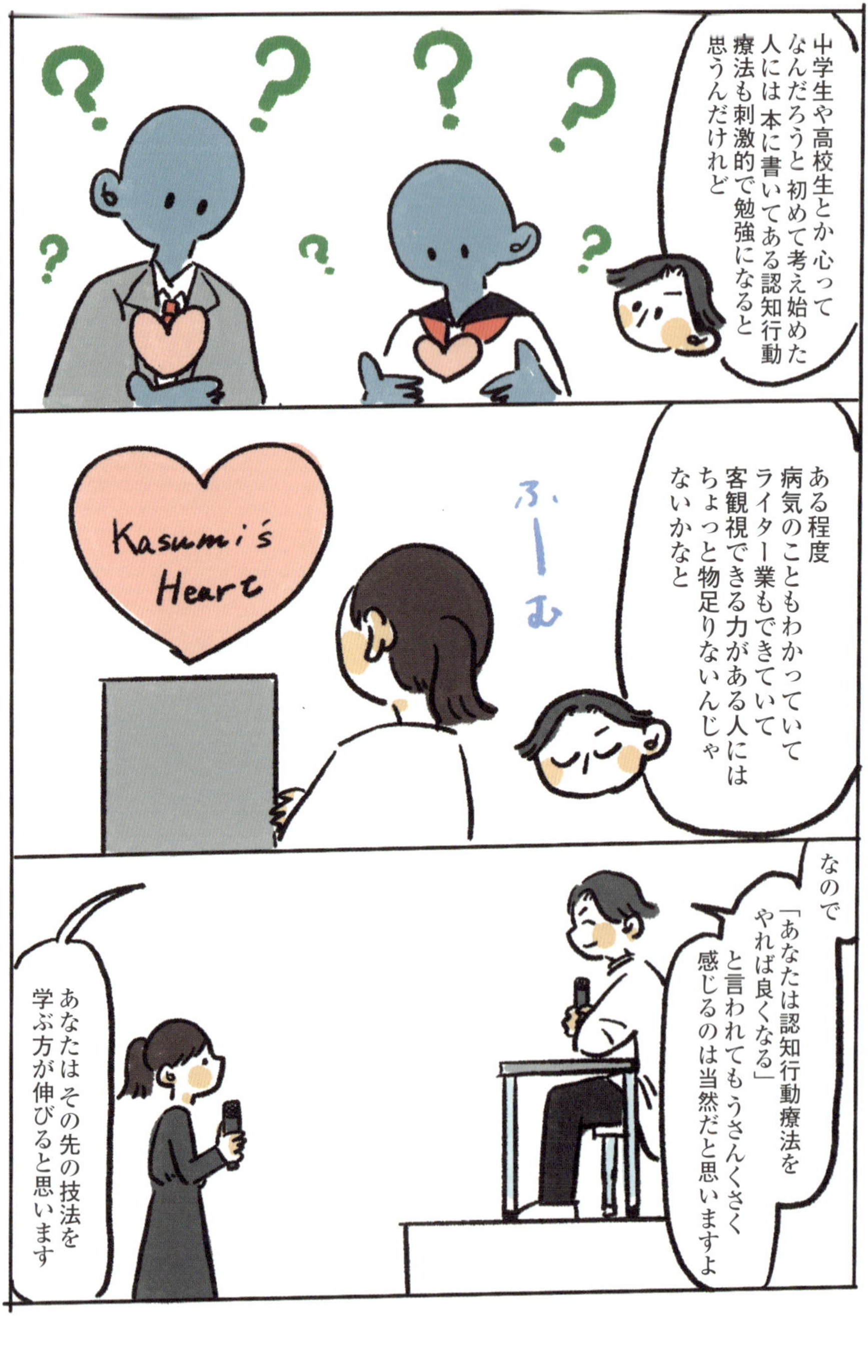

中学生や高校生とか心って
なんだろうと初めて考え始めた
人には本に書いてある認知行動
療法も刺激的で勉強になると
思うんだけれど
ある程度
病気のこともわかっていて
ライター業もできていて
客観視できる力がある人には
ちょっと物足りないいんじゃ
ないかなと
ふーむ
Kasumi's Heart
なので
「あなたは認知行動療法を
やれば良くなる」
と言われてもうさんくさく
感じるのは当然だと思いますよ
あなたはその先の技法を
学ぶ方が伸びると思います

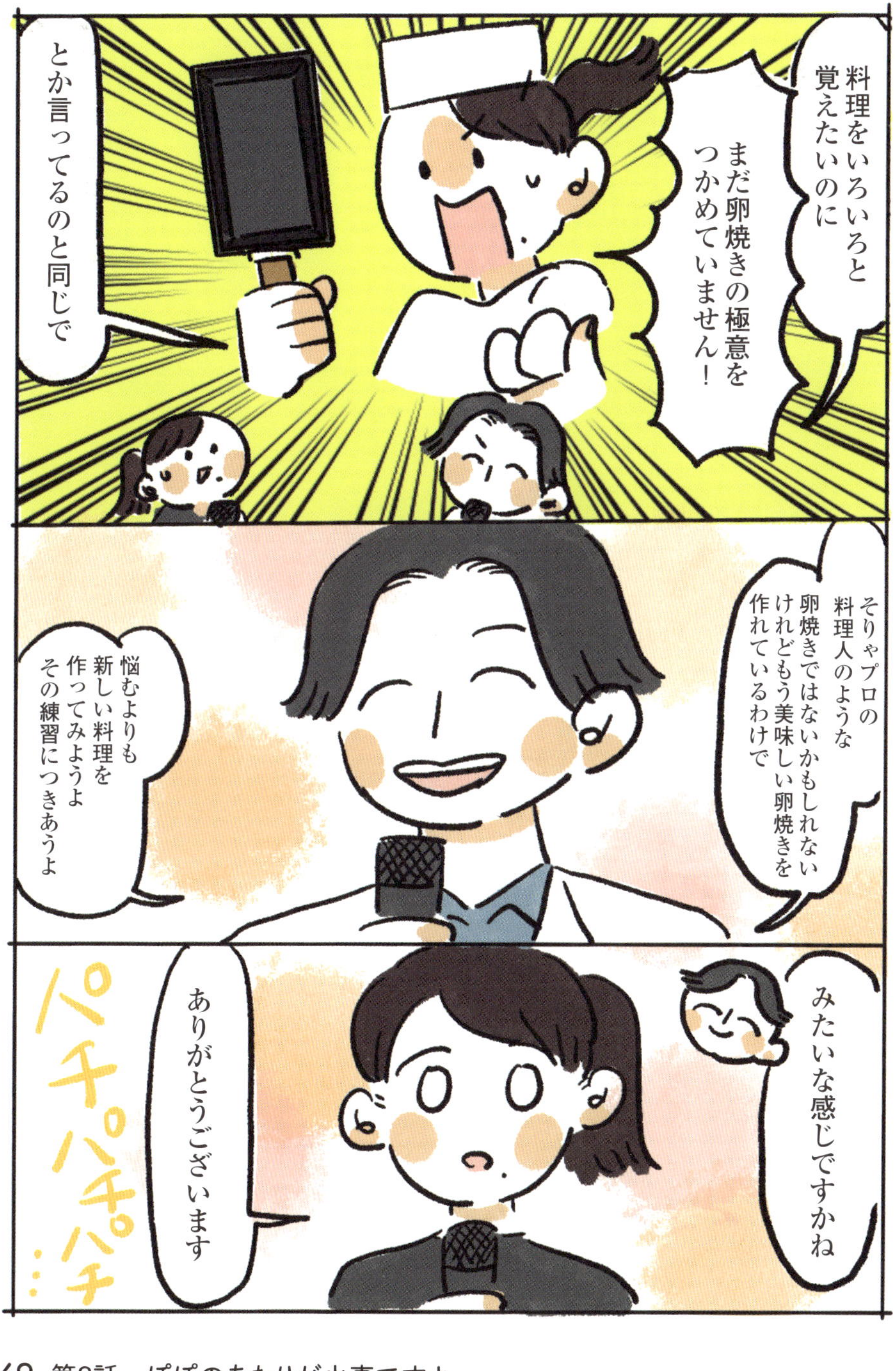
料理をいろいろと覚えたいのに
まだ卵焼きの極意をつかめていません！
とか言ってるのと同じで
そりゃプロの料理人のような卵焼きではないかもしれないけれどもう美味しい卵焼きを作れているわけで
悩むよりも新しい料理を作ってみようよその練習につきあうよ
みたいな感じですかね
ありがとうございます
パチパチパチ…

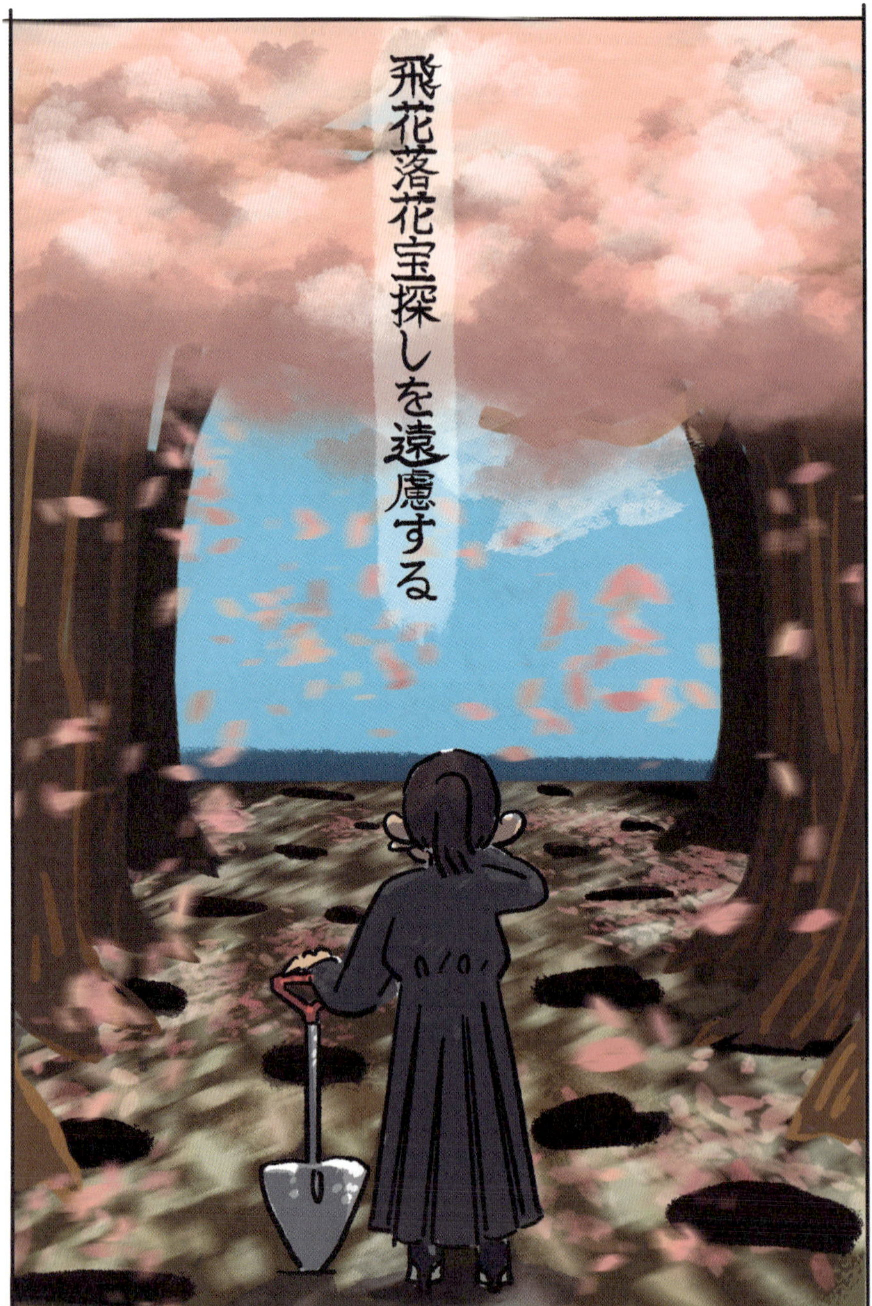
飛花落花宝探しを遠慮する

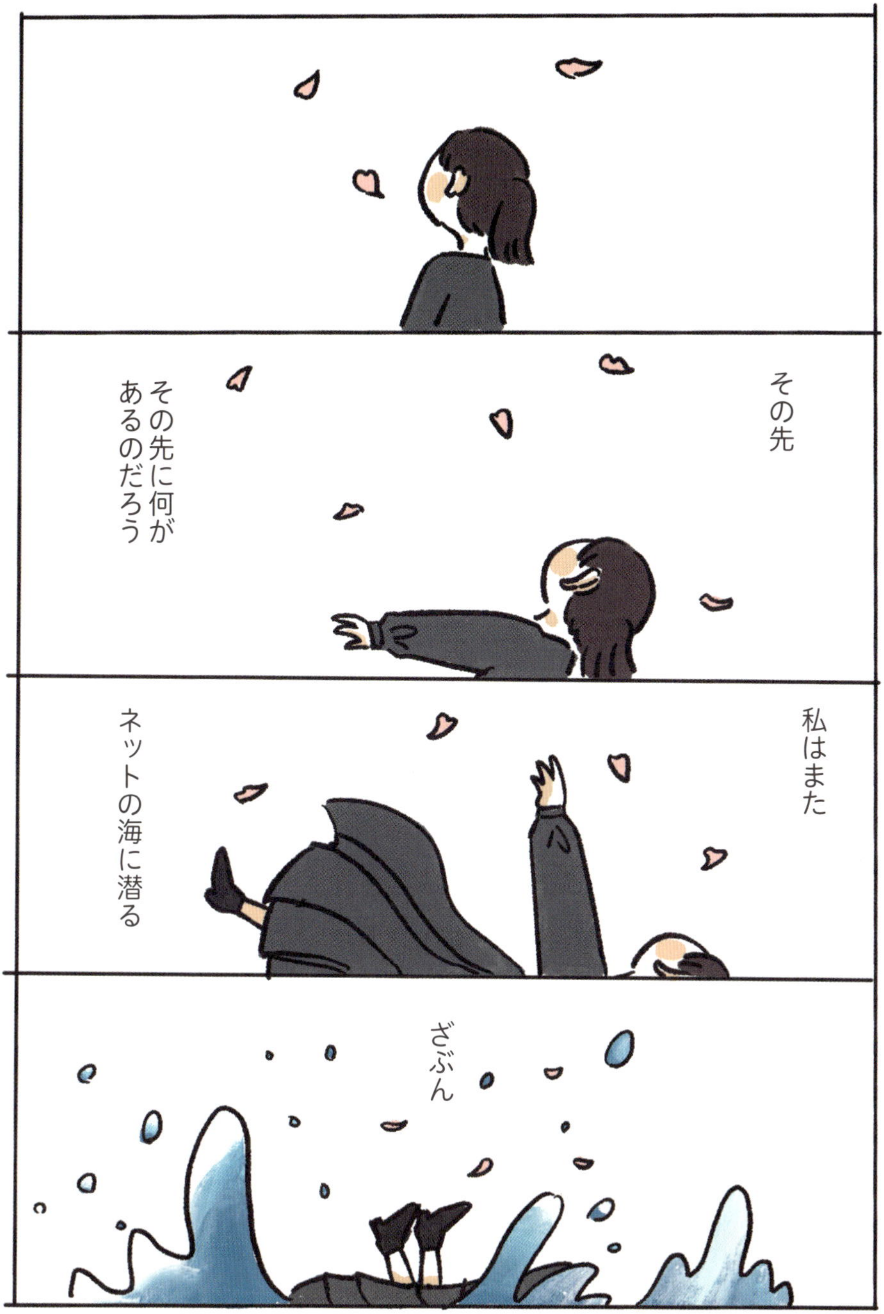
その先
その先に何があるのだろう
私はまた
ネットの海に潜る
ざぶん

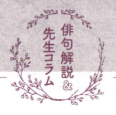

俳句解説&先生コラム

P.139

たんぽぽのぽぽのあたりが火事ですよ

坪内稔典（1944〜） 火事は冬の季語。たんぽぽのぽぽってなんだろう。どこだろう。これから説明されるのかな、と考えながら読み進めると、いきなり「火事ですよ」と言い渡される。火事なのに、ぽぽだからまったく深刻ではない。〈三月の甘納豆のうふふふふ〉〈多分だが磯巾着は義理堅い〉

P.150

飛花落花宝探しを遠慮する

高松霞 飛花落花の「花」は桜のことである。満開の花びらが舞う中、宝探しをやめた。今眺めている景色で十分だと思ったのだ。

Dr.Masuda's column

益田なんかを登場させてもらい、申し訳ないです。
高松さんとお会いしたときに、認知行動療法とか、それらを学ぶステージはとっくに終わっているだろうと感じました。もちろん、治療者や研究者になるなら話は別ですが、今は別のスキルを学んだ方が良いと感じました。何を学ぶべきなのかは、短い時間ではわからなかったのですが、探究心もあり、仲間もたくさんいるようなので、ご自身で見つけることができる、実はすでに見つけている、と思いました。

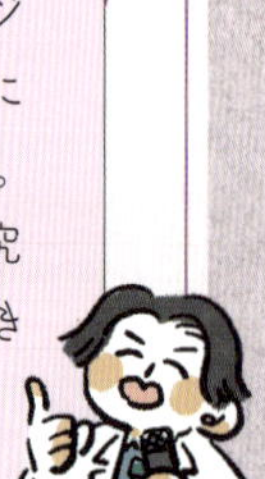

益田先生

第10話

日の窓の

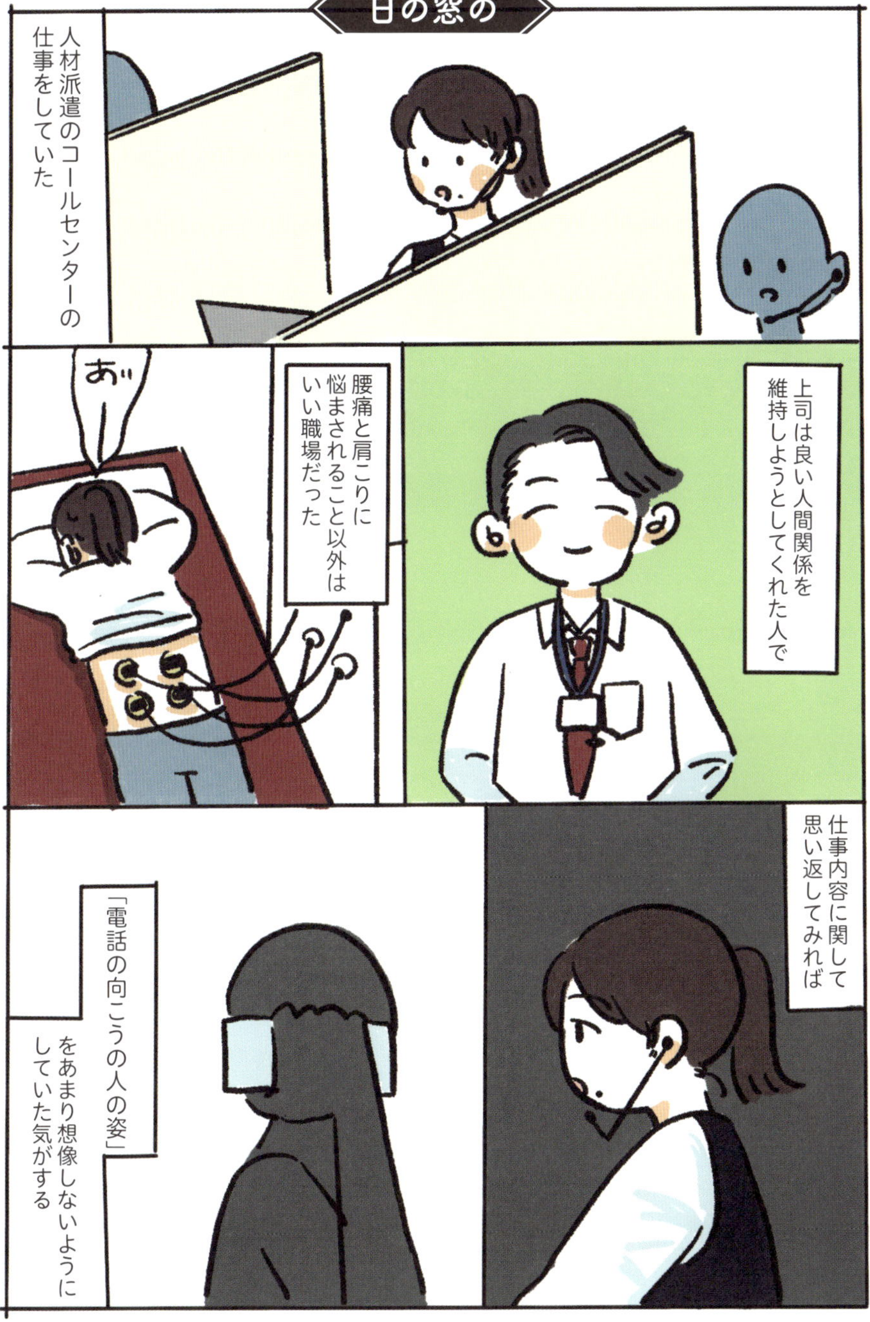
人材派遣のコールセンターの仕事をしていた
上司は良い人間関係を維持しようとしてくれた人で
腰痛と肩こりに悩まされること以外はいい職場だった
あ゛
仕事内容に関して思い返してみれば
「電話の向こうの人の姿」
をあまり想像しないようにしていた気がする

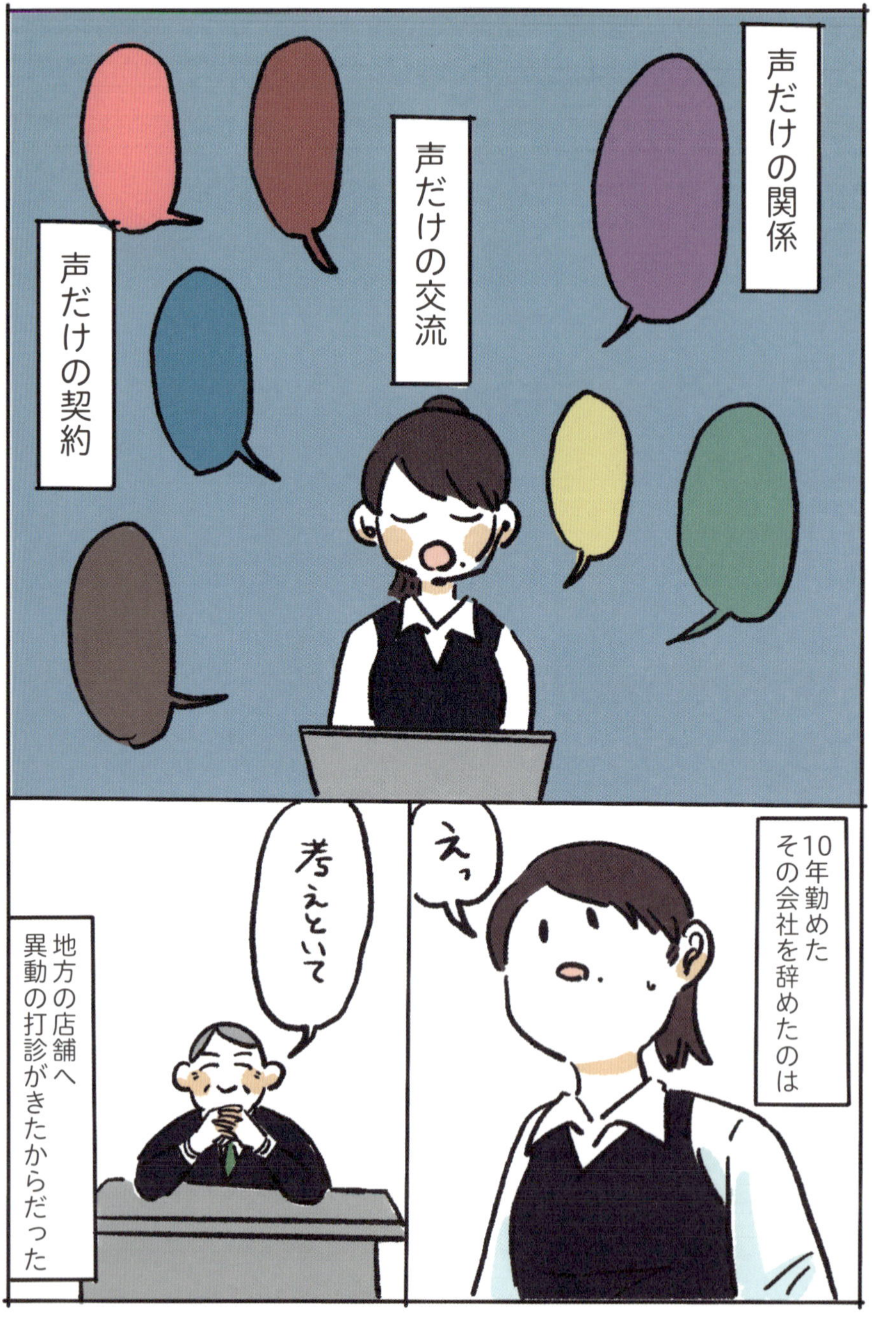

声だけの関係
声だけの交流
声だけの契約
10年勤めた
その会社を辞めたのは
えっ
考えといて
地方の店舗へ
異動の打診がきたからだった

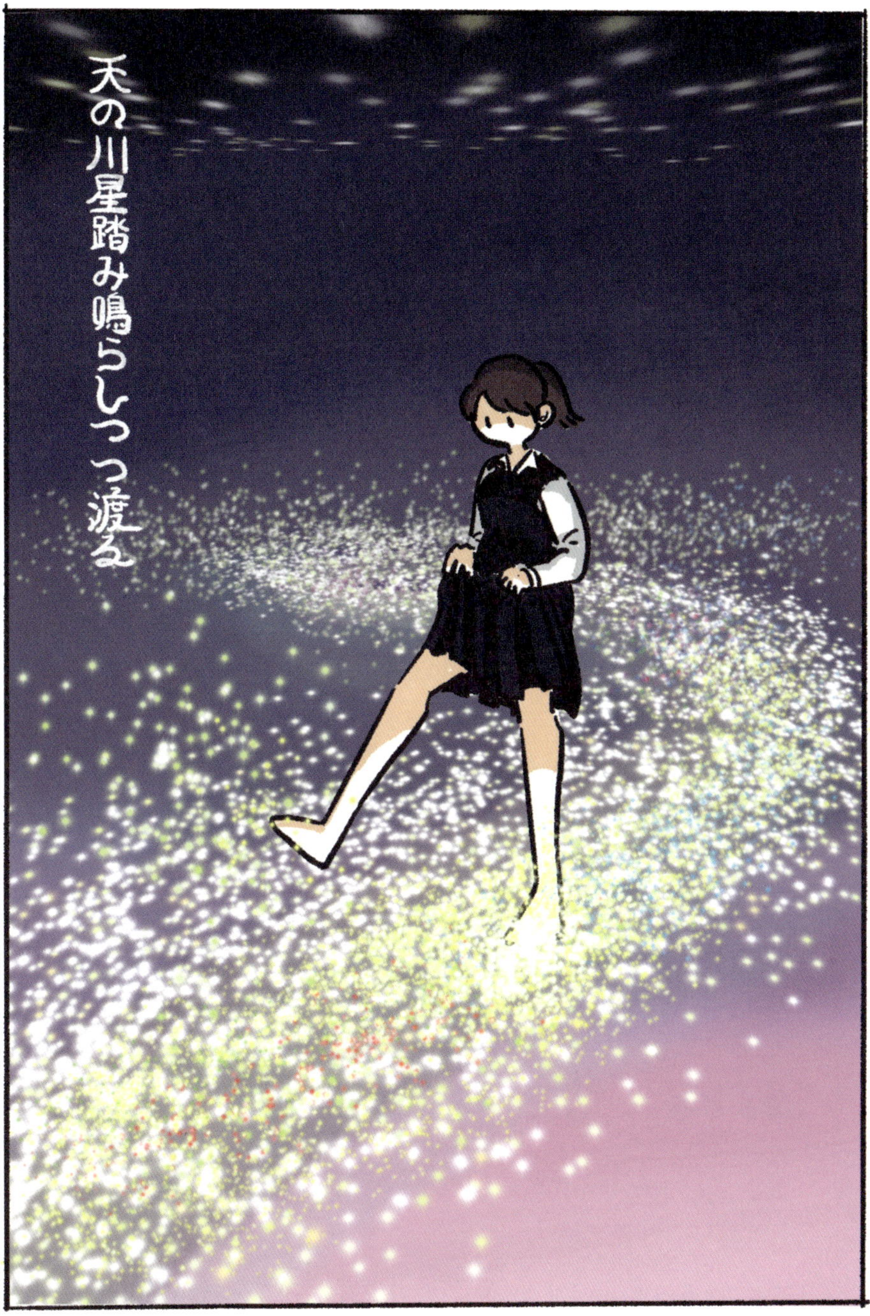
天の川星踏み鳴らしつつ渡る

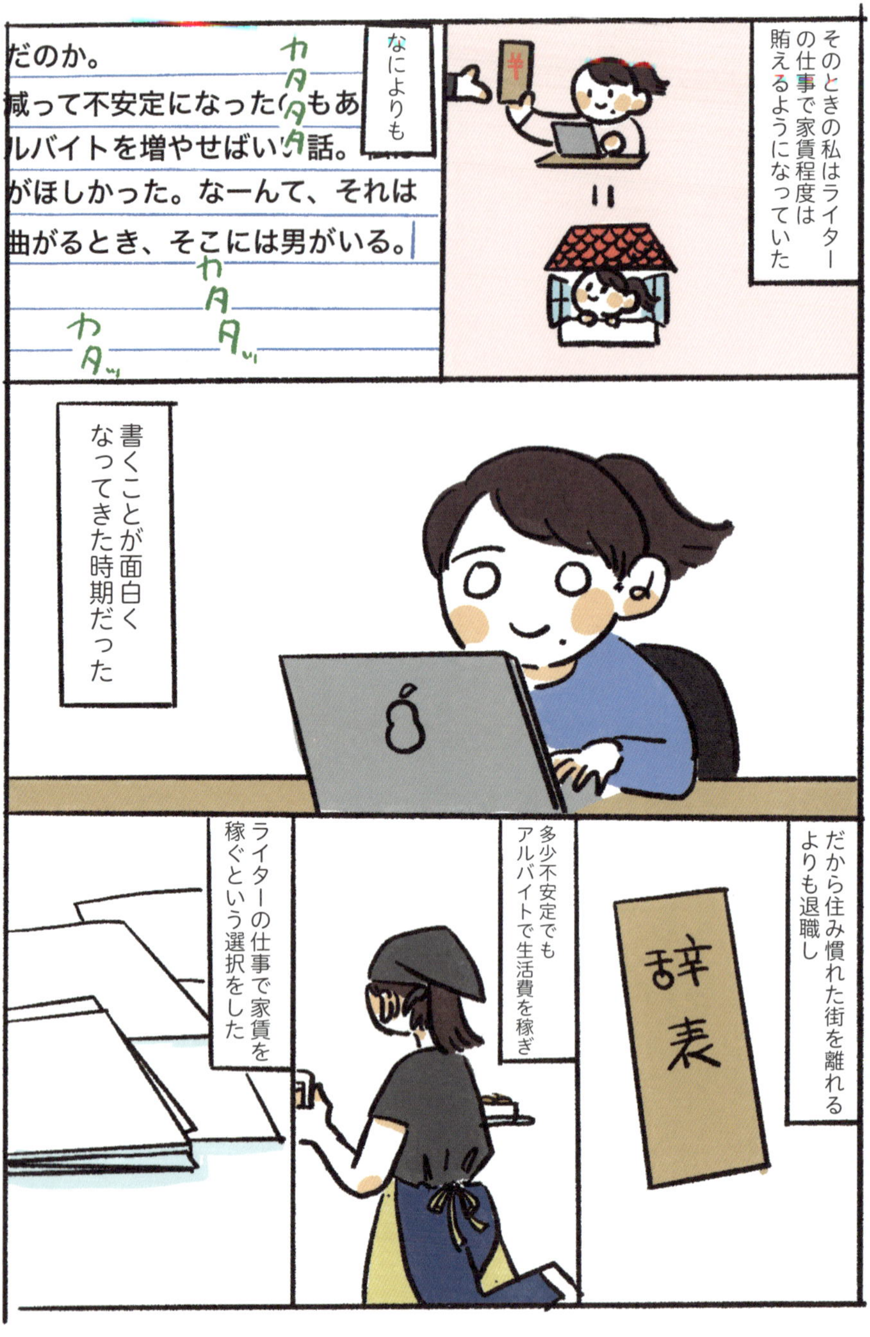
そのときの私はライターの仕事で家賃程度は賄えるようになっていた
なによりも
だのか。
減って不安定になった
もあ
ルバイトを増やせばい
話。
がほしかった。なーんて、それは
曲がるとき、そこには男がいる。
カタタタ
カタタッ
カタッ
書くことが面白くなってきた時期だった
だから住み慣れた街を離れるよりも退職し
辞表
多少不安定でもアルバイトで生活費を稼ぎ
ライターの仕事で家賃を稼ぐという選択をした

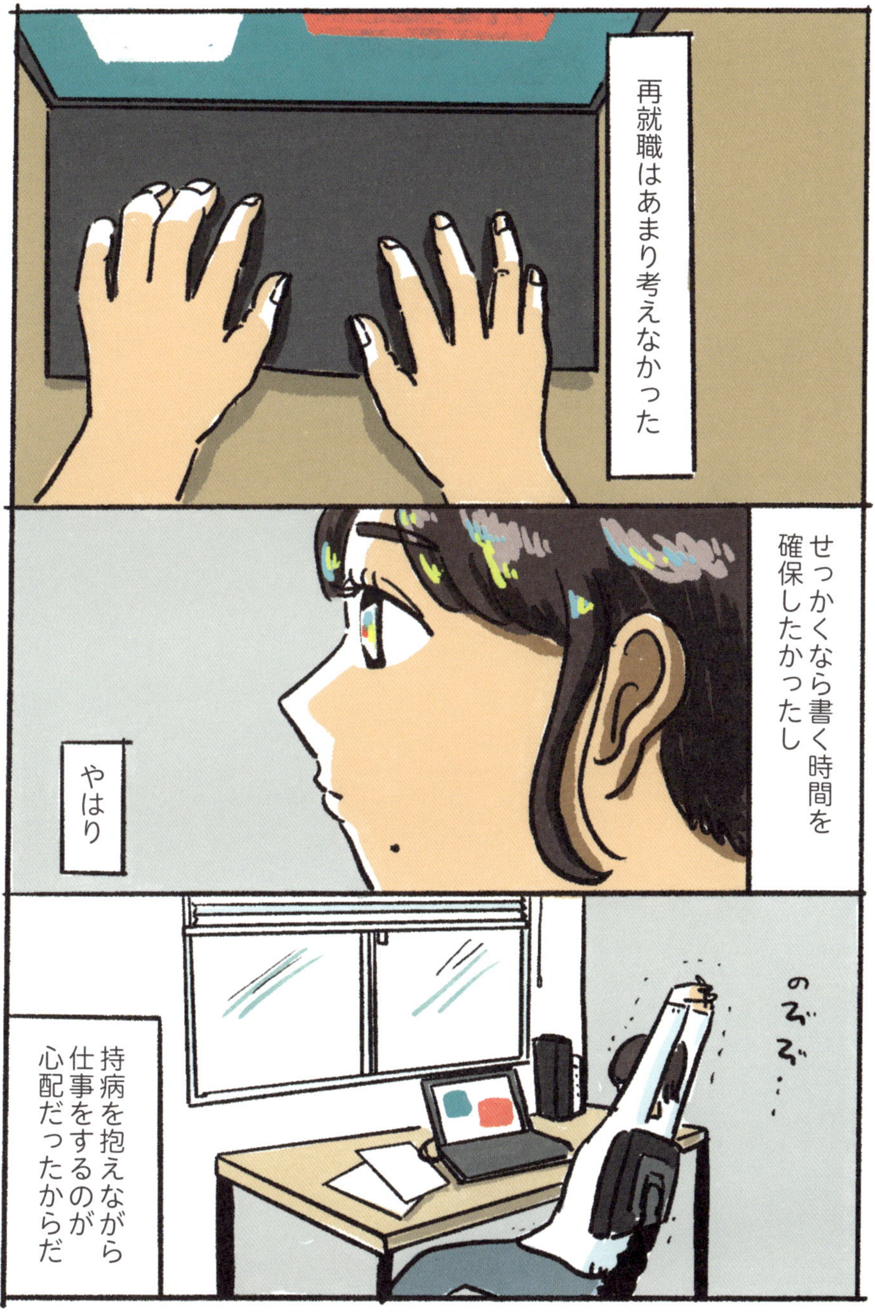
再就職はあまり考えなかった
せっかくなら書く時間を確保したかったし
やはり
持病を抱えながら仕事をするのが心配だったからだ
のびび・・・

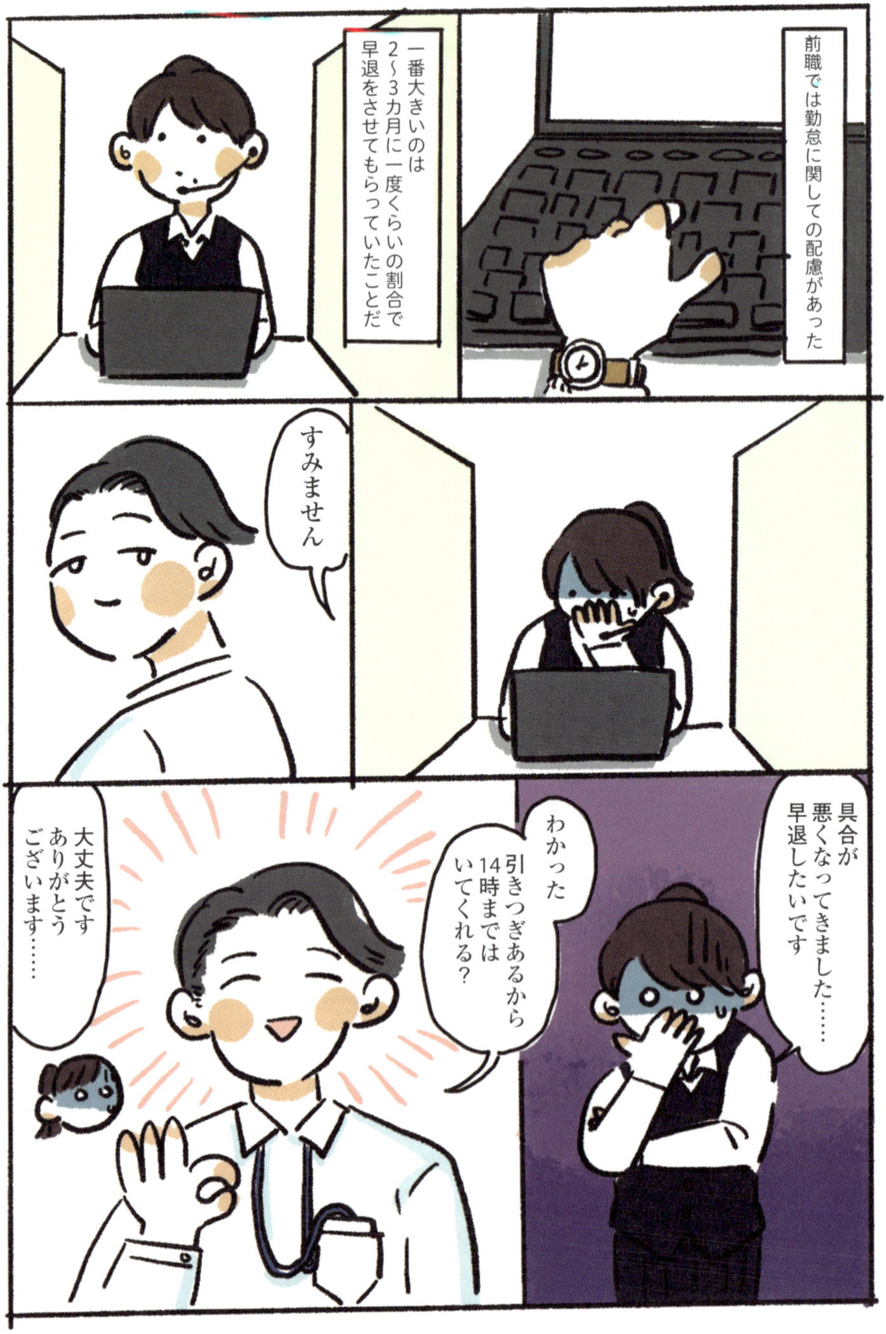
前職では勤怠に関しての配慮があった
一番大きいのは2～3カ月に一度くらいの割合で早退をさせてもらっていたことだ
すみません
具合が悪くなってきました……早退したいです
わかった
引きつぎあるから14時まではいてくれる？
大丈夫です ありがとうございます……

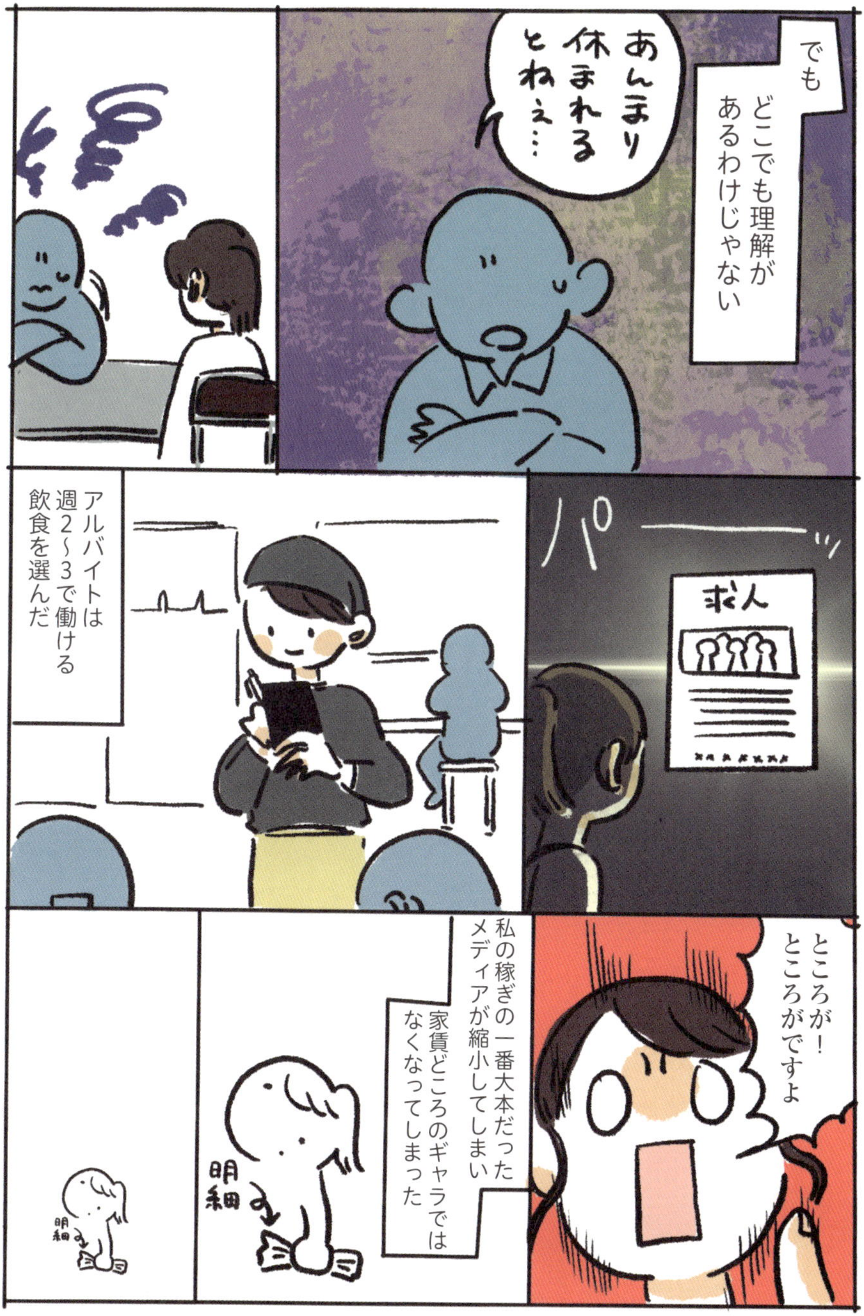
でも
どこでも理解があるわけじゃない
あんまり休まれるとねぇ…
アルバイトは週2~3で働ける飲食を選んだ
パーーッ
求人
ところが!
ところがですよ
私の稼ぎの一番大本だったメディアが縮小してしまい
家賃どころのギャラではなくなってしまった
明細
明細

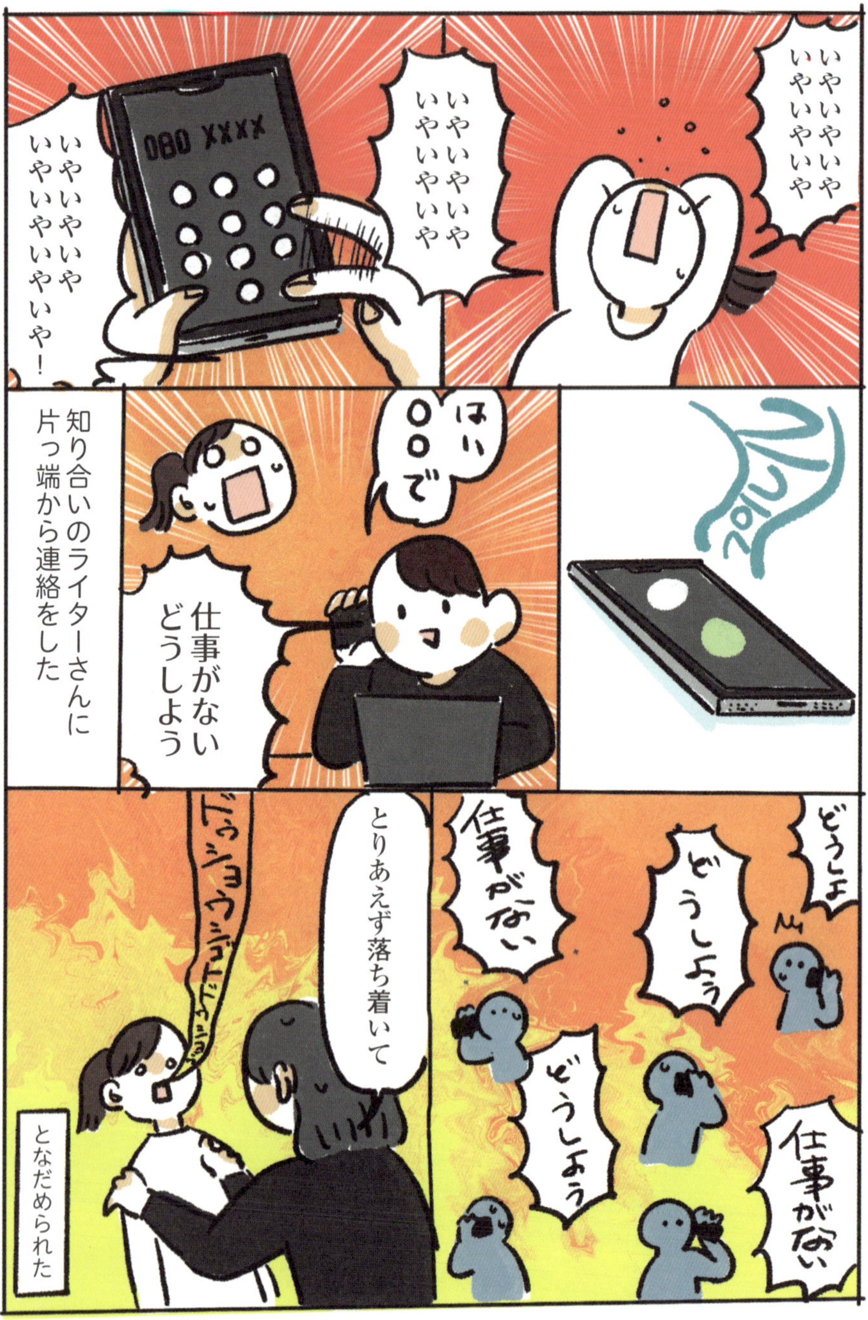
いやいやいや
いやいやいや
いやいやいや
いやいやいや
080 XXXX
いやいやいや
いやいやいや
いやいやいや！
はい
○○で
仕事がない
どうしよう
知り合いのライターさんに
片っ端から連絡をした
どうしよ
どうしよう
仕事がない
仕事がない
どうしよう
とりあえず落ち着いて
となだめられた

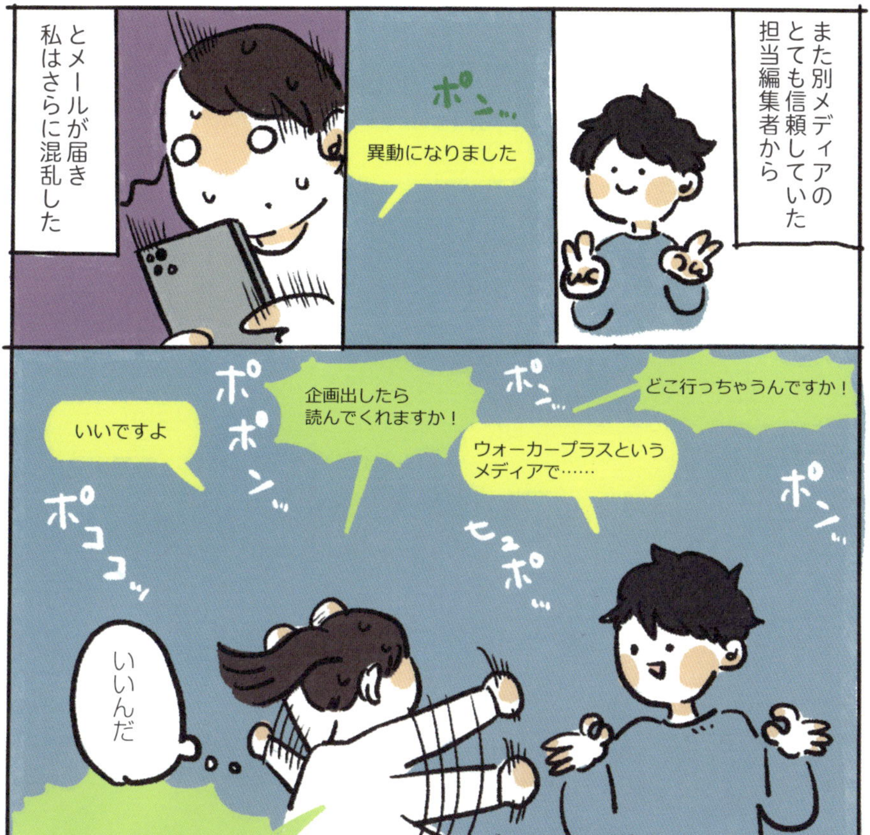

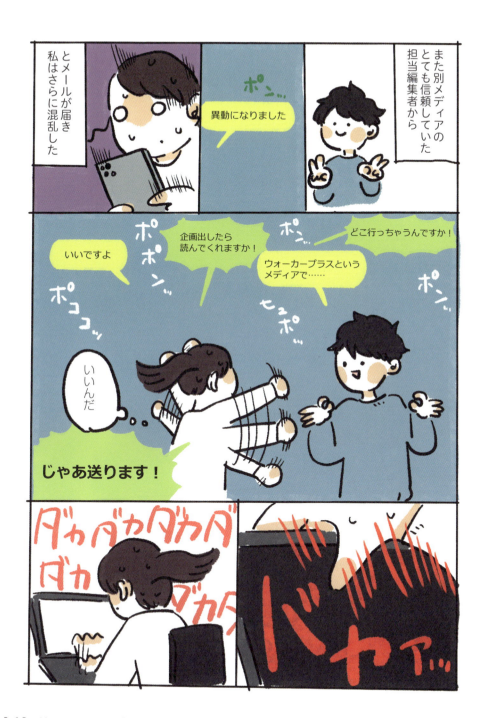

また別メディアのとても信頼していた担当編集者から
ポンッ
異動になりました
とメールが届き私はさらに混乱した
どこ行っちゃうんですか！
ポンッ
ウォーカープラスというメディアで……
ポンッ
ヒュポッ
企画出したら読んでくれますか！
ポポンッ
いいですよ
ポコココッ
いいんだ
じゃあ送ります！
ダカダカダカダ
ダカ
ダカダ
バヤァッ

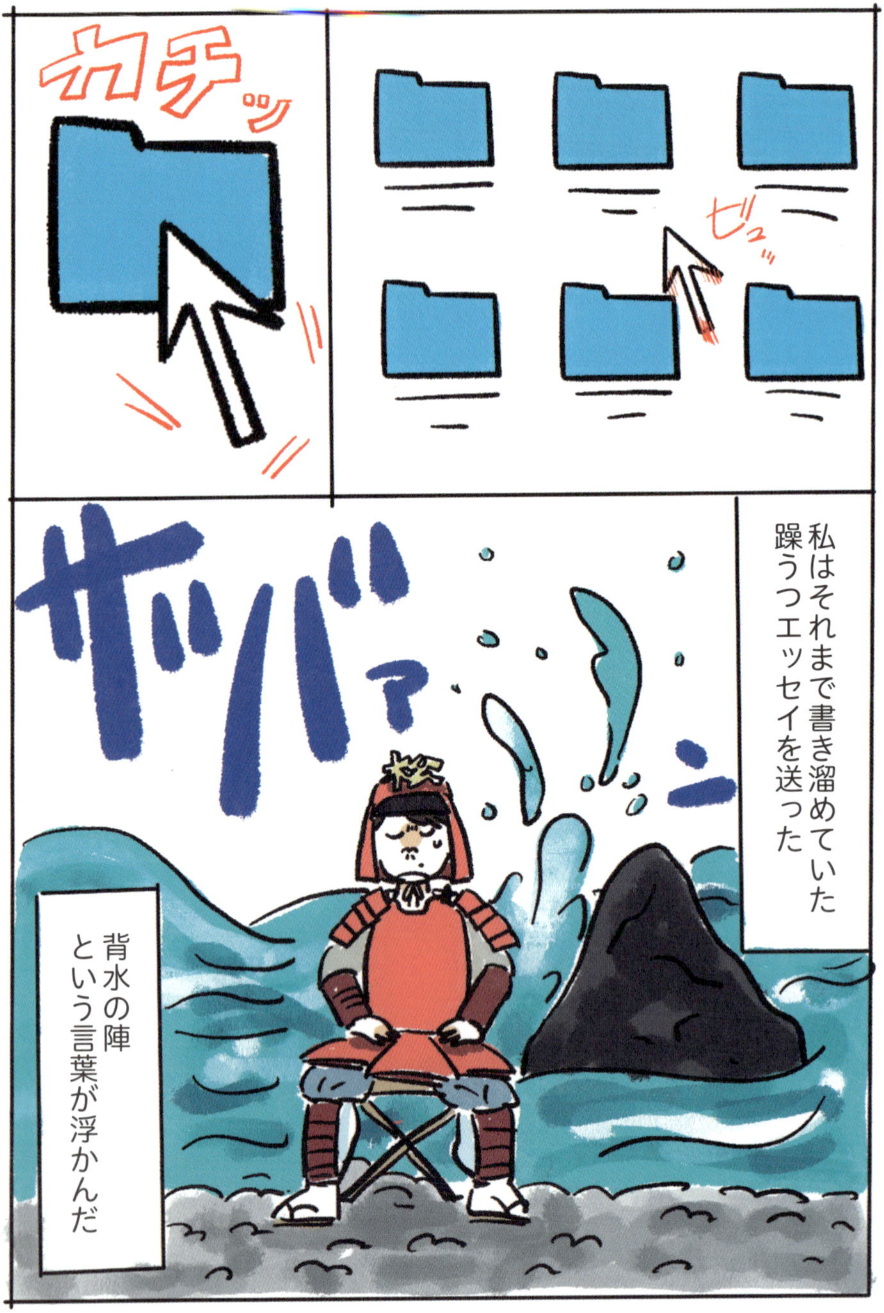
ビュッ
カチッ
私はそれまで書き溜めていた
躁うつエッセイを送った
ザッバァ
背水の陣
という言葉が浮かんだ

それが元になってできたものが
これまでお目にかけた漫画
『躁うつでもなんとか生きてます。
～俳句と私が転がりながら歩むまで～』
である

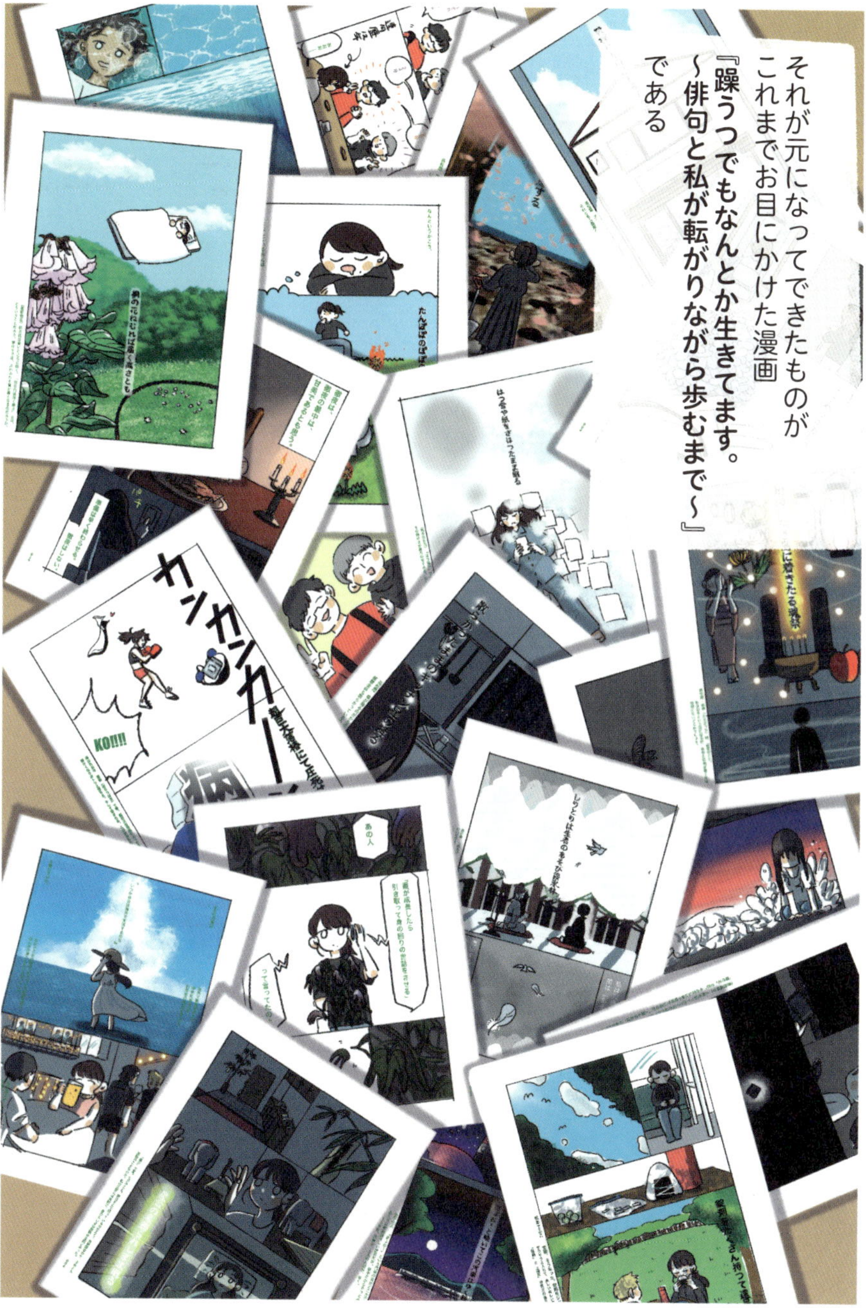

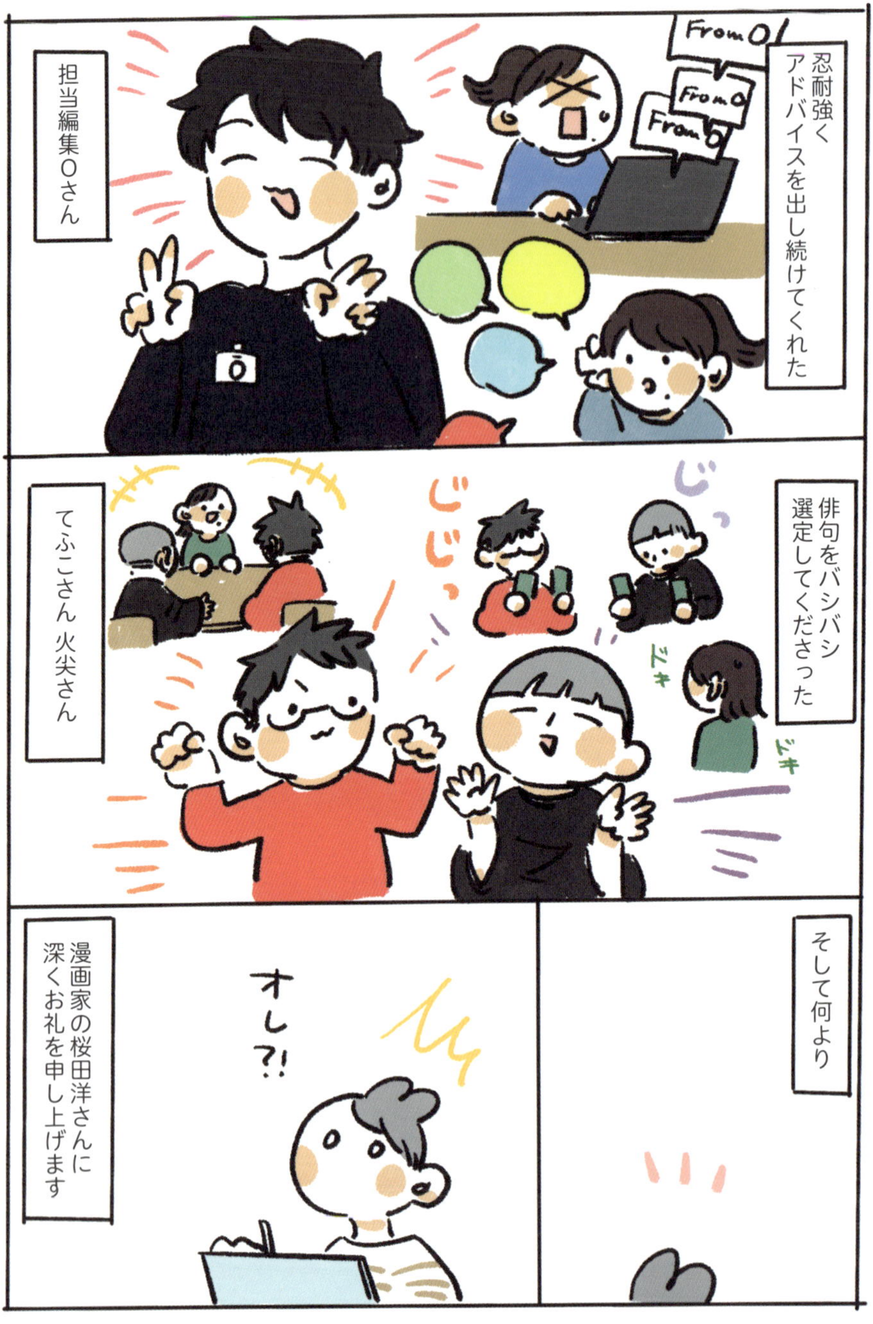

忍耐強く
アドバイスを出し続けてくれた
From O
From O
From O
担当編集Oさん
俳句をバシバシ
選定してくださった
じっ
ドキ
ドキ
じじっ
てふこさん 火尖さん
そして何より
オレ?!
漫画家の桜田洋さんに
深くお礼を申し上げます

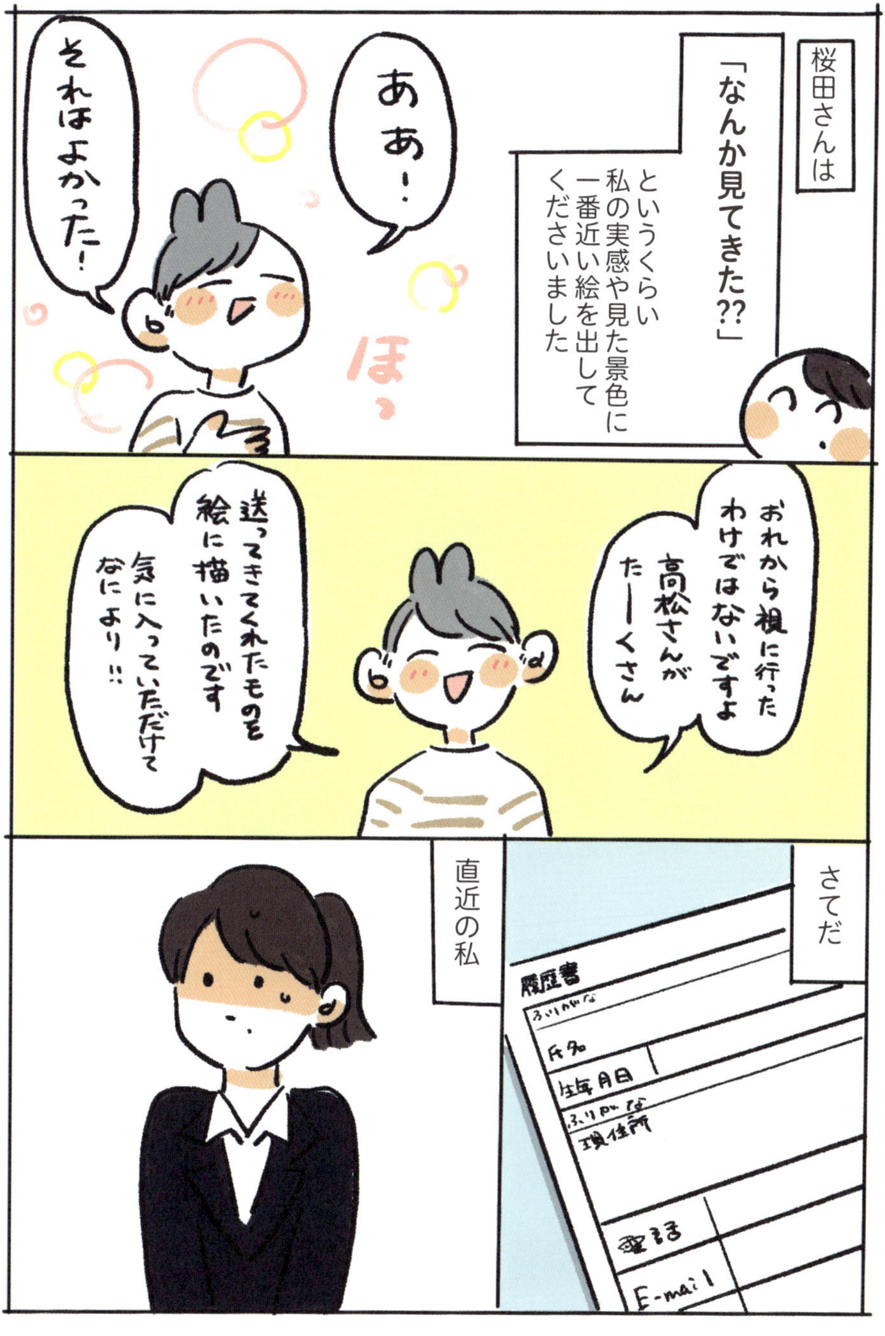
桜田さんは
「なんか見てきた??」
というくらい私の実感や見た景色に一番近い絵を出してくださいました
ああ!
それはよかった!
ほっ
おれから視に行ったわけではないですよ
高松さんがたーくさん
送ってきてくれたものを絵に描いたのです
気に入っていただけてなにより!!
さてだ
直近の私
履歴書
ふりがな
氏名
生年月日
ふりがな
現住所
電話
E-mail

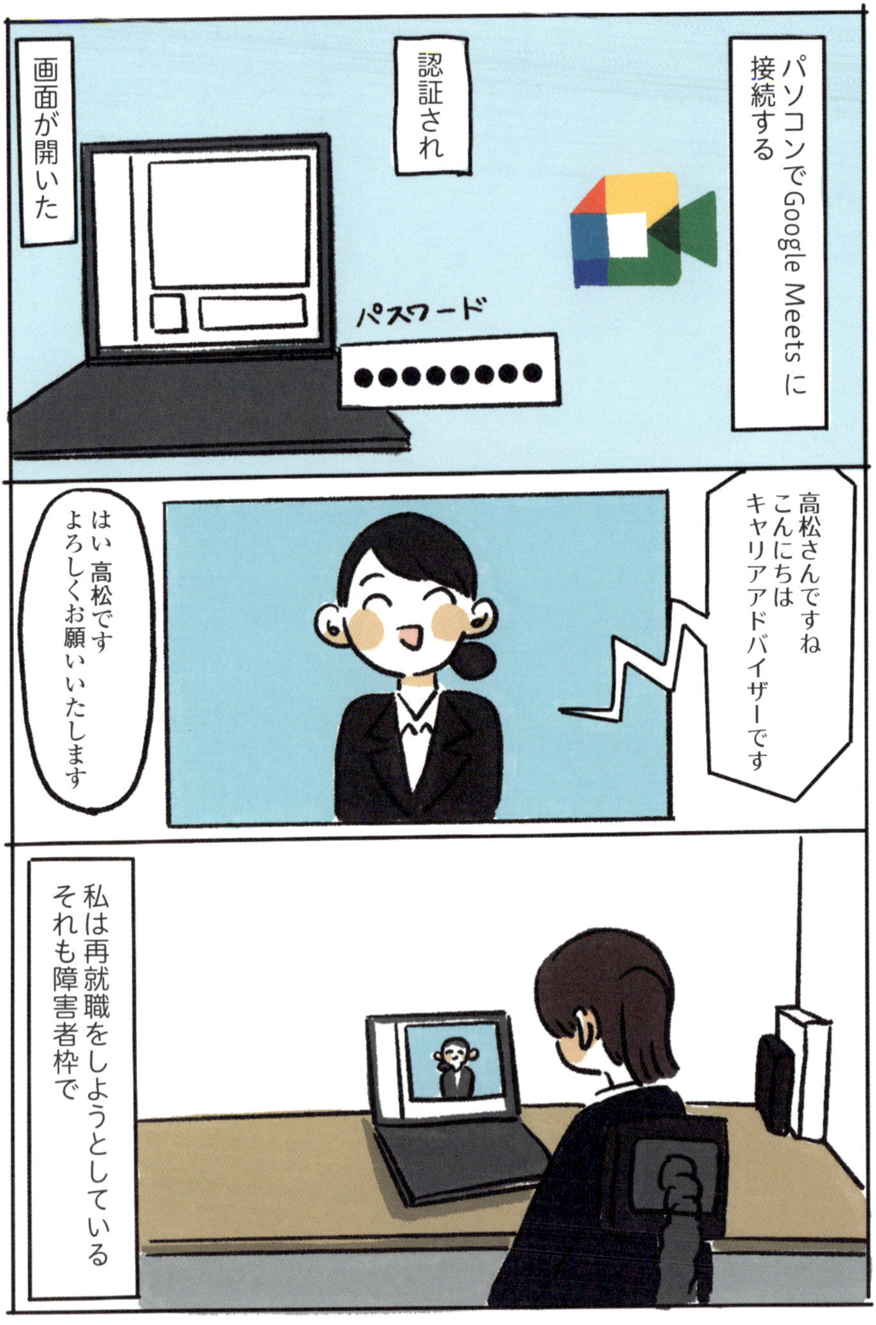
パソコンでGoogle Meets に
接続する
認証され
パスワード
画面が開いた
高松さんですね
こんにちは
キャリアアドバイザーです
はい 高松です
よろしくお願いいたします
私は再就職をしようとしている
それも障害者枠で

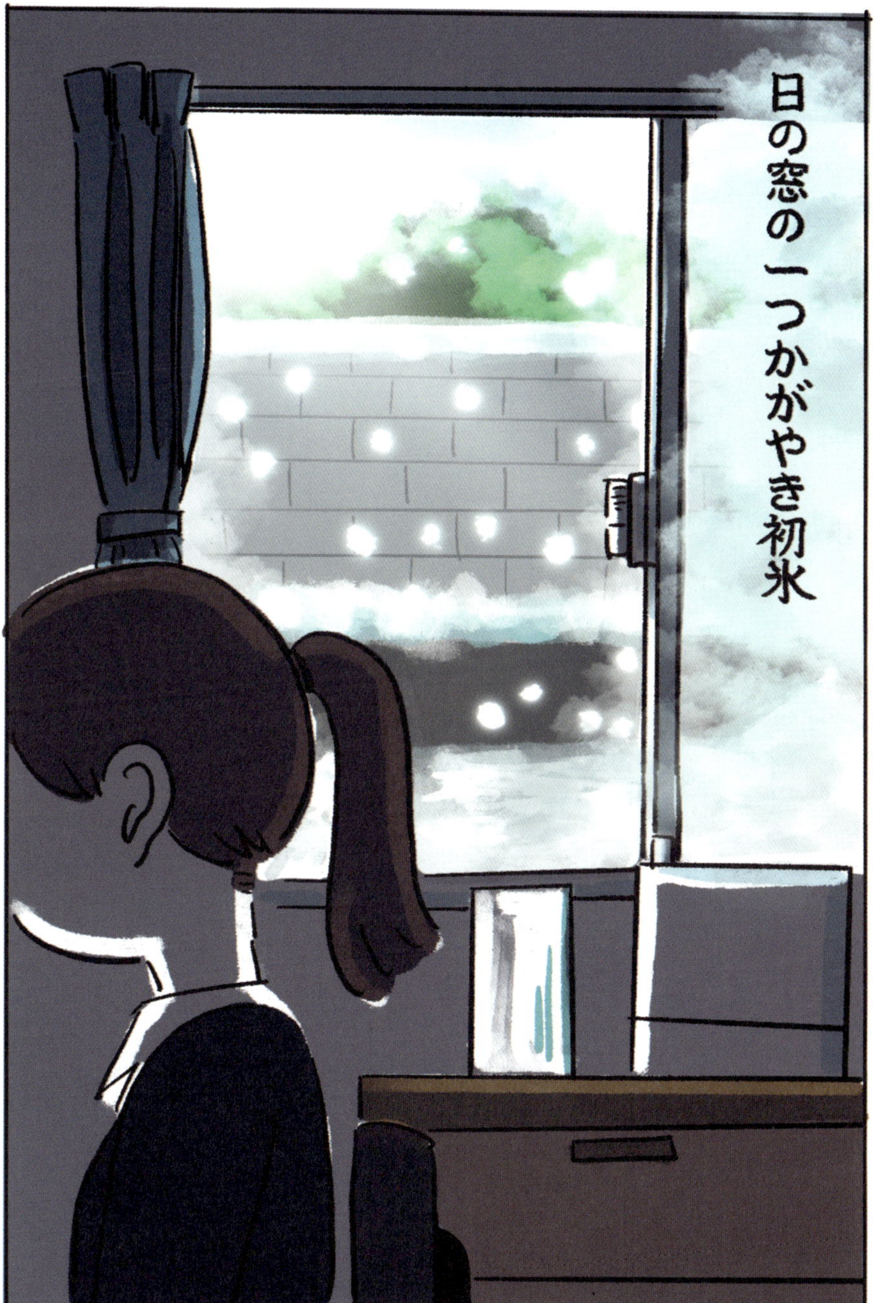
日の窓の一つかがやき初氷

P.155

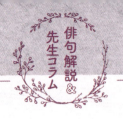

天の川星踏み鳴らしつつ渡る

生駒大祐（1987〜）「天の川」で秋。一面に開かれた天の川を踏み鳴らしながら、私はどこへでも渡っていけるのだ。生駒の句を例えるなら、「西洋絵画」だと思う。美しい絵の中に自我をポンと置いたとき、俳句という物語が始まる。〈蜜蜂や夢の如くに雑木山〉〈水の世は凍鶴もまたにぎやかし〉

P.167

日の窓の一つかがやき初氷

森賀まり（1960〜）初氷で冬。窓と初氷の「かがやき」が重なる。冬の空気の中で凛と光るそれらの、静かで美しい光景である。森賀の句を読んだときに、季語とはこんなに膨らみを持つのかと驚く。〈烏瓜の花が黙ってついてくる〉〈末枯れて足あたたかに人の家〉

Dr.Masuda's column

精神科の患者さんは、世間の常識、価値観に縛られず、自分らしい働き方や生き方を獲得することが必要な人も多いです。そこで身につけた価値観や信念は素晴らしく、感動的ですらあります。
一方、世間の人の多くはそれを理解できません。誤解したり、弱い人ないしダメな人と烙印を押す人さえいるでしょう。
精神医学を学び、深い人間理解があれば、その孤独ながらも精神的な自由さに尊敬を抱くのですが、残念ながら、多くの家族や友人、一般大衆には理解できないものです。
心とは、目に見えず、それらを理解するには長い修養と才能が必要で、多くの人はそれを理解するために時間やエネルギーを割けないのです。

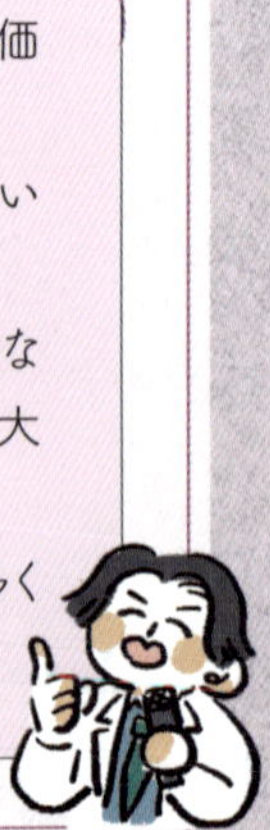

益田先生

第11話

ひとつを吹いて

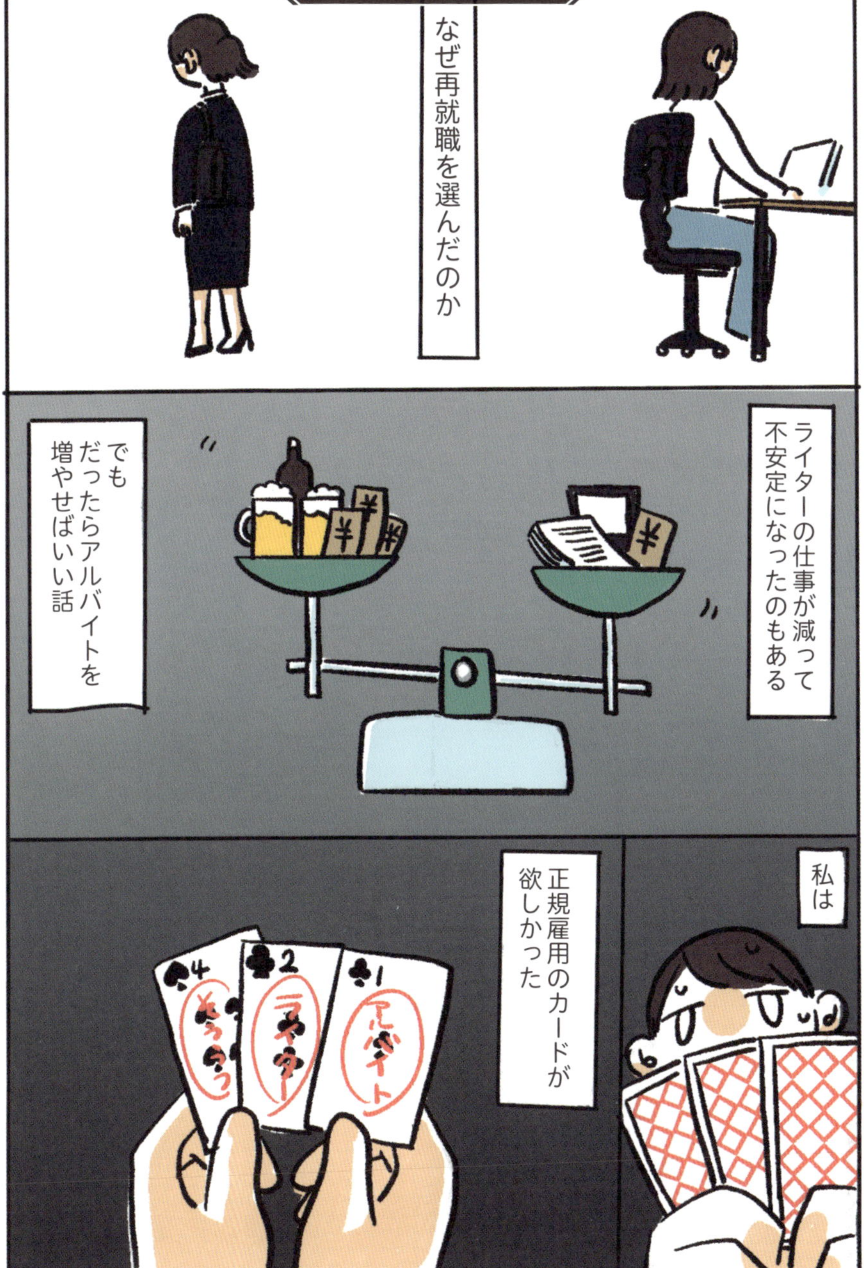
なぜ再就職を選んだのか
ライターの仕事が減って不安定になったのもある
でも
だったらアルバイトを増やせばいい話
ライター
アルバイト
私は
正規雇用のカードが欲しかった

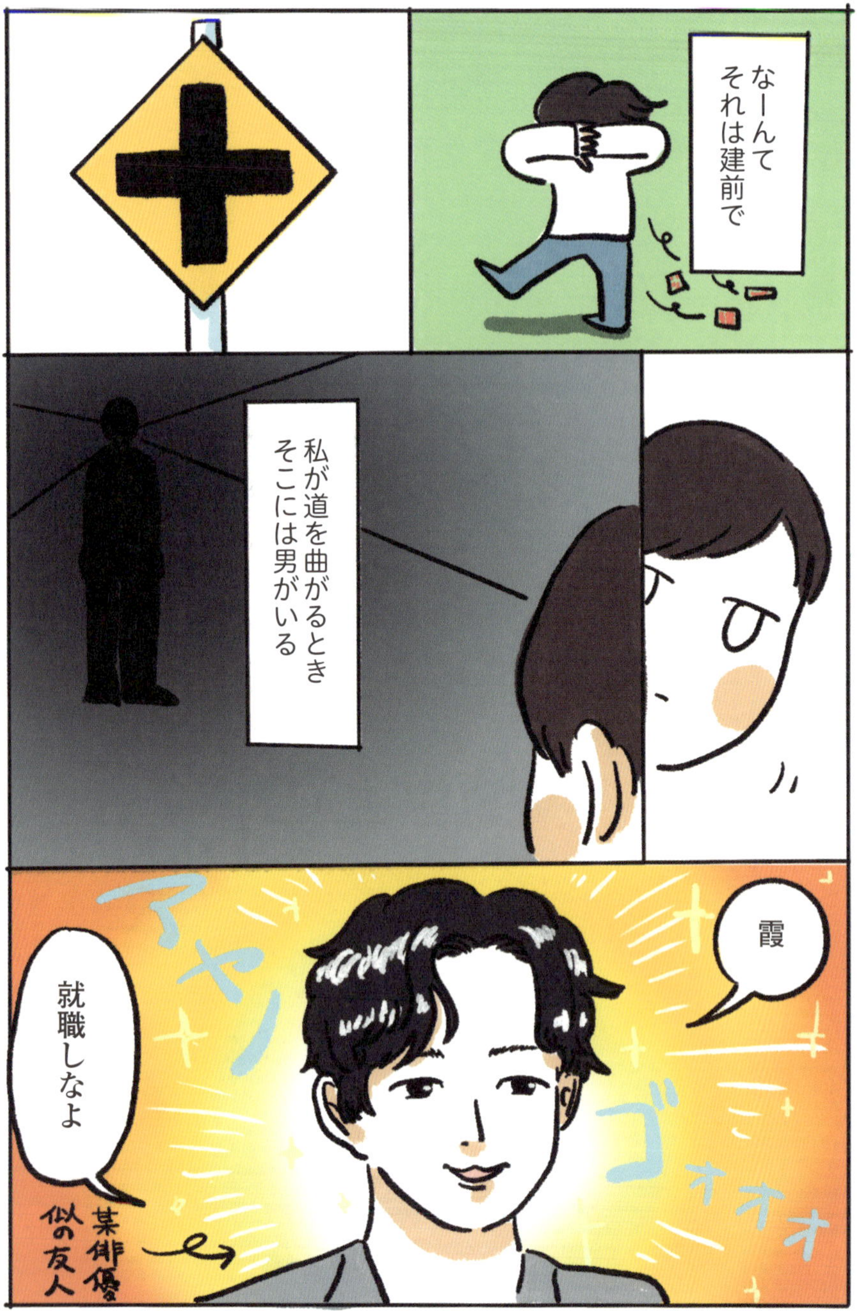
なーんて
それは建前で
私が道を曲がるとき
そこには男がいる
霞
アヤノ
ゴオオオ
就職しなよ
某俳優似の友人

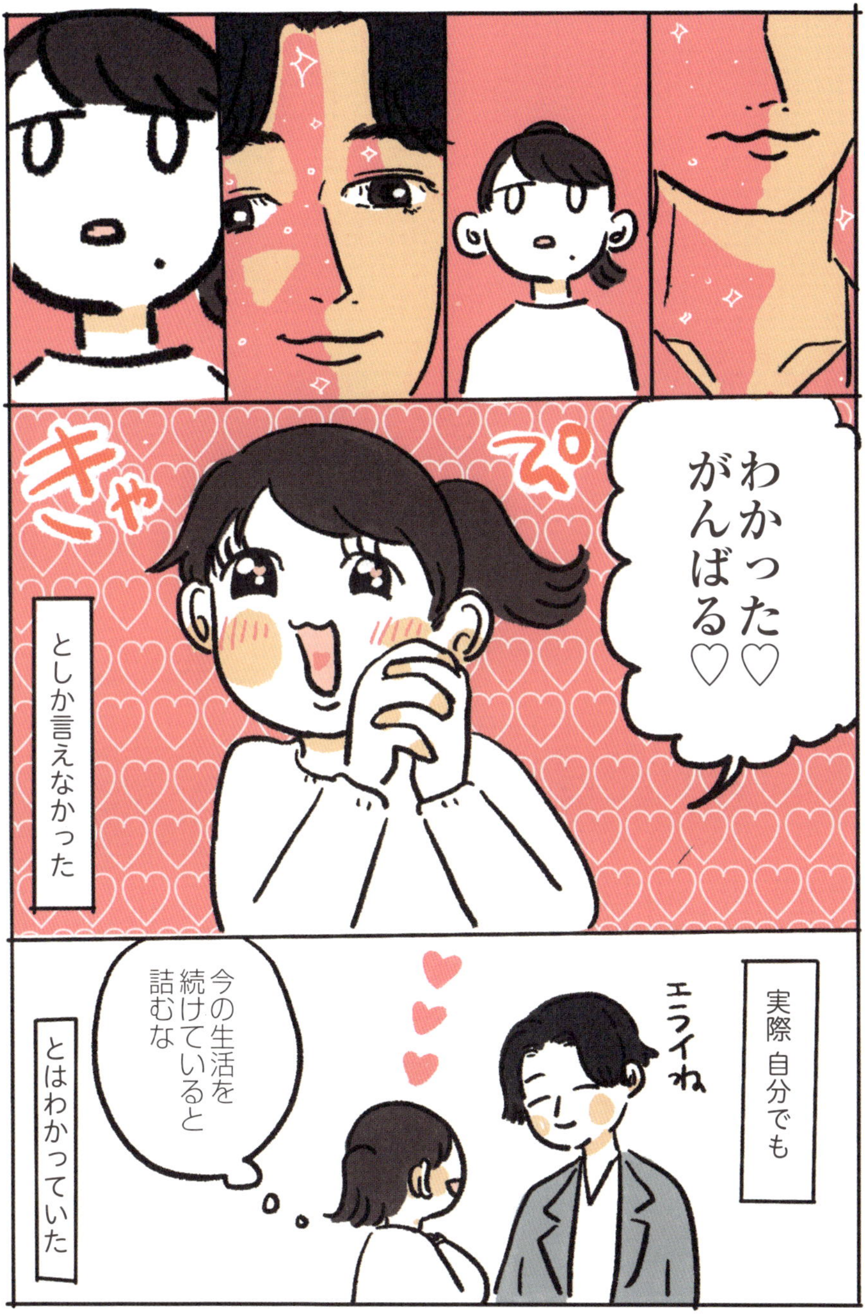
わかった♡
がんばる♡
きゃぴ
としか言えなかった
実際 自分でも
エライね
今の生活を
続けていると
詰むな
とはわかっていた

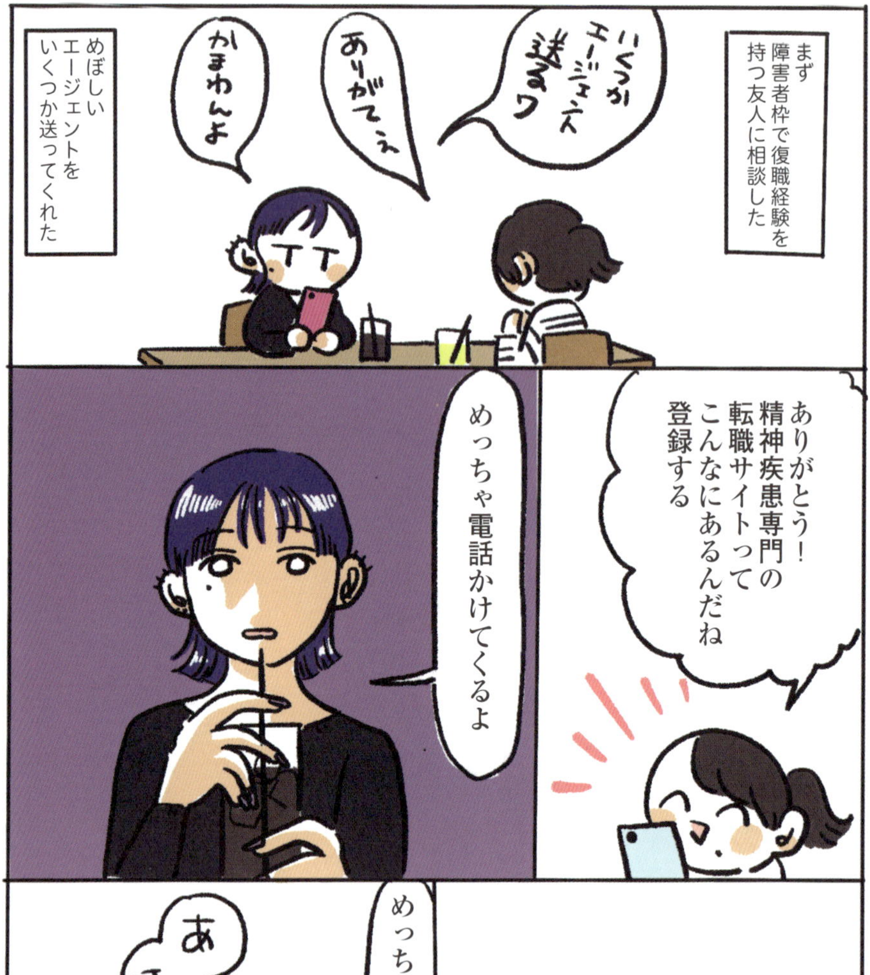
まず
障害者枠で復職経験を
持つ友人に相談した
いくつかエージェント送るワ
ありがてぇ
かまわんよ
めぼしい
エージェントを
いくつか送ってくれた
ありがとう！
精神疾患専門の
転職サイトって
こんなにあるんだね
登録する
めっちゃ電話かけてくるよ
ち――
めっちゃ電話かけてくるよ
あ
はい
めっちゃ釘を刺された

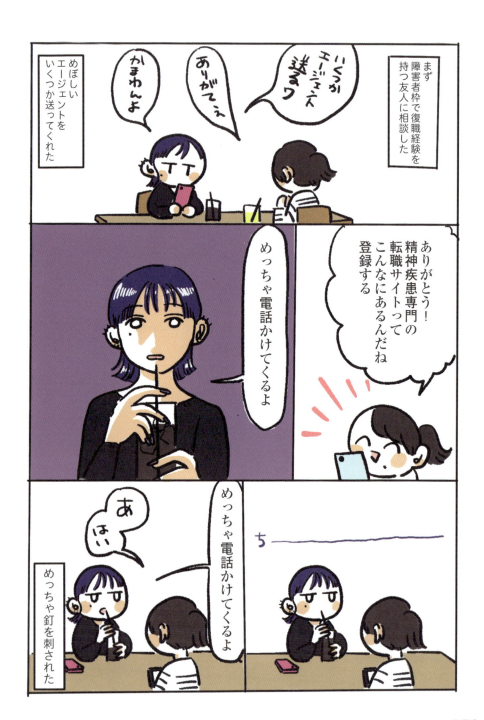

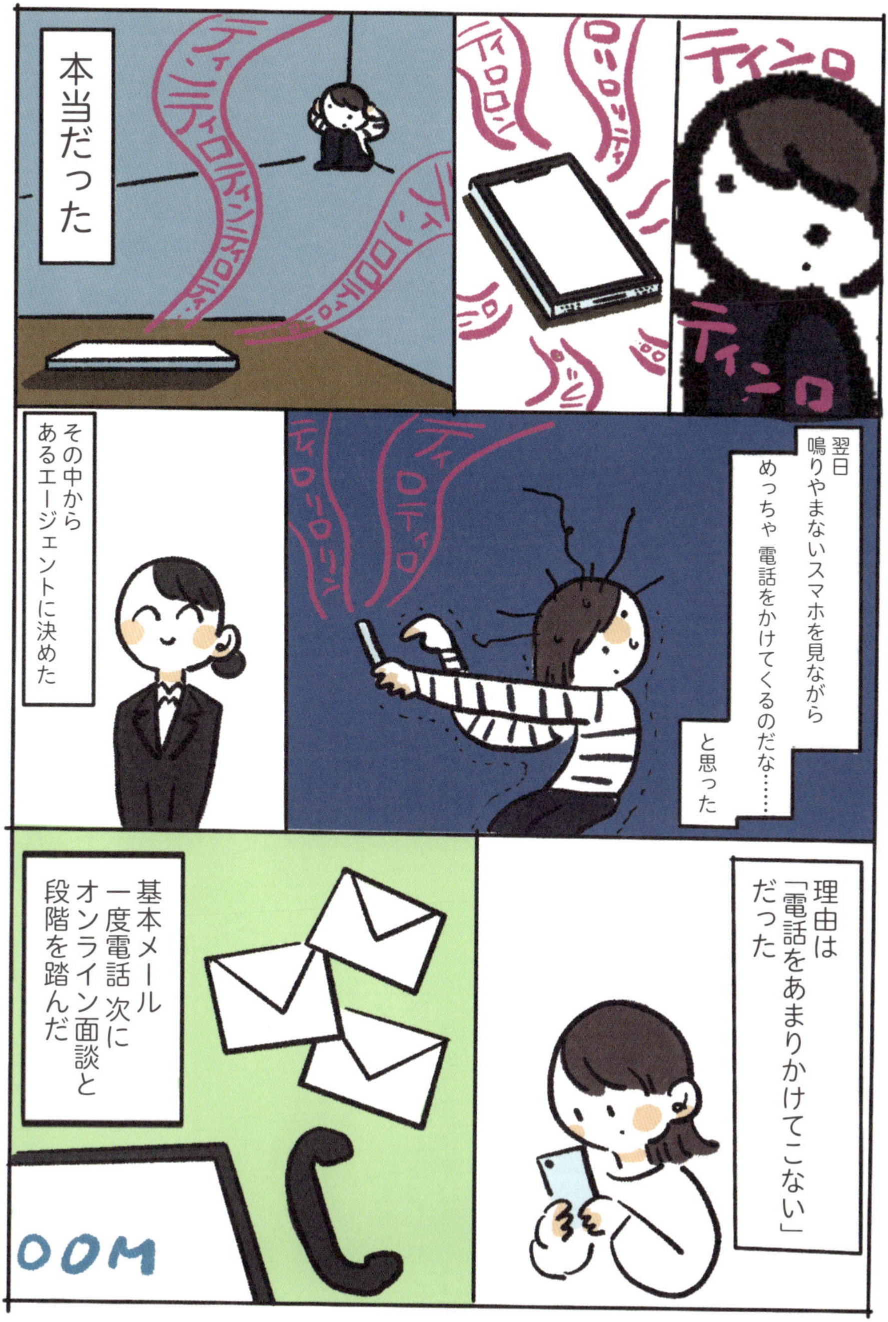

ティンロ
ティンロ
本当だった
翌日
鳴りやまないスマホを見ながら
めっちゃ 電話をかけてくるのだな……
と思った
ティロティロ
その中から
あるエージェントに決めた
理由は
「電話をあまりかけてこない」
だった
基本メール
一度電話 次に
オンライン面談と
段階を踏んだ
OOM

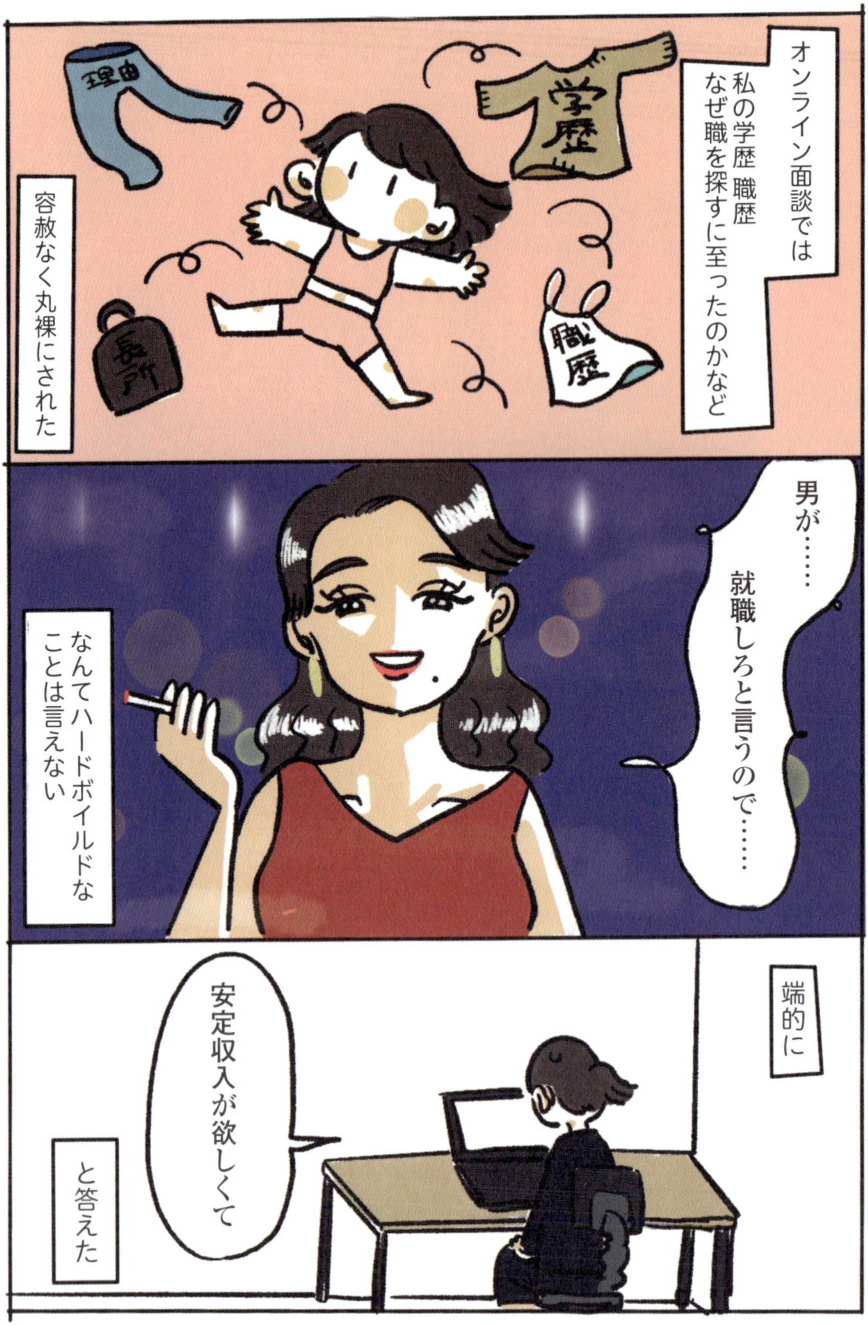
オンライン面談では
私の学歴 職歴
なぜ職を探すに至ったのかなど
理由
学歴
職歴
長所
容赦なく丸裸にされた
男が……
就職しろと言うので……
なんてハードボイルドなことは言えない
端的に
安定収入が欲しくて
と答えた

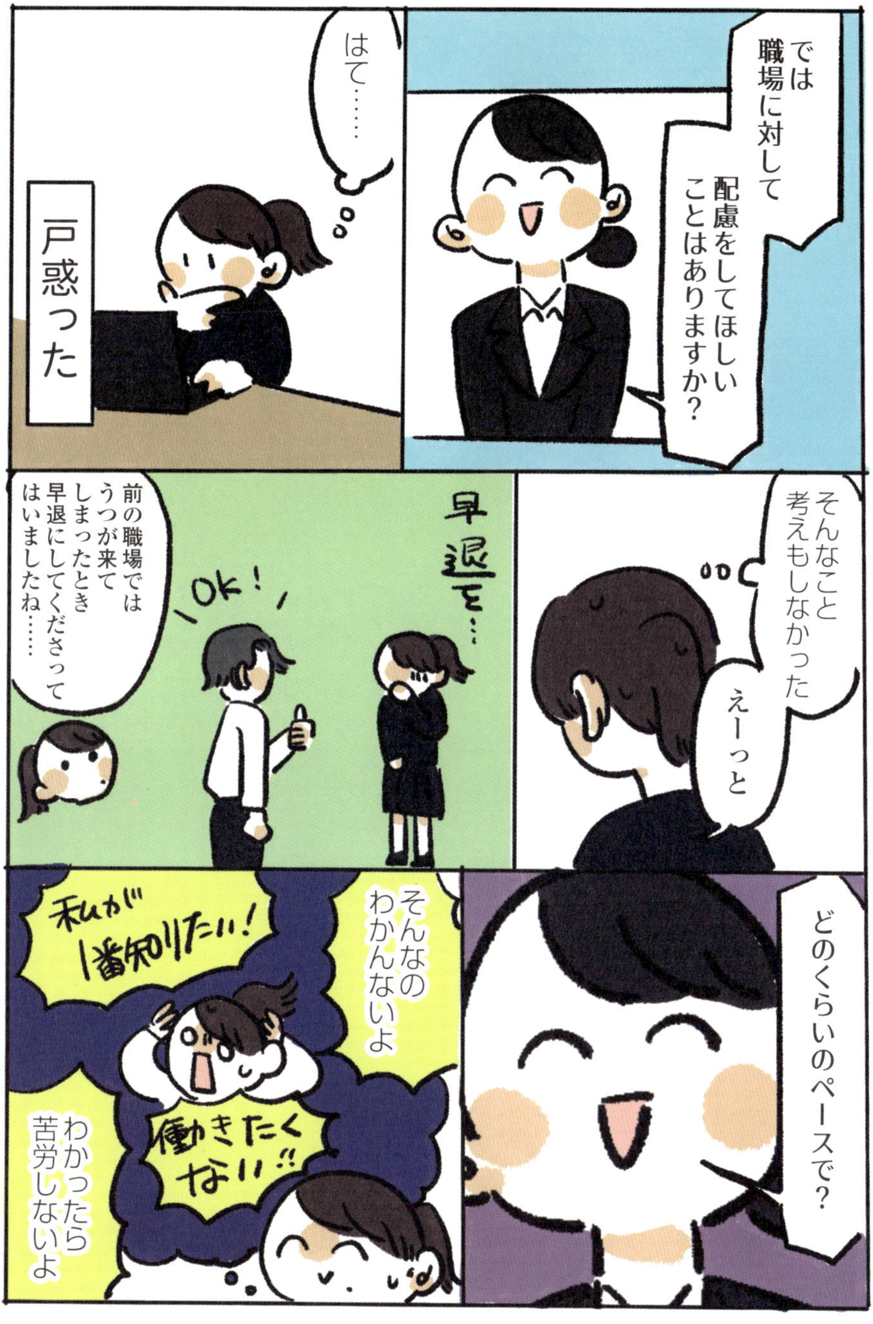

では
職場に対して
配慮をしてほしい
ことはありますか?
はて……
戸惑った
そんなこと
考えもしなかった
えーっと
早退を…
OK!
前の職場では
うつが来て
しまったとき
早退にしてくださって
はいましたね……
どのくらいのペースで?
そんなの
わかんないよ
私が
1番知りたい!
働きたくない!!
わかったら
苦労しないよ

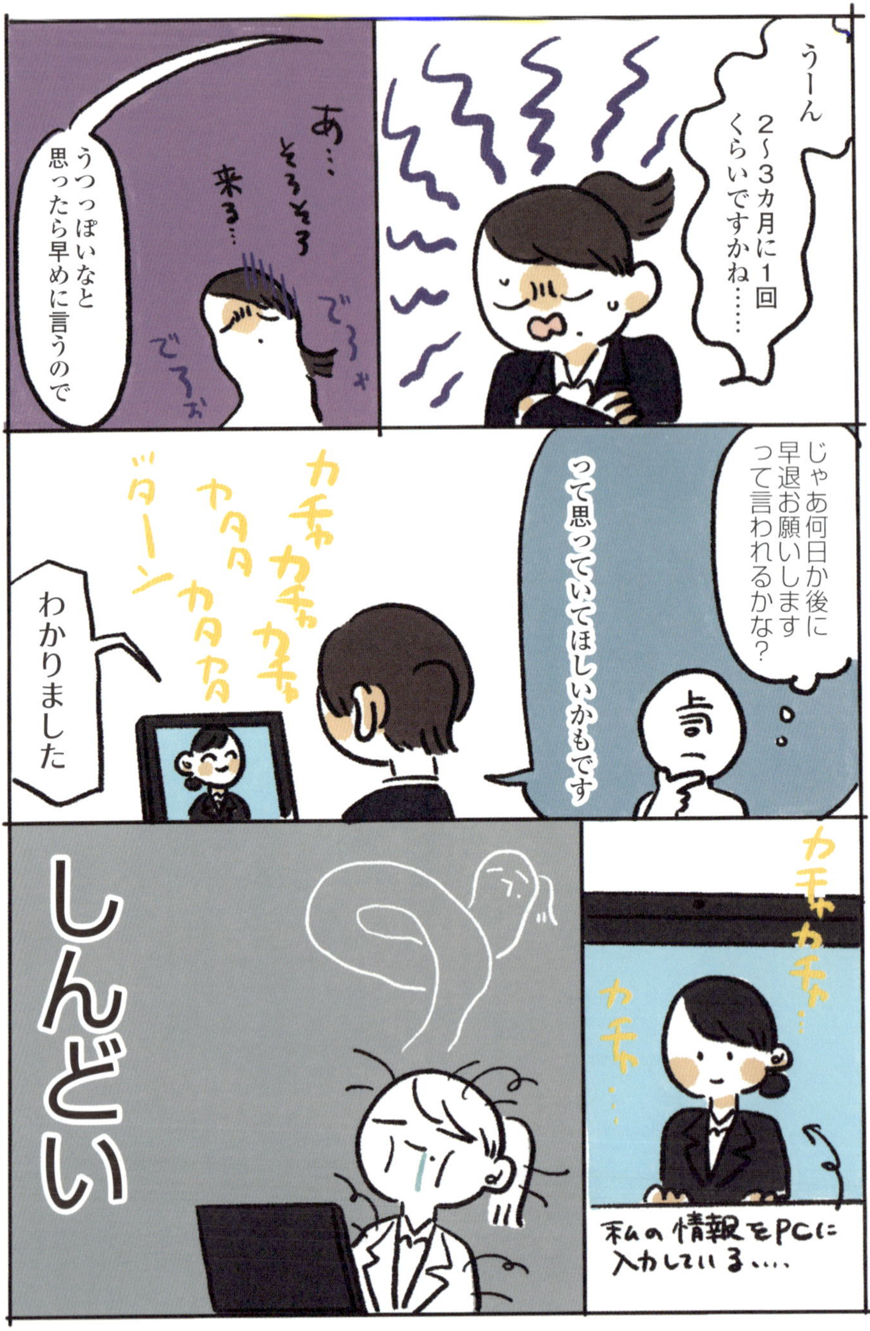
うーん
2〜3カ月に1回
くらいですかね……
あ…
そろそろ
来る…
でろ
でろぉ
うつっぽいなと
思ったら早めに言うので
じゃあ何日か後に
早退お願いします
って言われるかな？
って思っていてほしいかもです
わかりました
カチャ
カチャ
カチャ
カタタ
カタタ
カタカタ
ターン
カチャカチャ…
カチャ…
私の情報をPCに
入力している….
しんどい

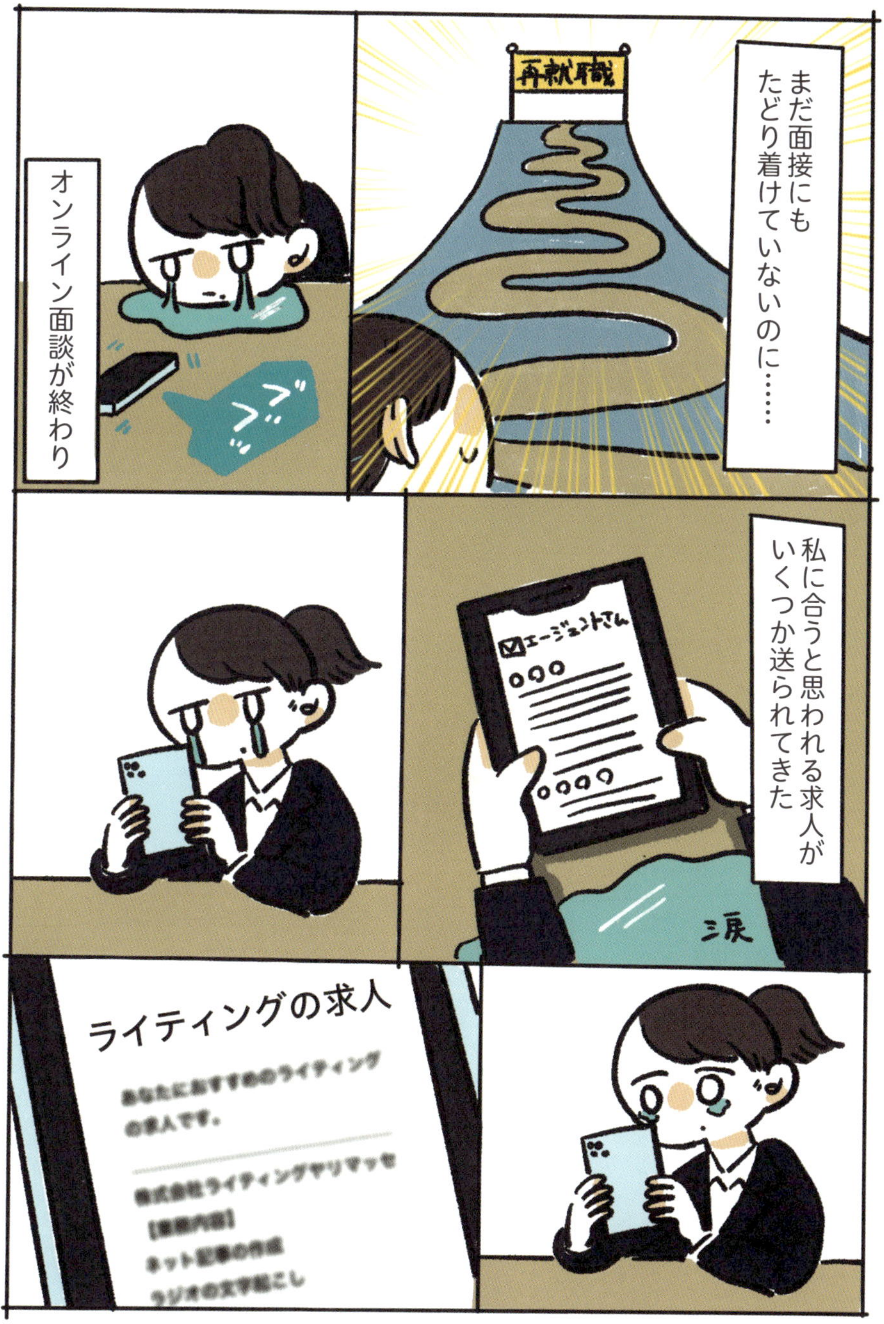
再就職
まだ面接にも
たどり着けていないのに……
オンライン面談が終わり
ブ
ブ
ブ
私に合うと思われる求人が
いくつか送られてきた
エージェントさん
ライティングの求人

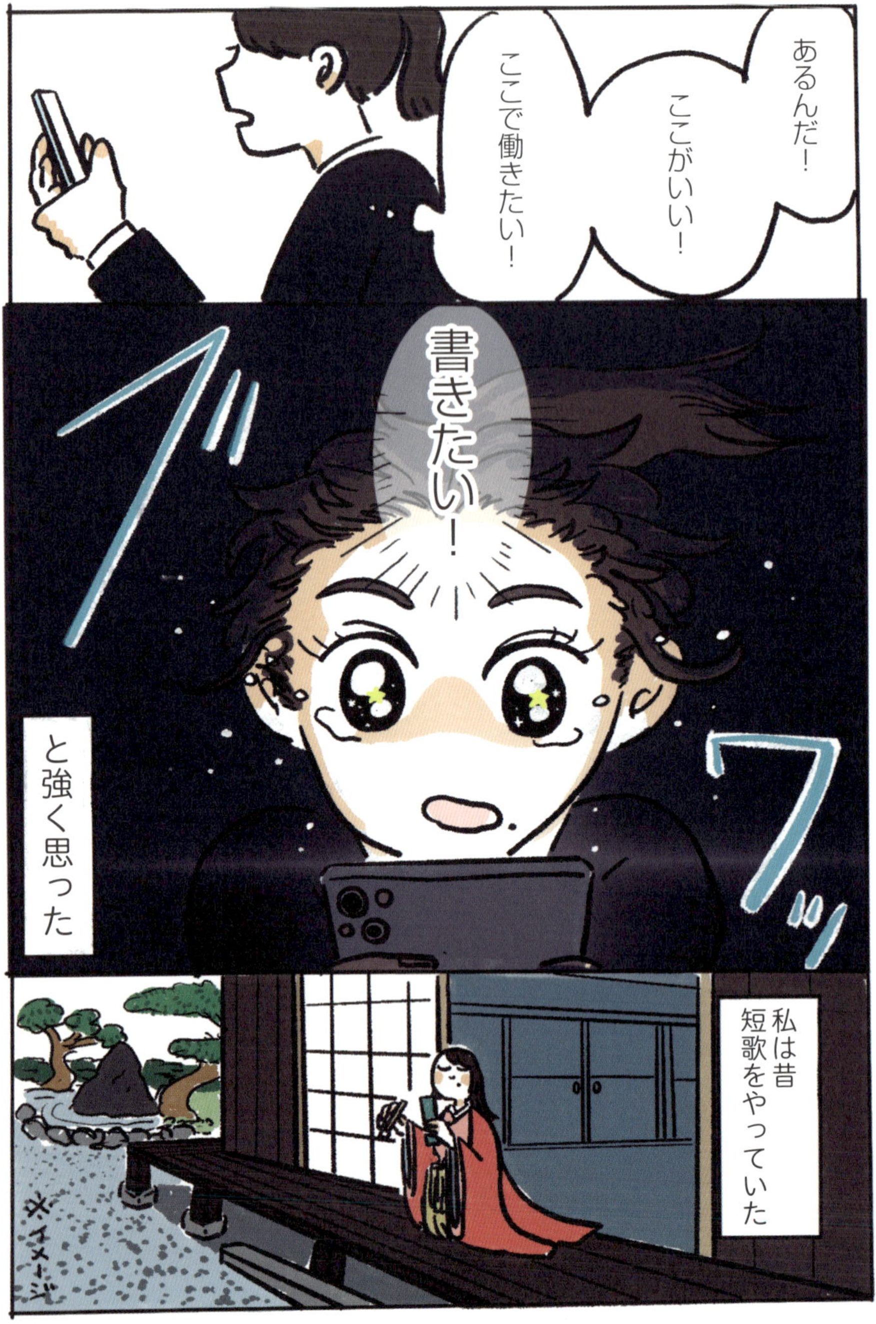
あるんだ！
ここがいい！
ここで働きたい！
書きたい！
ブワッ
と強く思った
私は昔
短歌をやっていた
※イメージ

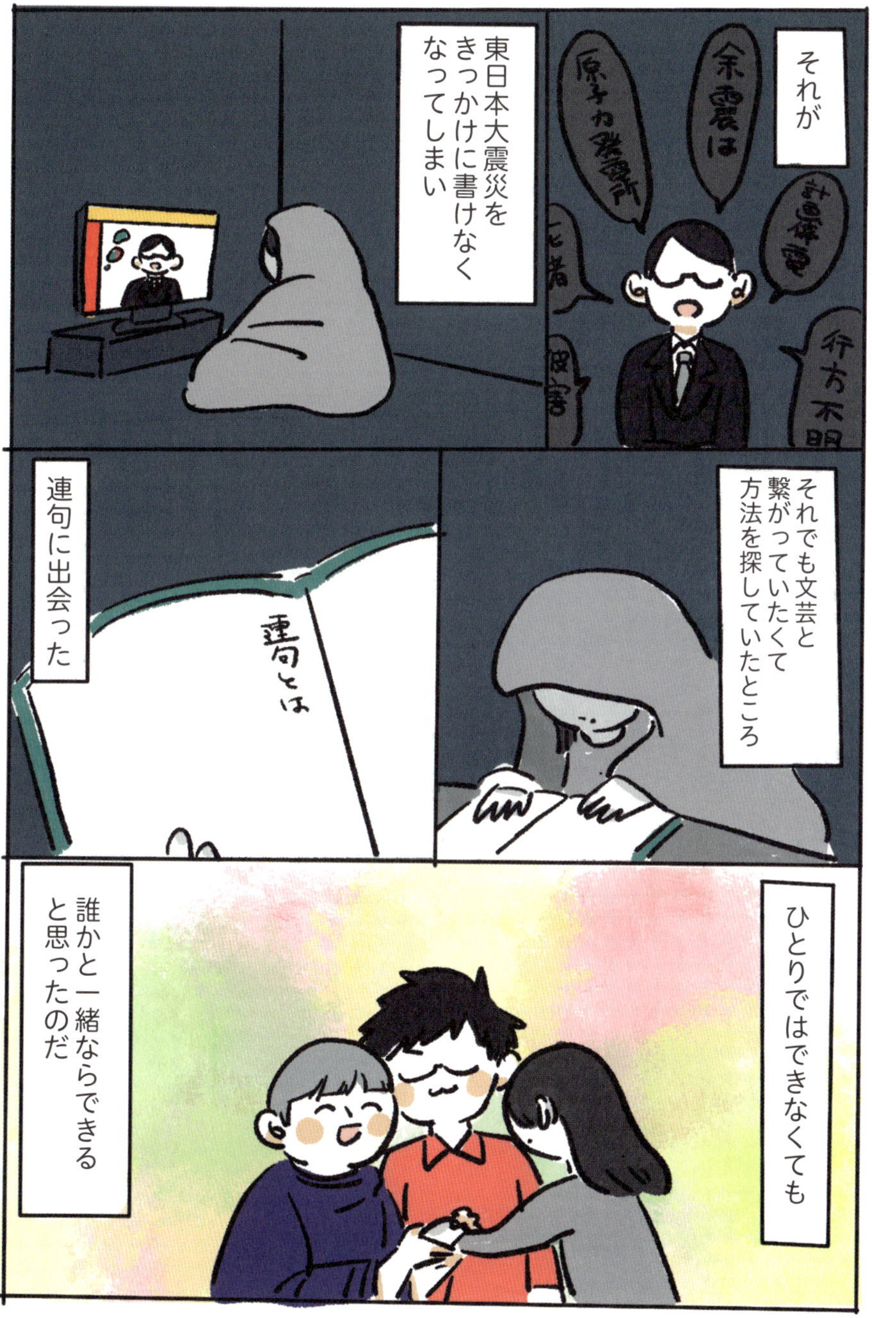

それが
余震は
原子力発電所
計画停電
行方不明
被害
東日本大震災をきっかけに書けなくなってしまい
それでも文芸と繋がっていたくて方法を探していたところ
連句に出会った
連句とは
ひとりではできなくても
誰かと一緒ならできると思ったのだ

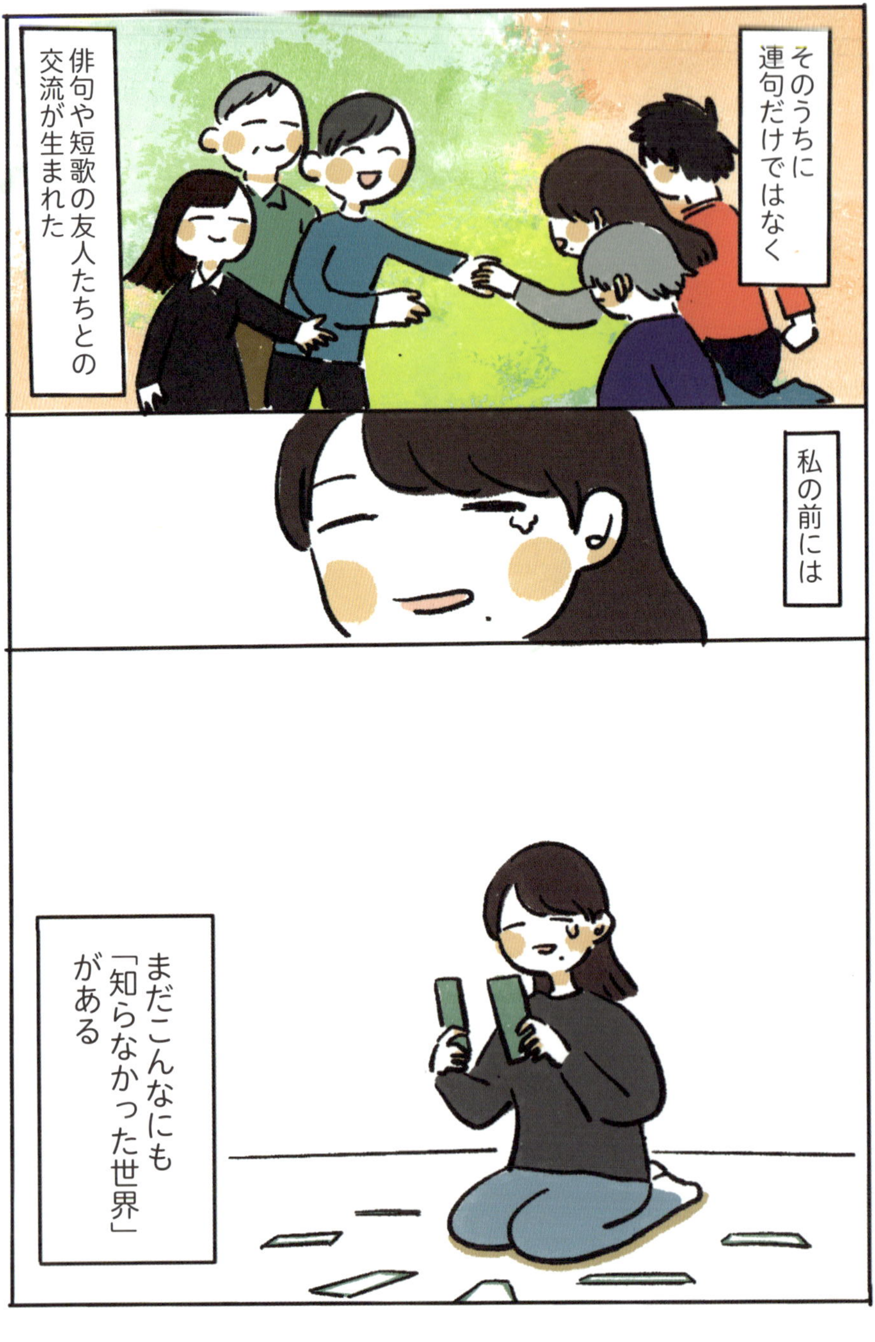

そのうちに連句だけではなく
俳句や短歌の友人たちとの交流が生まれた
私の前には
まだこんなにも「知らなかった世界」がある

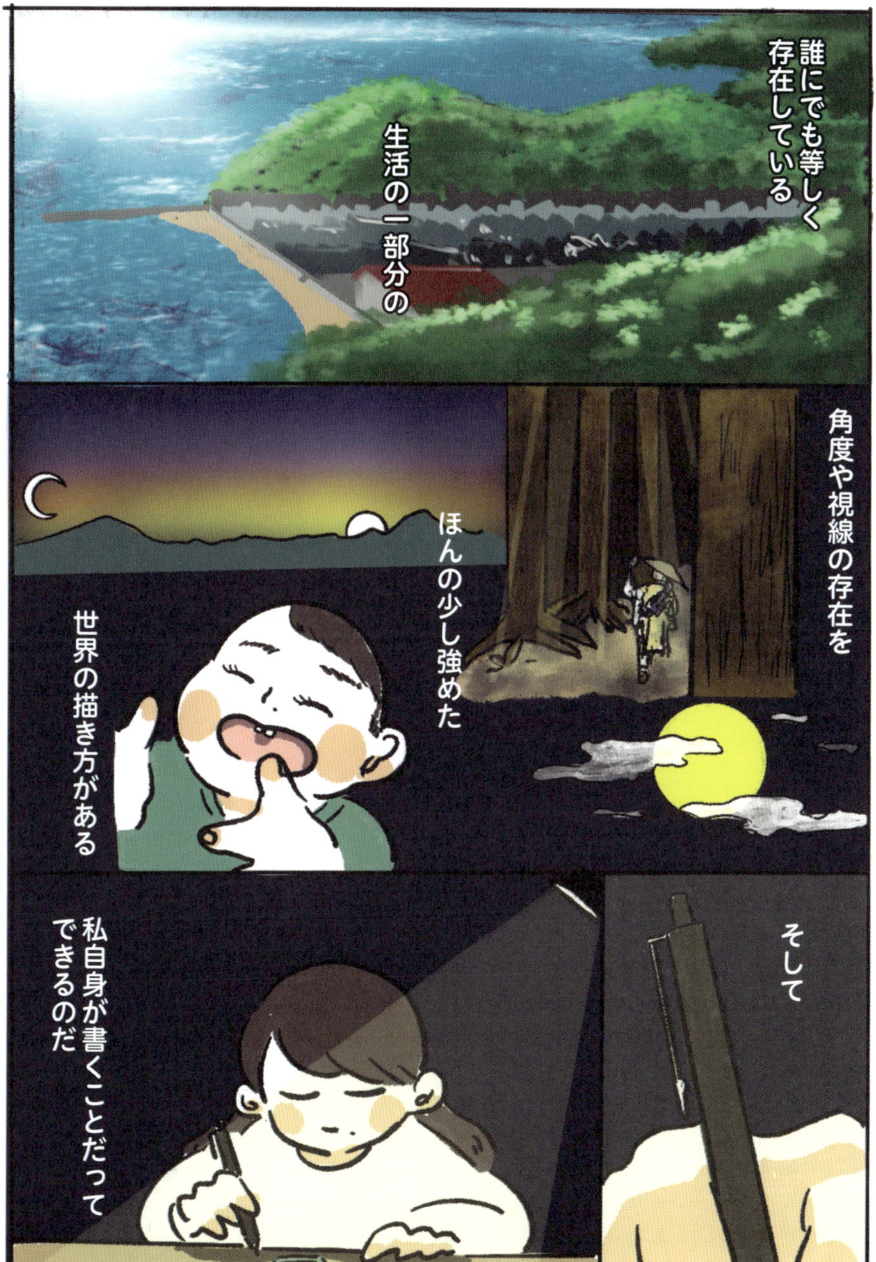
誰にでも等しく
存在している
生活の一部分の
角度や視線の存在を
ほんの少し強めた
世界の描き方がある
そして
私自身が書くことだって
できるのだ

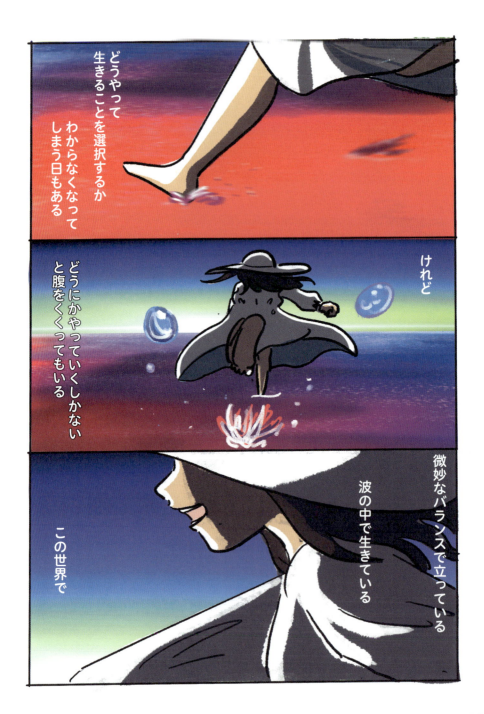

どうやって
生きることを選択するか
わからなくなって
しまう日もある
けれど
どうにかやっていくしかない
と腹をくくってもいる
微妙なバランスで立っている
波の中で生きている
この世界で

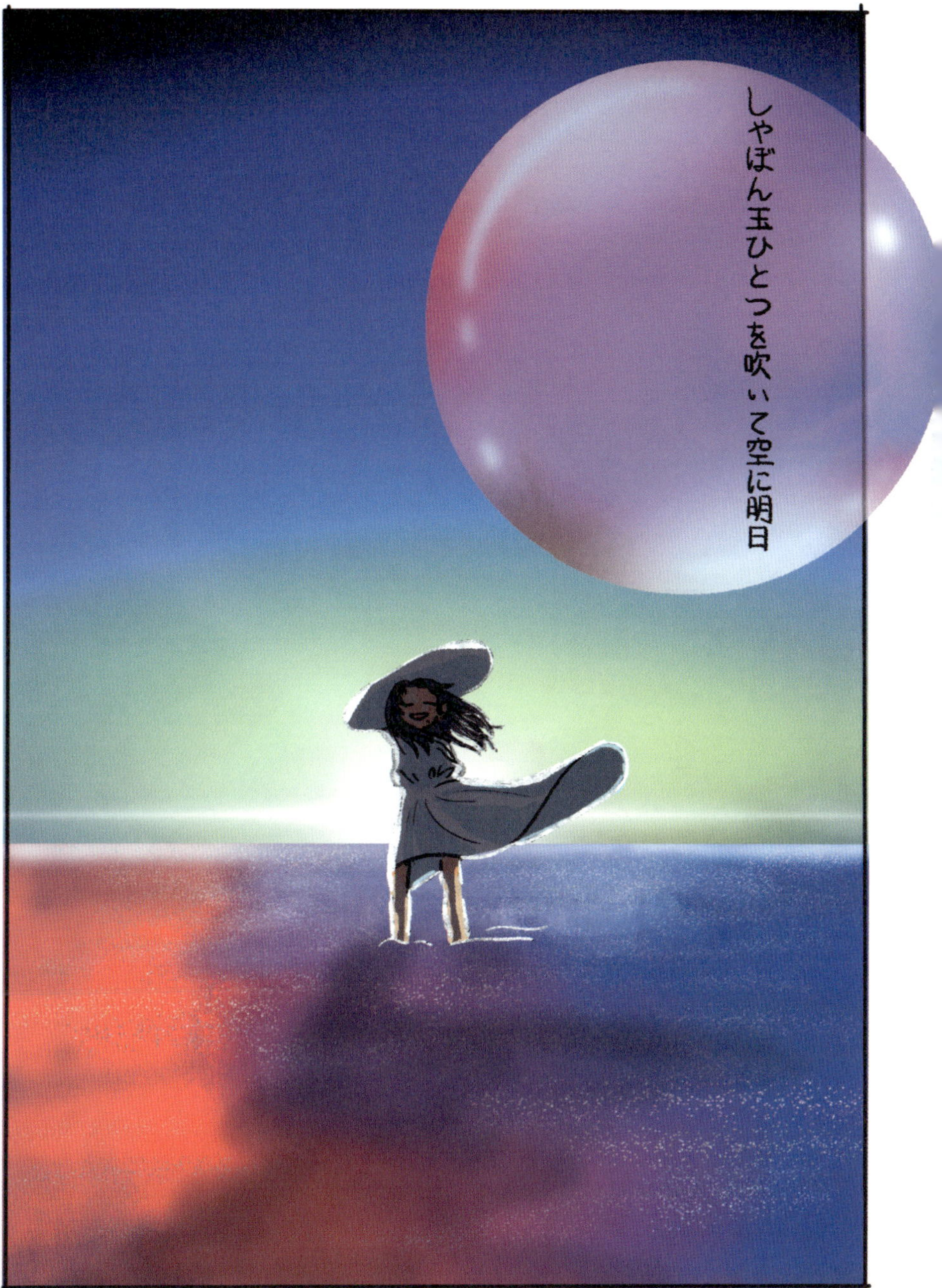
しゃぼん玉ひとつを吹いて空に明日

P.183

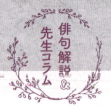

しゃぼん玉ひとつを吹いて空に明日

高松霞

しゃぼん玉で春。春の暖かい空に吹いたしゃぼん玉。あまり多くは望まない。ひとつだけでいいのだ。

Dr.Masuda's column

障害者枠で仕事を探す人が増えています。
障害者枠の仕事の内容や給料の幅も千差万別で、本当にバラエティ豊かになったなと思います。精神疾患を取り巻く社会福祉サービスは、年々豊かになっており、少しずつですが、生きやすい社会になってきています。
様々な人の願いが形になり、これからも少しずつ、社会は良くなっていくと思うので、悲観的にならず、どうか焦らず、生き延びてください。

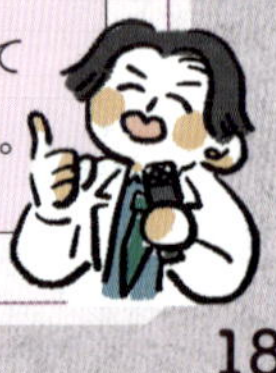

益田先生

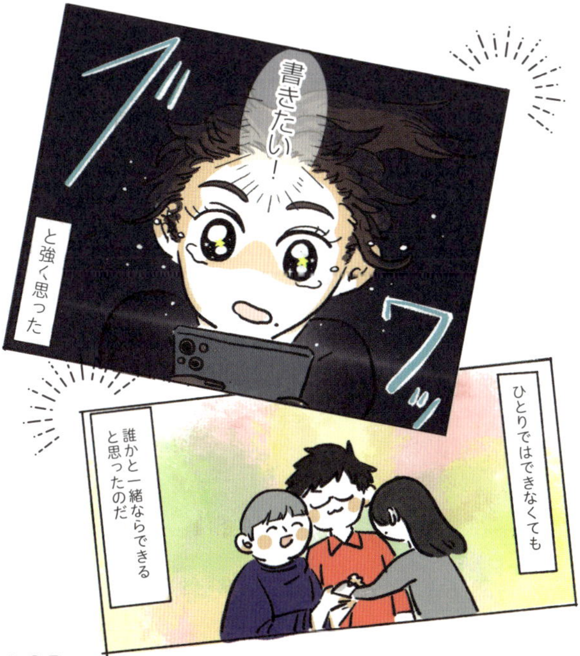
書きたい！
ブワッ
と強く思った
ひとりではできなくても
誰かと一緒ならできる
と思ったのだ

躁うつ病と仕事のこと

対談 高松さん×「双極はたらくラボ」編集長 松浦さん

1 仕事をしすぎるな!?

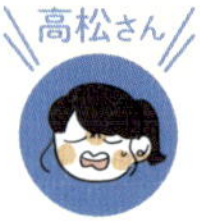
高松さん

私、いつも主治医の先生から言われることが、「仕事を引き受けすぎないように」なんですよ。軽躁のときに仕事をバンバン引き受けちゃって、まんまとうつになってなんにもできなくなる。仕事を引き受けすぎないようにするコツってありますか?

松浦さん

日常的に月のカレンダーを見てますね。仕事の埋まり具合を見ていて。外部の人に会うことになったら予定は一日ひとつまでとか、自分の中でルールがあります。ひとつまでって決めたのに、予定がふたつになったら、次の日何も入れないとか。週単位や月単位で相殺させる動きを取っていますね。

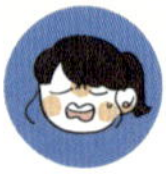

自分の中からいいアイデアが出たり、人からいいアイデアをもらったりすると、嬉しくなっちゃって、やります!全部やります!ってなっちゃうんですよ。

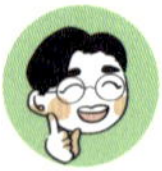

わかります。それに飛びついていた過去があって、結果できなかった過去もあるから、だったら一回寝かせたりしますね。私は会社に所属しているので、自分だけで判断しないってことも結構やります。自分ではできる!と思っていても、客観的に意見をもらえて冷静になれるから。

2 精神障害者の「配慮」って何?

高松：私、今障害者枠で再就職をしようとしているんですが（※10、11話）、エージェントから「どんな配慮が必要ですか?」って聞かれて戸惑ってしまって。

松浦：配慮って、まず自己理解ができてるかが重要だと思ってます。

高松：ひえっ（息を飲む）。

松浦：何に配慮をしてほしいかわかってることは、何ができて何ができないかわかってるということなので。障害者雇用って、配慮が前提の仕組みなんですよね。たとえば時短。「長時間働けないです」とか。そういう自己理解ができている人はいいんですけど、なかなか難しい場合もある。企業としては、本人の言うことが果たして本当なのか正直言ってわからないところもありますし。たとえば「障害者支援の場所（就労移行支援事業所など）」を利用していると、支援者が訓練の様子を見て「この人はこういう傾向があります」と客観的に言ってもらえたり、いざ働きだしてからもサポートがあったりします。そういう場所を使っている人の方が、より雇用してもらいやすい傾向はあります。

「明日うつで休みます」

高松：なるほど……。配慮、スケジュールを管理してほしい、とかかなあ……。躁とうつの「あっ、そろそろ来るな」っていう波はわかるようになってはきたんですよ。

松浦：私は一般オープン（一般雇用枠採用、特別な配慮はなく病気のことを周囲に話している状態）ですけど、気分の上がり初め下がり初めで上司に共有するようにはしています。

高松：へえー！

松浦：うつで気分が落ちているときに、「この状態だと明日休むかもしれないです」と上司に伝えたときのことです。「直前に言われると正直、対応に困る。現場の調整もあるし」と言われて、確かになと思い、それからは、気分の上がり初め下がり初めで上司に共有をしてお互いに予測がつく環境を作るようにしました。

高松：ああー！　なるほどー！

松浦：上司との面談は、業務の相談になりやすいんですけど、それとは別の枠で、体調をシェアする面談を設けてもらう。それだけの時間をもらうことは、現実的にできるちょっとした配慮だと思います。

躁とうつの見分け方

松浦さんの著作で、参考にしやすい躁うつの数値があったと思うんですけど、特にこれを気にかけてるってものはありますか？

まずは睡眠時間ですね。私の中で6時間と8時間って基準があって、アベレージ7時間は眠れていれば問題ないんですよね。6時間を切り出すと軽躁に傾いている可能性が高い。

わかります、すごくよくわかります。

そういうときは翌日の予定を減らしてみるとか、ちょっと抑えたりします。逆に8時間以上は過眠なんですよね。うつに傾く。睡眠は一番わかりやすいバロメーターで、それと掛け合わせて、歩数。歩数が増えるってことは活動量が増えている。その裏には、帰り際にどこかに立ち寄るとか……。

歩数が増える、活動量が増える、つまりそれは軽躁状態に傾いている……。

いつもなら乗り換えるだけの駅を降りて寄り道しだすと危険なんですよね。

どこか行っちゃうとか……？

そう。「ネットで見た新店舗に行ってみよう」とかなっちゃうんですよね。

高すぎ危険！「仕事への意欲」

あとは、数字じゃないんですけど、寝起きの思考。これは主観なんですけど、起きたときにクリアな感覚というか。それに紐づいて、仕事に対する意欲があまりに高いと軽躁に傾いてきているサインで。逆にうつだと、もうちょっと寝てたいなみたいな。毎日じゃないんですけど気分指数という、−5から+5の指標を主観でつけるようにしています。

私は何もやってない……。

（笑）。SNS で発信をしていると思いますが、それは何か参考にならないですか？

あっ、それはあるかも。今軽躁気味ですとか、うつっぽいかもしれませんとか。周りの心配にならない程度に書くようにはしていますね。だから、自分の投稿を振り返ると「ここからだ！」ってなります。

それはまさに日記ですよね。ブログほどの長文ではなくて短文での投稿、ミニブログとして活用が可能だと思います。

正式に「躁うつ病」と診断されるまで

高松：発症のきっかけは覚えていますか？

松浦：うつの発症が最初とするなら21歳のときで、そこから21年経ってますね。人生の半分を精神疾患とともに生きている。診断が変わったのが27歳なんで、そこからだと15年経っています。

高松：最初の診断はうつでしたか？

松浦：そうですね、うつのエピソードしかなかったので。「落ち込んでる」って話をしたら、診断とともに処方されましたね。

高松：漫画にも書いたんですけど、私は最初は適応障害って言われて。その次にうつですって言われて。で、家族がめちゃくちゃになっちゃって、眠れなくなって、双極症だよって言われたんです。やっぱり時間がかかりますよね。

松浦：かかりますね。そもそも双極性障害って病名を知らなかったので。うつの認識で5〜6年くらいずっと生きてて。でも振り返ると、軽躁のエピソードはあったんですよね。寝たくない、とか。疲れ知らず、とか。と思ったらいきなりうつに転じて、もう人生終わりだ、みたいなのをずっと繰り返してきた。そこはしんどかったですね。

高松：私は最初の適応障害のずっと前、高校生のときに摂食障害になってしまって、総合病院の内科に行かされたんですよ。で、精神的なものだと思うので、精神科に回してくださいって言ったら、ダメって言われて。

松浦：ほう。

高松：精神科っていうのは、本当にひどい人が行くところだから、あなたみたいな健康な人が行くところではないって言われて。あそこで受診していれば何かが変わったかもしれないって、いまだに思いますね。

躁の世界は「輝いて」見える

松浦：躁状態のときって、まず明るい。

高松：ああ〜わかる〜〜〜！　輝いて見える！

松浦：あと、みんながゆっくりに見えるんですよね。仕事でチャットのやりとりしていて、「なんでこの人こんなに反応遅いの？　私何か悪いこと送ったかな？」とか勝手に考えが先走ったりもする。

高松：「この私がメールをしたのになぜ返さないの!?」みたいな（笑）。

松浦：そうですそうです。だから追い討ちをかける。どんどん送っちゃう（笑）。そういう、時間の流れが変わる、せわしない感じは症状としてありますね。

高松：そこまで高い躁って、今もありますか？

松浦：ありますよ。結構仕事が詰まっていたり、夜遅くまで仕事しちゃったり。それこそ寝られなかったりすると、頭の回転が速くなるのはいまだにありますね。ただ、今は平常な状態ではないとすぐわかるので、抑える方向には行きますけどね。

高松：軽躁だからできた仕事もあるわけですよ。だけど、それが成功体験になってはいけないなと思ってはいて。躁でもうつでもない、ニュートラルな状態でやった仕事がうまくいきました、で初めて成功な気がするんですね。

本書を読んでいかがでしたか

この作品（本書）は、高松さんだから表現できるものだし。文学の目から双極性障害を見るとこうなる、というのは、意義があることだと思いますね。

最初に編集担当に伝えたことだったんですよ。「双極を文学として書きたい」って。そうしたら担当から「高松さん、短歌とか俳句とか詳しいんだから入れてください」ってリクエストが来て。双極と俳句!? ってなったけど、やったらできた。

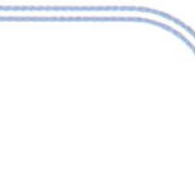

これが文章だったらより難しく感じるかもしれません。
ストーリーを絵で表現した漫画だからうまく融合しているんでしょうね。

おわりに

ここまでお読みくださりありがとうございます。

本書は、たくさんの方々のお力添えがあり制作されたものです。
監修・益田裕介先生
俳句監修・松本てふこさん、西川火尖さん
俳句の使用許可をくださった俳人のみなさん
対談してくださった松浦秀俊さん
そしてなにより、編集担当Oさん、漫画家の桜田洋さん

わあ、こう並べてみると大所帯ですね！
みなさんに深く感謝を申し上げます。
本当にありがとうございました。

本書をもって「双極症を広めよう」だとか「俳句を知ってもらおう」
とは、ぜんぜん思いません。

ただ、こういう物語がある人間がいるということを、
頭の隅にでも置いておいてください。
一緒に生きていきましょう。

高松霞

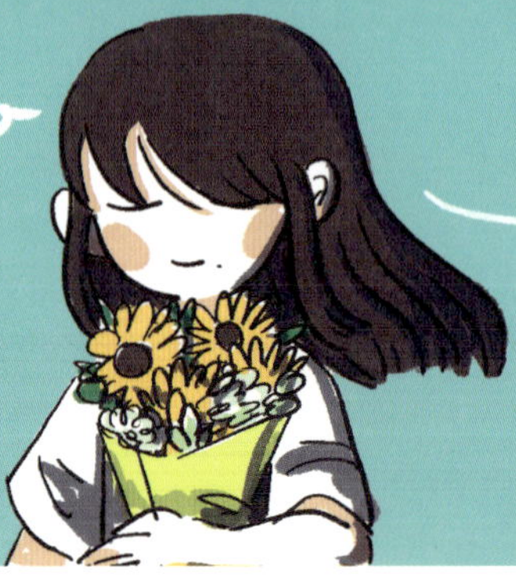

おわりに

どうもこんにちは。

漫画を担当させていただきました、桜田洋と申します。

まずはこの本を手に取り、読んでくださったみなさん、本当にありがとうございます。心より感謝申し上げます。

次に、高松霞さん。おれの絵を選んでくださってありがとうございます。あなたのおかげで、「自分の本を出す」という夢のひとつを叶えることができました。おれのそばで、大きな優しさと力強さで何度もおれを救ってきてくれた「躁うつ」を抱える人たちに、この本を通して恩返しをすることができました。

この漫画を描くにあたり、高松さんの人生とたくさんの美しい俳句が「躁うつ」を抱えて生きている人たち、その人のそばで生きている人たちに、そっと寄り添えるような漫画にしたいと思いました。そして、「躁うつ」とたまたまご縁のなかった人たちには、この病を知る良いご縁になったらいいなと思いました。

おれ自身、この漫画を通して「躁うつ」に、俳句に触れることができ、色がひとつ増えるような感覚がありました。この色をいつまでも大切にし、そしてこの先描いていくであろう漫画に加えていけるよう精進して参りたいと思います。

最後になりますが、改めまして関わってくださった全ての方々に感謝申し上げますとともに、おわりの言葉とさせていただきます。

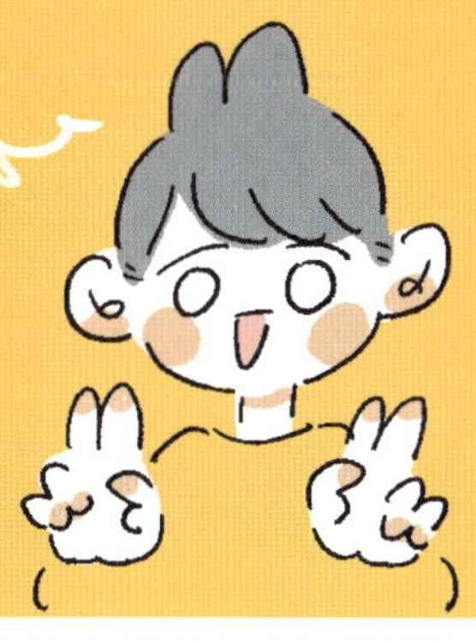

桜田洋

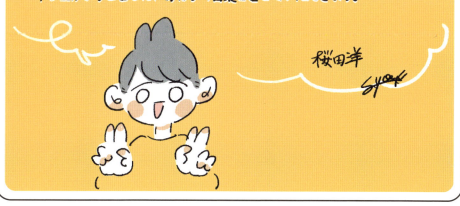

躁うつでもなんとか生きてます。
〜俳句と私が転がりながら歩むまで〜

2025年2月26日 初版発行

原 案	高松霞
作 画	桜田洋
発行者	山下直久
発 行	株式会社KADOKAWA
	〒102-8177 東京都千代田区富士見2-13-3
	TEL:0570-002-301（ナビダイヤル）
印刷・製本	TOPPANクロレ株式会社

※本書の無断複製（コピー、スキャン、デジタル化等）並びに無断複製物の譲渡および配信は、著作権法上での例外を除き禁じられています。また、本書を代行業者等の第三者に依頼して複製する行為は、たとえ個人や家庭内での利用であっても一切認められておりません。

〔お問い合わせ〕
https://www.kadokawa.co.jp/
（「お問い合わせ」へお進みください）
※内容によっては、お答えできない場合があります。
※サポートは日本国内のみとさせていただきます。
※Japanese text only
定価はカバーに表示してあります。

©Takamatsu Kasumi,Sakurada You 2025　Printed in Japan
ISBN 978-4-04-684627-3　C0095